Kognitive Verhaltenstherapie bei Zwangsstörungen

Angelika Lakatos
Hans Reinecker

Kognitive Verhaltenstherapie bei Zwangsstörungen

Ein Therapiemanual

4., überarbeitete Auflage

hogrefe

Dr. Angelika Lakatos, geb. 1964. 1984–1990 Studium der Psychologie in Erlangen, Marburg und Wien. 1996 Promotion. Seit 1996 Wissenschaftliche Mitarbeiterin am Lehrstuhl für Klinische Psychologie in Bamberg. Tätigkeit als Psychotherapeutin sowie in der Aus- und Weiterbildung von Verhaltenstherapeuten.

Prof. Dr. Hans Reinecker, geb. 1947. Studium der Psychologie und Pädagogik in Salzburg. 1973 Promotion; 1980 Habilitation. 1982–2012 Professor für Klinische Psychologie an der Universität Bamberg. Arbeits- und Forschungsschwerpunkte: Grundlagen der Klinischen Psychologie, Psychotherapieforschung, Selbstmanagement-Therapie, Kognitive Verhaltenstherapie.

Bibliografische Information der Deutschen Nationalbibliothek

Die Deutsche Nationalbibliothek verzeichnet diese Publikation in der Deutschen Nationalbibliografie; detaillierte bibliografische Daten sind im Internet über http://dnb.dnb.de abrufbar.

Hogrefe Verlag GmbH & Co. KG
Merkelstraße 3
37085 Göttingen
Deutschland
Tel.: +49 551 999 50 0
Fax: +49 551 999 50 111
E-Mail: verlag@hogrefe.de
Internet: www.hogrefe.de

Satz: Beate Hautsch, Göttingen
Druck: Media-Print Informationstechnologie GmbH, Paderborn
Printed in Germany
Auf säurefreiem Papier gedruckt

4., überarbeitete Auflage 2016

(E-Book-ISBN [PDF] 978-3-8409-2673-0; E-Book-ISBN [EPUB] 978-3-8444-2673-1)
ISBN 978-3-8017-2673-7
http://doi.org/10.1026/02673-000

Inhaltsverzeichnis

Anhang

Einleitung

Im Kino sind Zwänge lustig. Wenn Melvin Udall alias Jack Nicholson den Badezimmerschrank öffnet, eines der etwa 50 sorgsam aufgestapelten, ungebrauchten Seifenstücke auspackt, sich damit unter kochend heißem Wasser wäscht und die Seife dann wegwirft, amüsieren sich die Kinobesucher. Der Filmheld vergisst nie, stets fünfmal den Schlüssel im Schloss der Wohnungstür herumzudrehen und er geht nicht ohne sein Plastikbesteck aus dem Haus, denn die Angst, dass Messer und Gabel im Restaurant schmutzig sein könnten, beherrscht seine Gedanken. Die Fugen im Straßenbelag überspringt er konsequent bis sein kleiner Hund, zum Ergötzen der Zuschauer, es ihm schließlich nachtut.

Die Zuschauer finden die Macken des seltsamen Kauzes aus der US-Komödie „Besser geht's nicht" erheiternd – Nicholson verdankt der Rolle gar einen Oscar – doch kaum einer der Zuschauer kommt auf den Gedanken, dass es sich dabei um eine schwerwiegende psychische Störung handelt, die in der Realität alles andere als lustig für die Betroffenen ist. Sie bedeutet die eigenen Handlungen und Gedanken als unsinnig, abnorm und unheimlich zu erleben. „Es ist, als ob man bei vollem Verstand verrückt werden würde", drückte es ein Betroffener einmal aus. Das Leben damit ist von Verheimlichung, Scham, innerer Zerrissenheit, Verzweiflung und nicht selten sozialer Isolation geprägt.

Nach der aktuellen „Studie zur Gesundheit Erwachsener in Deutschland" (DEGS) des Robert-Koch-Instituts sind 3,6 % der Bevölkerung davon betroffen. Zwangsstörungen stellen somit die vierthäufigste psychische Störung in Deutschland nach den Angststörungen, Alkoholstörungen und der unipolaren Depression dar (Jacobi et al., 2014). Doch sind Zwänge in der Öffentlichkeit sehr viel weniger bekannt und nur ein kleiner Teil der Betroffenen kommt überhaupt in Behandlung. Nach verschiedenen Studien müssen wir davon ausgehen, dass rund 70 % aller Betroffenen keinen Zugang zur psychotherapeutischen Versorgung haben (vgl. Jenkins et al., 2009). Das hat mit Mangel- und Fehlversorgung auf der Helferseite und mit geringer Inanspruchnahme auf der Seite der Betroffenen zu tun. Retrospektive Untersuchungen über Beginn, Verlauf und Dauer von Zwangsstörungen zeigen, dass durchschnittlich mehr als sechs Jahre vergehen, bis die Patienten erstmals eine Behandlung aufsuchen (Vorderholzer, Schlegl & Külz, 2011) und 70 % der Patienten selbst von Fachärzten der Psychiatrie nicht die Diagnose Zwangsstörung gestellt bekommen haben (Wahl et al., 2010). Bis zu einer zielführenden Therapie vergehen im Schnitt sieben bis zehn Jahre nach Beginn der Störung, obwohl uns heute durchaus wirksame und empirisch erprobte Verfahren zur Behandlung von Zwängen zur Verfügung stehen.

Seitens der Betroffenen kann man über die Gründe für die relativ geringe Inanspruchnahme von Psychotherapie nur spekulieren. Scham spielt dabei sicherlich eine Rolle. Nicht unwahrscheinlich ist auch, dass die Betroffenen ihr Problem selbst nicht als behandlungsbedürftige „Krankheit" einordnen können oder im Versorgungssystem auf Irrwege gehen.

Informationsvermittlung durch die Medien kommt hier große Bedeutung zu, ebenso wie Selbsthilfegruppen, die Unterstützung und Austausch über die Problematik und über Möglichkeiten der Behandlung bieten können. Höchst sinnvoll ist auch ein Modell des „stepped care" (Gilliam, Diefenbach, Whitting & Tolin, 2010). Es sieht gestufte Versorgungsangebote vor. Patienten können zunächst mit Selbsthilfemanualen arbeiten oder angeleitet werden, selbst verschiedene Übungen im häuslichen Setting zu realisieren (minimaler Therapeutenkontakt), falls sich eine intensivere Therapie als notwendig herausstellt, kann Hilfe durch professionelle Personen an speziellen Bedürfnissen angelehnt vermittelt werden (vgl. Boschen & Drummond, 2012).

Hierzu existiert seit 2013 eine S3-Leitlinie für die diagnostische und therapeutische Versorgung von Menschen mit Zwängen. Sie richtet sich an alle mit der Behandlung befassten Berufsgruppen, in erster Linie Hausärzte, aber auch Fachärzte, Pflegekräfte, Sozialpädagogen und andere. In dieser Leitlinie wird klar die störungsspezifische Kognitive Verhaltenstherapie einschließlich Exposition und Reaktionsmanagement als Psychotherapie der Wahl bei Zwängen empfohlen. Mit diesem Manual möchten wir diese Methoden einem möglichst breiten Anwenderkreis nahebringen.

Bamberg und Salzburg, im April 2016

Angelika Lakatos und Hans Reinecker

I. Theoretischer Hintergrund

Kapitel 1

Beschreibung der Störung

1.1 Klassifikation

Die Forschungsbemühungen für die Vorbereitung des DSM-5 (American Psychiatric Association [APA], 2015) haben dazu geführt, dass den Zwangsstörungen nun ein eigenes Kapitel gewidmet ist, das „Zwangsstörungen und verwandte Störungen (ZWAV)" heißt. In dieser neuen Gruppe sind neben der Zwangsstörung auch die körperdysmorphe Störung, das pathologische Horten, die Trichotillomanie und die Dermatillomanie zu finden. Ferner gibt es eine Kategorie „Andere näher bezeichnete Zwangsstörungen", in der Nägelbeißen und ähnliches als „körperbezogene Wiederholungszwänge" eingeordnet werden und zwanghafte Beschäftigungen mit bestimmten Gedankeninhalten wie die zwanghafte Eifersucht. Das Kapitel ZWAV folgt bewusst unmittelbar auf das Kapitel mit den Angststörungen, was deren Nähe zueinander spiegeln soll.

1.2 Erscheinungsbild und Definitionskriterien

Zwangsstörungen können in mannigfachen Erscheinungsformen auftreten. So unterschiedlich wie die individuelle Symptomatik, kann auch der Grad der erlebten Beeinträchtigung sein. Moderate Ausprägungen von Zwängen sind bei sehr vielen Menschen zu beobachten, ohne dass diese dadurch in der Verwirklichung ihrer Lebensziele maßgeblich behindert würden. Bei denjenigen allerdings, die in die Therapie kommen, sind das Ausmaß der Zwangsstörung und die damit verbundene Belastung in der Regel so groß, dass die Person deutlich in ihrem Lebensvollzug beeinträchtigt ist.

Die entscheidenden Kriterien für Zwangsstörungen sind:

1. Eine Person erlebt einen *inneren, subjektiven* Drang, bestimmte Inhalte zu denken (Zwangsgedanken) bzw. zu tun (Zwangshandlungen).
2. Die Person leistet einen *Widerstand*, den Impuls auszuführen.
3. Der Inhalt der Gedanken und Handlungen wird von der Person als *sinnlos*, als nicht zielführend gesehen.
4. Zwangsgedanken und Zwangshandlungen führen zu einer deutlichen *Beeinträchtigung* des Lebensvollzugs der Person.

Im DSM-5 werden Zwangsgedanken und Zwangshandlungen getrennt definiert und erläutert, weil dies aus diagnostischen, nosologischen und therapeutischen Gründen sinnvoll ist (vgl. Kasten).

Zwangsgedanken (obsessions) sind alle Bewusstseinsinhalte, die sich gegen den Willen des Betroffenen in seinen Gedankenstrom drängen und die er nicht unterdrücken kann, obwohl er sie als unsinnig oder uncharakteristisch für sich erkennt, z. B. ein Elternteil hat wiederholte Impulse, das eigene geliebte Kind zu töten oder ein religiöser Mensch hat wiederholt blasphemische Gedanken. Die Zwangsgedanken verursachen Unbehagen und sind immer mit einem Widerstand dagegen gekoppelt.

Zwangshandlungen (compulsions) hingegen sind zweckmäßige und beabsichtigte Verhaltensweisen, die nach bestimmten Regeln ausgeführt werden, um eine imaginäre Gefahr zu bannen bzw. Unruhe zu reduzieren. Die deutsche Bezeichnung Zwangshandlungen ist insofern etwas unglücklich, als compulsions nicht notwendigerweise direkt beobachtbar sein müssen, sondern ebenso nur auf der kognitiven Ebene ablaufen können (z. B. Denken von Mustern oder Satzformeln). Im Englischen behilft man sich hierfür mit der Bezeichnung „covert/mental compulsions", was in der deutschen Übersetzung nur mit dem etwas holprigen Begriff „gedankliche Handlung" übersetzt werden kann. Entscheidend ist, dass es sich um zweckmäßige und absichtlich ausgeführte Maßnahmen handelt, die ein Unbehagen reduzieren bzw. eine befürchtete Katastrophe verhindern sollen. Es besteht auch hier grundsätzlich ein Widerstand gegen die Ausführung der Zwangshandlungen, doch kann dieser mit zunehmender Chronizität der Störung immer geringer werden und zuletzt häufig mehr oder minder völlig aufgegeben werden (Hand & Zaworka, 1981).

Anders als bei Zwangsgedanken, bei welchen die Betroffenen p. d. keine Kontrolle über das Auftre-

Diagnostische Kriterien für die Zwangsstörung nach DSM-5
(Abdruck erfolgt mit Genehmigung aus der deutschen Ausgabe des Diagnostic and Statistical Manual of Mental Disorders, Fifth Edition © 2013, Dt. Ausgabe: © 2015, American Psychiatric Association.

A. Entweder Zwangsgedanken, Zwangshandlungen oder beides:

Zwangsgedanken sind durch (1) und (2) definiert:

1. Immer wiederkehrende und anhaltende Gedanken, Impulse oder Vorstellungen, die im Krankheitsverlauf mindestens zeitweilig als aufdringlich und ungewollt empfunden werden, und die meist ausgeprägte Angst und großes Unbehagen hervorrufen.
2. Die Person versucht, diese Gedanken, Impulse oder Vorstellungen zu ignorieren oder zu unterdrücken oder sie mithilfe anderer Gedanken oder Tätigkeiten zu neutralisieren (z. B. durch die Ausführung einer Zwangshandlung).

Zwangshandlungen sind durch (1) und (2) definiert:

1. Wiederholte Verhaltensweisen (z. B. Händewaschen, Ordnen, Kontrollieren) oder mentale Handlungen (z. B. Beten, Zählen, Wörter lautlos wiederholen), zu denen sich die Person als Reaktion auf einen Zwangsgedanken oder aufgrund von streng zu befolgenden Regeln gezwungen fühlt.
2. Die Verhaltensweisen oder die mentalen Handlungen dienen dazu, Angst oder Unbehagen zu verhindern oder zu reduzieren oder gefürchteten Ereignissen oder Situationen vorzubeugen; diese Verhaltensweisen oder mentalen Handlungen stehen jedoch in keinem realistischen Bezug zu dem, was sie zu neutralisieren oder zu verhindern versuchen, oder sie sind deutlich übertrieben. *Beachte:* Kleine Kinder könnten nicht in der Lage sein, den Zweck dieser Verhaltensweisen oder mentalen Handlungen auszudrücken.

B. Die Zwangsgedanken oder Zwangshandlungen sind zeitintensiv (sie beanspruchen z. B. mehr als 1 Stunde pro Tag) oder verursachen in klinisch bedeutsamer Weise Leiden oder Beeinträchtigungen in sozialen, beruflichen oder anderen wichtigen Funktionsbereichen.

C. Die Symptome der Zwangsstörungen sind nicht Folge der physiologischen Wirkung einer Substanz (z. B. Substanz mit Missbrauchspotenzial, Medikament) oder eines medizinischen Krankheitsfaktors.

D. Das Störungsbild kann nicht besser durch das Vorliegen einer anderen psychischen Störung erklärt werden (z. B. exzessive Sorgen, wie bei der Generalisierten Angststörung; übermäßige Beschäftigung mit dem äußeren Erscheinungsbild, wie bei der Körperdysmorphen Störung; Schwierigkeiten, Gegenstände auszusondern oder sich von diesen zu trennen, wie beim Pathologischen Horten; Haareausreißen, wie bei der Trichotillomanie [Pathologisches Haareausreißen]; Hautzupfen/-quetschen, wie bei der Dermatillomanie [Pathologisches Hautzupfen/-quetschen]; Stereotypien, wie bei der Stereotypen Bewegungsstörung; ritualisiertes Essverhalten, wie bei Essstörungen; übermäßige Beschäftigung mit Substanzen oder Glücksspielen, wie bei den Störungen im Zusammenhang mit psychotropen Substanzen und abhängigen Verhaltensweisen; übermäßige Beschäftigung, eine Krankheit zu haben , wie bei der Krankheitsangststörung; sexuell dranghafte Bedürfnisse oder Fantasien, wie bei der Paraphilie; Impulsdurchbrüche, wie bei den disruptiven, Impulskontroll- und Sozialverhaltensstörungen; Grübeln über Schuld, wie bei einer Major Depression; Gedankeneingebung oder Wahn, wie bei einer Störung aus dem Schizophrenie-Spektrum oder anderen psychotischen Störungen; oder stereotyp wiederholten Verhaltensmustern, wie bei einer Störung aus dem Schizophrenie-Spektrum oder anderen psychotischen Störungen; oder stereotyp wiederholten Verhaltensmustern, wie bei der Autismus-Spektrum-Störung).

Bestimme, ob:

Mit Guter oder Angemessener Einsicht: Die Person erkennt, dass die zwangsbezogenen Überzeugungen definitiv nicht, wahrscheinlich nicht oder möglicherweise nicht zutreffen.

Mit Wenig Einsicht: Die Person denkt, dass die zwangsbezogenen Überzeugungen wahrscheinlich zutreffen.

Mit Fehlender Einsicht/Wahnhaften Überzeugungen: Die Person ist vollkommen davon überzeugt, dass die zwangsbezogenen Überzeugungen zutreffen.

Bestimme, ob:

Tic-Bezogen: Die Person weist gegenwärtig oder in der Vorgeschichte eine Tic-Störung auf.

ten der Gedanken haben, ist bei Zwangshandlungen durchaus ein gewisses Maß an Kontrolle über die Ausführung der Handlungen möglich, doch ist dies in der Regel weit mehr von externen Reizbedingungen abhängig als von dem Willen der Person. So ist es durchaus möglich, dass Patienten wegen der Anwesenheit einer anderen Person ihre Zwangshandlungen unterdrücken oder über Stunden aufschieben können. Zwanghafte Impulse, die in der Regel aggressiver oder obszöner Art sind, werden praktisch nie in die Tat umgesetzt. Womit die Betroffenen Schwierigkeiten haben, ist die Kontrolle über ihre Gedanken, nicht über ihre Taten – diesbezüglich funktioniert der Widerstand/die Kontrolle perfekt (vgl. Rachman & Hodgson, 1980; Swinson, Antony, Rachman & Richter, 1998).

Neben dem Vorliegen von Zwangsgedanken oder -handlungen ist ein weiteres wichtiges Charakteristikum der Zwangsstörungen die Einsicht, definiert als die prinzipielle Fähigkeit, die Unsinnigkeit bzw. Übertriebenheit des Verhaltens anzuerkennen. Auch hier handelt es sich um ein Merkmal, das graduell sehr verschieden ausgeprägt sein kann, deshalb geht man heute von einem dimensional verteilten Merkmal aus.

Nur wenige Betroffene bezeichnen ihre Befürchtungen als grundsätzlich sinnlos, geben aber in der Regel entweder von sich aus oder auf Nachfrage hin problemlos zu, dass es eigentlich unsinnig, übertrieben oder nicht notwendig ist, sie aber trotzdem nicht umhinkönnen, sich so zu verhalten. Die meisten erkennen zwar ihr Verhalten als übertrieben an, ihre Befürchtungen aber empfinden sie nicht als unrealistisch. Vielmehr sind sie sich eben mehr oder minder unsicher darüber, ob die von ihnen befürchteten schrecklichen Konsequenzen tatsächlich auch eintreten würden oder nicht, wenn sie ihre Rituale nicht ausführen würden.

Einige Patienten beharren sogar sehr stark darauf, dass ihre Befürchtungen realistisch sind. Trotzdem geht man auch hier davon aus, dass es sich um eine Zwangsstörung handelt, wenn sonst alle anderen Merkmale vorliegen. Man spricht dann von einer Zwangsstörung mit „überwertigen Ideen". Im DSM-5 gibt es nun hierfür eine Zusatzcodierung, mit der man den Grad der Einsicht bestimmen kann („ mit guter Einsicht", „mit wenig Einsicht" und „mit fehlender Einsicht/wahnhafter Überzeugung").

Fallbeispiel:

Eine 25-jährige Apothekerin wandte sich wegen Waschzwängen in Verbindung mit der Angst vor AIDS an uns. Zu Beginn des Erstgesprächs verlangte sie, auf dem Stuhl sitzen zu dürfen, auf dem normalerweise die Therapeuten sitzen, weil ihrer Meinung nach dort die Gefahr einer Ansteckung mit HIV geringer wäre als auf dem „Patientenstuhl". Sie legte ihren Mantel nicht ab und versuchte zudem, die Sitzfläche so wenig als möglich zu berühren. Danach befragt, warum sie dies für notwendig erachte, führte sie an, es wäre keineswegs sicher, dass die Übertragung von HIV-Viren tatsächlich nur über Körperflüssigkeiten verlaufe. Sie kenne die neuesten Studien dazu und meine, die allgemein propagierten Informationen dazu wären falsch und nur zur Beruhigung der Bevölkerung da. Auf hartnäckiges Nachfragen hin, inwiefern sie ihr Verhalten tatsächlich als vernünftig erachte, gestand sie zwar ein, dass es vielleicht übertrieben sei, aber angesichts der Gefahr keineswegs unvernünftig.

Abgesehen von dieser sehr extremen, den Bereich HIV-Übertragung betreffenden, Überzeugung war sonst keinerlei Realitätsverkennung oder Einschränkung in der kognitiven Leistungsfähigkeit gegeben.

Die Studien, die in Vorbereitung des DSM-5 zum Thema Einsichtsfähigkeit durchgeführt wurden, zeigen, dass grob geschätzt jeder fünfte bis zehnte Patient (je nach Befragungsinstrument und Kultur) unter die Kategorie „geringe Einsichtsfähigkeit oder wahnhafte Überzeugung" fallen würde (Cherian, Narayanaswany & Reddy, 2012; Jakubovski, Pittenger & Bloch, 2011). Wie zu vermuten ist, zeigte sich auch ein Zusammenhang mit der Schwere der Zwangssymptomatik.

Eine Folgerung daraus ist, dass das psychotherapeutische Vorgehen mit mehr kognitiven Techniken angereichert werden muss, um die überwertigen Ideen „aufzuweichen" und überhaupt die Chance zu haben, dass die Exposition durchgeführt werden und wirkungsvoll sein kann (vgl. Backenstrass, 2014). Das entsprechende Vorgehen wird in den Kapiteln 8.1, 8.3 und 8.6 detailliert beschrieben.

1.3 Erscheinungsformen, Untergruppen und Inhalte

Die häufigsten und auch bekanntesten Manifestationsformen der Zwangsstörung sind die Wasch- oder Putzzwänge sowie die Kontrollzwänge. Diese Differenzierung ist für unterschiedliche Strategien in der Therapie bedeutsam.

Wasch- und Putzzwänge sind in der Regel mit der Furcht vor einer Ansteckung mit Krankheitskeimen oder Verunreinigung mit menschlichen Ausscheidungen, gefährlichen Chemikalien o. Ä. verbunden. Typischerweise befürchten die Betroffenen, durch den Kontakt mit diesen Stoffen krank zu werden, zu sterben oder andere dadurch krank zu machen, dass sie die betreffenden Keime oder Verschmutzungen weitergeben. Während Waschzwänge früher vor allem durch die Angst vor Geschlechtskrankheiten wie Syphilis, Gonorrhoe oder Herpes ausgelöst wurden, steht heute die Angst vor AIDS im Vordergrund, aber auch Krebs und BSE spielen als Themen eine Rolle. Offensichtlich spiegelt sich in den Inhalten der Zwänge der Zeitgeist wider.

Kontrollzwänge beziehen sich typischerweise auf Elektrogeräte wie Herd, Kaffeemaschine, Bügeleisen etc.), die in der Vorstellung der Betroffenen einen Hausbrand verursachen könnten, oder auf Türen und Fenster, die wegen der Gefahr eines Einbruchs verschlossen sein müssen. Auch die Sorge, dass man einen anderen Menschen verletzt haben könnte, löst oft vielgestaltige Kontrollen, aber auch Vorsichtsmaßnahmen und wiederholtes Abgehen oder -fahren derselben Wegstrecken aus. Ganz allgemein ist die Furcht davor, einen Fehler begangen zu haben, der das soziale Ansehen und Leben ruinieren könnte, einer der häufigsten Auslöser für Kontrollzwänge. Hin und wieder spielt auch die Sorge, einen körperlichen Makel zu haben, hier mit hinein. Grundsätzlich sind viele Kontrollzwänge nicht beobachtbar, sondern laufen ausschließlich auf der kognitiven Ebene ab.

Fallbeispiel:

Eine 27-jährige Zahnarzthelferin wurde von dem Gedanken geplagt, sie könnte unabsichtlich etwas Schlechtes über ihre Familie erzählen, was sich dann in der Kleinstadt herumsprechen würde. Inhaltlich hatte sie keine genaue Vorstellung davon, was das „Schlechte" denn sein könnte. Doch der Gedanke war derart erschreckend für sie, dass sie jeden Abend mehrere Stunden damit zubrachte, allein in ihrem Zimmer den ganzen Tag in allen Einzelheiten gedanklich zu rekapitulieren, um zu überprüfen, dass ihr nichts „herausgerutscht" sei. Auch während der Arbeitszeit war sie ständig damit beschäftigt, sich diesbezüglich zu kontrollieren bzw. vergangene Gespräche oder Situationen noch einmal im Kopf durchzuspielen. Einige Situationen waren in den Augen der Patientin besonders gefährlich, sodass sie versuchte, diese von vornherein zu vermeiden. Dazu gehörte u. a. etwas schriftlich aus der Hand zu geben (z. B. Termine, Rezepte) oder anderen Menschen sehr nah zu kommen (z. B. wenn sie sich am Zahnarztstuhl über Patienten beugen musste). Das ging so weit, dass sie alle größeren Menschenansammlungen vermied, weder zum Einkaufen noch zu öffentlichen Veranstaltungen gehen konnte und generell Gespräche je nach Vertrautheitsgrad der Person als extrem anstrengend empfand.

Weitere Untergruppen der Zwangshandlungen bilden die *Wiederholungszwänge, Zählzwänge* und *Ordnungszwänge*. Sie gehen häufig mit einer Art magischem Denken einher (z. B. der Befürchtung, dass einem Angehörigen ein Unglück zustoßen könnte, wenn bestimmte Tätigkeiten nicht wiederholt werden oder die Dinge nicht am richtigen Platz stehen).

Beispiel: Wiederholungszwang

Eine 22-jährige Studentin hatte u. a. die Befürchtung, dass ihr Freund Selbstmord begehen könnte, wenn sie an ihn denkt, während sie eine x-beliebige Verrichtung des Alltags ausführt. Um dies zu verhindern, musste sie die betreffende Handlung solange wiederholen, bis es ihr gelang, gleichzeitig nicht an ihren Freund zu denken. Wenn er ihr etwa beim Frühstück zufällig in den Sinn kam, während sie gerade den Margarine-Deckel öffnete, dann musste sie den Deckel so lange wieder öffnen und schließen, bis es ihr glückte, dabei nicht an ihren Freund zu denken.

Zählzwänge können sich ebenfalls auf jedes beliebige Objekt, jede Handlung oder auch gedankliche Vorstellungen beziehen (Fusseln auf der Kleidung, Pflastersteine, rote Ampeln, Denken von Zahlenreihen und Mustern etc.).

Ordnungszwänge sind mit dem Drang verknüpft, eine extreme Symmetrie bzw. Genauigkeit bei dem persönlichen Besitz, zumeist Kleidern und

Wohnungsinventar, herzustellen und haben mit dem, was man gemeinhin unter Ordnung versteht, wenig zu tun. Die Betroffenen erleben ein Gefühl von Unruhe oder Unvollständigkeit, wenn die Falten der Gardine nicht exakt so hängen, wie sie sollten. Oftmals handelt es sich bei diesen Ordnungszwängen um reine Handlungszwänge, d. h. die Betroffenen können nicht angeben, welche Befürchtungen oder Konsequenzen damit für sie verbunden sind, außer dem Gefühl, dass etwas nicht in Ordnung/unvollständig ist.

Unter die Kategorie der *Zwangsgedanken* (obsessions) werden nicht nur Gedanken im engeren Sinne gefasst, sondern auch diejenigen Bewusstseinsinhalte, die in Form zwanghafter Impulse (z. B. Herausschreien obszöner Worte) oder zwanghafter Vorstellungen/Bilder (z. B. Bilder von Katastrophen, Autounfällen etc.) auftreten.

Inhaltlich handelt es sich in aller Regel um Befürchtungen, gegen ein *soziales Tabu* zu verstoßen, also sich unbeabsichtigt *aggressiv* zu verhalten, einen Schaden zu verursachen, gegen *sexuelle, religiöse* oder sonstige Verhaltensnormen zu handeln etc.

Normalerweise sind dies durchaus nachvollziehbare und im Kern oftmals rationale Ängste, allerdings stehen die gegen sie eingeleiteten Maßnahmen und die damit verbundenen psychischen Kosten in keinem Verhältnis zu dem Risiko.

Fallbeispiel:

Ein 24-jähriger Student kam wegen aggressiver Zwangsgedanken in Therapie. Inhalt der Gedanken war die Befürchtung, jemanden mit einem Messer oder seinen Händen ermordet zu haben, ohne dies bemerkt zu haben. Eine weitere Befürchtung war, durch die Übertragung gefährlicher Stoffe an seinen Händen einer anderen Person Schaden zuzufügen bzw. deren Tod verschuldet zu haben. Um diese Gefahren zu bannen, vermied der Patient jeglichen Kontakt mit spitzen und scharfen Gegenständen und den vermeintlich gefährlichen Substanzen (Benzin, Rost, Schimmel, Eiter usw.). Außerdem hatte er eine Reihe von Gegengedanken und Gegenbildern, die er als kognitive Beruhigungsrituale einsetzte. Beispielsweise versuchte er, den Gedanken an einen Mord dadurch „beiseitezulegen", indem er sich selbst immer wieder versicherte, er könne dies nicht getan haben, sonst müsste er sich zumindest an das Gesicht der Person erinnern können etc. Eine andere Gegenmaßnahme war das ritualisierte Ablecken seiner Finger, um sicherzugehen, dass es ihn zuerst erwischen würde, wenn gefährliche Partikel an seinen Fingern wären. (Die Therapie dieses Patienten ist in einem ausführlichen Fallbeispiel am Ende des Buches dargestellt.)

Seltene Formen der Zwangsstörung

Eine Sonderform zwanghafter Gedanken, die in der englischsprachigen Literatur als „ruminations" (wörtlich: Wiederkäuen) bezeichnet werden, sind *zwanghafte Grübeleien*. Diese bestehen aus langen und unproduktiven Gedankenketten, die sich zwar um eine spezifische Frage drehen, jedoch in ihrem Inhalt variabel und potenziell ohne Ende sind. Funktionell gesehen handelt es sich dabei um eine Kombination aus Zwangsgedanken und verdeckten Zwangshandlungen. Ein spezifischer Zwangsgedanke führt zu dem zwanghaften Drang, über eine Sache nachzudenken.

Fallbeispiel:

Eine junge Frau berichtete, sie würde ständig darüber nachdenken, ob andere sich anders verhalten würden als sie selbst, was zu sehr langen, unsinnigen Gedankengängen führen würde. Wenn sie z. B. an der Ampel stehe, dann kämen ihr folgende Gedanken: „Würde jemand anderer vielleicht jetzt bei Rot über die Ampel gehen oder nicht? Wer würde wohl von meinen Bekannten gehen? Horst? Tanja? Ach, Tanja ist im Moment ja im Urlaub. Sie ist gar nicht in der Stadt, also könnte sie auch nicht bei Rot über diese Ampel gehen. Sie ist im Skiurlaub. Ob es dort auch Ampeln gibt? Würde Tanja wohl dort bei Rot über die Ampel gehen?" usw.

Eine weitere, extrem seltene Variante von Zwängen ist die sogenannte *„primäre zwanghafte Langsamkeit"*. Die Bezeichnung rührt daher, dass die Betroffenen extrem lange brauchen, um alltägliche Verrichtungen (v. a. der Körperpflege und im Haushalt) auszuführen. Ursache dieser Langsamkeit ist der Drang, alle Aktivitäten absolut exakt und sorgfältig auszuführen, der zu einer fanatischen Gründlichkeit ausartet, sodass z. B. alle Handlungen vorher in minutiösen Details im Kopf durchgespielt werden müssen und dann nach jedem Handgriff innegehalten wird, um diesen erneut zu überdenken. Auf diese Weise wird das Zähneputzen, Waschen und Duschen zu einer morgenfüllenden Beschäftigung.

1.4 Epidemiologie und Verlauf

Nach den jüngsten epidemiologischen Studien stellen Zwangsstörungen in Deutschland mit einer Ein-Jahres-Prävalenz von 3,6 % die vierthäufigste psychische Störung nach den Phobien, der Depression und den Suchterkrankungen dar (Jacobi et al., 2014). In den größten epidemiologischen Studien dazu wurden in den USA Lebenszeit-Prävalenzen zwischen 2 und 3 % und 6-Monats-Prävalenzen von 1 bis 2 % gefunden (Karno & Golding, 1991; Rasmussen & Eisen, 1992). Analog angelegte Studien in Kanada, Lateinamerika, Neuseeland, Finnland, Afrika und im asiatischen Raum zeigen, dass es sich um ein kulturübergreifendes Phänomen handelt, welches weltweit in ähnlicher Häufigkeit auftritt (Kringlen, Torgersen & Cramer, 2001).

Häufigkeit der einzelnen Untergruppen

Was die Häufigkeit der einzelnen Untergruppen der Zwangsstörung betrifft, so zeigen die klinischen Studien sehr durchgängig, dass die meisten Zwangspatienten Waschzwänge oder Kontrollzwänge oder beides aufweisen. Reine Zwangsgedanken treten deutlich seltener auf und die anderen Formen von Zwangshandlungen fallen zahlenmäßig kaum ins Gewicht.

Eine relativ typische Verteilung, die auf einem sehr umfangreichen Datenmaterial von insgesamt 616 stationären Patienten der verhaltenstherapeutischen Klinik in Windach beruht, ergab die in Abbildung 1 dargestellte Verteilung (Reinecker, Erlbeck, Gokeler & Zaudig, 1993).

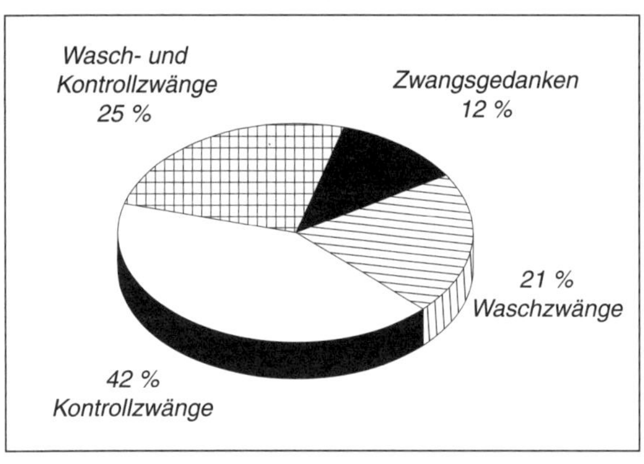

Abbildung 1: Verteilung der Untergruppen bei Zwangsstörungen (nach Reinecker, 1994)

Generell sind Mischformen bzw. Kombinationen verschiedener Zwangstypen bei einem Patienten nicht ungewöhnlich und insbesondere im Längsschnitt sogar die Regel. Die wenigsten Patienten haben nur eine Form von Zwang. Zudem wechselt die Symptomatik häufiger, verschiebt sich im Verlauf der Störung auf andere Stimuli oder Zwangsformen (Mataix-Cols et al., 2002; Rassmussen & Eisen, 1992; Skoog & Skoog, 1999).

Beginn

Der Beginn der Störung liegt in der Regel sehr früh. Etwa ein Fünftel der Patienten ist bereits in der Kindheit davon betroffen, und beim Gros der Betroffenen liegt der Störungsbeginn in der Pubertät. Bis zum Alter von 30 Jahren sind nahezu drei Viertel aller Patienten betroffen, nach dem 40. Lebensjahr ist ein Ausbruch der Störung hingegen sehr selten. Daher liegt das Durchschnittsalter bei Beginn der Störung bei etwa 20 bis 25 Jahren (de Silva & Rachman, 2004; Döpfner & Breuer, 1997; Minichiello, Baer, Jenike & Holland, 1990; Skoog & Skoog, 1999; Weissman et al., 1994).

In der neueren Forschung wird aufgrund dieser Verteilung zwischen einem frühen Beginn (durchschnittlich 11 Jahre) und einen späten Beginn (durchschnittlich 23 Jahre) unterschieden (vgl. Taylor, 2011).

Frauen sind nach der aktuellen Studie des Robert-Koch-Instituts in Deutschland geringfügig häufiger betroffen als Männer (4,0 % vs. 3,3 %; Jacobi et al., 2014). In den größeren epidemiologischen Studien in den USA war die Geschlechterverteilung in etwa ausgewogen (Regier, Narrow, Rae & Manderscheid, 1993). Aber Frauen und Männer unterscheiden sich, was das Vorherrschen einzelner Subtypen von Zwängen und damit einhergehend die Altersverteilung betrifft. Frauen entwickeln häufiger Waschzwänge, wohingegen Männer öfter unter reinen Zwangsgedanken leiden. Bei den Kontrollzwängen und den verschiedenen anderen Formen ist die Geschlechterverteilung weitestgehend ausgeglichen (de Silva & Rachman, 2004). Männer sind im Schnitt etwa fünf Jahre früher betroffen, was auch damit zusammenhängt, dass im Kindesalter deutlich mehr Jungen (ca.

75 %) Zwänge bekommen und etwa ein Fünftel dieser Kinder die Zwänge auch bis ins Erwachsenenalter behält (Wewetzer et al., 2001).

Die Angaben zum Beginn der Störung sind mit einer gewissen Vorsicht zu interpretieren, da die Störung in der Regel schleichend beginnt und es aus retrospektiver Perspektive daher oftmals nahezu unmöglich ist zu eruieren, wann das Problem tatsächlich klinische Ausprägung erreicht hat. Ein plötzlicher Ausbruch der Störung, z. B. aufgrund eines traumatischen Lebensereignisses, ist selten und dann eher bei Waschzwängen zu beobachten (Bogetto, Venturello, Albert, Maina & Ravizza, 1999; Lensi et al., 1996; Reinecker & Zaudig, 1995).

Verlauf

Der Verlauf der Störung ist durch eine sehr geringe Spontanremissionsrate und eine lange Störungsdauer geprägt, weshalb Zwänge häufig auch als „chronische Erkrankung“ bezeichnet werden. Unbehandelt sind Zwänge, wenn sie sich erst einmal etabliert haben, von dauerhaftem Charakter und Phasen längerer Symptomfreiheit ausgesprochen selten. In den Studien zum Verlauf berichtete die überwältigende Mehrheit der Betroffenen eine ununterbrochene, in der Intensität jedoch schwankende Symptomatik, die sich vor allem in Stressphasen verschlimmern würde (de Silva & Rachman, 2004; Rassmussen & Eisen, 1992; Skoog & Skoog, 1999). Auf dem Hintergrund dieser Informationen ist auch die relativ geringe Differenz zwischen der 6-Monats-Prävalenz (1 bis 2 %) und der Lebenszeitprävalenz (2 bis 3 %) als ein Beleg für den langanhaltenden Charakter der Störung zu sehen.

1.5 Zwangsverwandte Störungen

Im DSM-5 (APA, 2015) wird das *zwanghafte Horten und Sammeln* diagnostisch ausgegliedert und nicht mehr als Unterform der Zwangsstörungen klassifiziert, sondern als eine separate zwangsverwandte Störung („hoarding disorder“). Die Begründung ist, dass es doch deutliche Unterschiede zu den anderen Subtypen der Zwänge gibt: Hauptsächlich eine höhere Ich-Syntonie, mit sentimentaler Bindung an Objekte und massive Entscheidungsschwierigkeiten. Die Betroffenen haben anhaltende Schwierigkeiten, Dinge wegzuwerfen oder sich von ihnen zu trennen, unabhängig von deren tatsächlichem Wert. In den allermeisten Fällen geht es mit einem exzessiven Sammeln von Dingen einher, die nicht gebraucht werden oder für die kein Platz vorhanden ist. Im Unterschied zum Sammeln als Hobby, bei dem persönlich bedeutsame Dinge zur Freude des Betroffenen aufbewahrt werden, hat das zwanghafte Sammeln und Horten mit der Angst vor dem Verlust von Dingen oder Informationen zu tun, die möglicherweise einmal wichtig sein könnten oder mit der eigenen Person verknüpft sind. Die Betroffenen haben regelmäßig am meisten Schwierigkeiten mit schriftlichen Aufzeichnungen (z. B. Zeitungen, Prospekte, Rechnungen, Kassenzettel, Fahrkarten, Notizzettel, Geldscheine usw.). Doch kann das Wegwerfen von allem, was im weitesten Sinne als persönliches Hab und Gut angesehen wird, bis hin zum eigenen Haushaltsmüll oder den eigenen Exkrementen, unmöglich werden.

Fallbeispiel:

Frau N., eine 42-jährige Kellnerin, berichtet von einem Zwang alles behalten zu wollen, welcher sie immer wieder in sehr schwierige und oft peinliche Situationen bringt. Besonders schlimm ist dies in Verbindung mit dem Haushaltsmüll. Die Angst, im weggeworfenen Müll könnte sich etwas Wichtiges befinden (z. B. eine persönliche Notiz auf einer Schachtel), führt dazu, dass sie immer mehr Müll ansammelt oder große Anstrengungen unternimmt, um Weggeworfenes wieder zurückzubekommen. Im Extremfall kann dies so weit gehen, dass sie öffentliche Papierkörbe durchwühlt oder in Müllcontainer steigt, um etwas wiederzufinden. Auch extrem ekelige Dinge sind davon nicht ausgenommen (z. B. das Aufheben einer Zeitung von der Straße, in der sich Hundekot befand), denn die Angst ist stärker als der Ekel. Sie weiß auch, dass sie sich durch dieses Verhalten in reale Gefahr bringt, etwa wenn sie beim Durchwühlen eines Papierkorbes im Bahnhof auf ein benutztes Fixerbesteck stößt. Dann hört sie zwar auf, doch plagt sie dann hinterher wiederum die Befürchtung, sich vielleicht mit einer lebensgefährlichen Krankheit angesteckt zu haben. „Meine Zwänge sind lebensgefährlich“, sagt sie.

Im DSM-5 wird für das Sammeln der Begriff „exzessive Beschaffung“ gebraucht und auch das „exzessive Kaufen“ darunter gefasst. Gerade bei Letzterem wird offenkundig, dass es funktional nicht nur mit der Bewältigung von negativen Emotionen gekoppelt ist, sondern zumindest kurzfristig auch mit positiven.

Aus oben genannten Gründen sind für das zwanghafte Horten zusätzliche/andere therapeutische Interventionen sinnvoll. Konsequenterweise haben wir ein Kapitel mit zusätzlichen Hinweisen für diese Störungsvariante eingefügt (vgl. Kapitel 8.3.2.4).

Das *pathologische Haareausreißen (Trichotillomanie)* ist von dem Drang geprägt, sich die Haare auszureißen und dem daraus resultierenden Haarverlust. Die Handlungen sind weniger durch explizierbare Befürchtungen ausgelöst als beim klassischen Zwangsverhalten, sondern durch konditionierte Reize (Anblick des Kopfhaares im Spiegel und den Gedanken „es passt so nicht") und innere Zustände der Anspannung oder negative Gefühle wie Leere und Langeweile oder Frustration. Beim Haareausreißen erleben die Betroffenen Kontrollverlust, hinterher Scham.

Die *körperdysmorphe Störung* ist durch die zwanghafte gedankliche Beschäftigung mit einem oder mehreren wahrgenommenen Defekten oder Mängeln im äußeren Erscheinungsbild gekennzeichnet, die von anderen Personen entweder überhaupt nicht wahrgenommen werden oder als geringfügig eingeschätzt werden. Begleitet sind sie von weitreichenden Vermeidungsstrategien (z. B. nie ohne Mütze aus dem Haus gehen) und zwanghaft sich wiederholenden Verhaltensweisen, wie z. B. das Kontrollieren des Erscheinungsbildes im Spiegel. Wenn die Reaktion auf die Befürchtungen darin besteht, dass an der Haut herumgezupft oder gequetscht wird, so spricht man von *Dermatillomanie.* Diese wird im DSM-5 als eine weitere Form zwangsverwandter Störungen kategorisiert.

Fallbeispiel:

Eine sehr attraktive junge Frau, Ende 20, litt unter der Befürchtung, in ihrem Gesicht wären Hautunreinheiten und kleine Pickelchen zu sehen, die sie entstellen würden. Für die Therapeutin waren die fraglichen „Placken" kaum zu erkennen und keinesfalls im Sozialkontakt relevant. Die Patientin aber empfand das so und drückte morgens und abends im Bad vor dem Spiegel in ihrem Gesicht herum. Morgens so lange bis die äußerste Zeitgrenze erreicht war, um trotz sehr schnellen Autofahrens noch gerade rechtzeitig zur Arbeit zu kommen. Abends konnte das Ritual bis zu einer Stunde oder länger dauern und war sehr emotional erschöpfend, weshalb die Patientin das Zubettgehen so lange als möglich hinausschob und ständig zu wenig Schlaf bekam. Ferner vermied sie es, intime Beziehungen einzugehen, obwohl es ihr an Verehrern nicht mangelte, weil sie Angst hatte, sich einem Mann ohne Make-up zeigen zu müssen.

Im DSM-5 gibt es weiterhin eine Unterkategorie *„andere näher bezeichnete Zwangsstörungen".* Hierunter werden zwanghafte Verhaltensweisen ohne Befürchtungen, aber mit einer gewissen Form von Widerstand gefasst u. a. „körperbezogenen Wiederholungszwänge" wie Nägelbeißen etc. Eine andere Variante betrifft die zwanghafte Beschäftigung mit bestimmten Gedankeninhalten, die zumindest teilweise ich-synton erlebt wird, wie die zwanghafte Eifersucht.

Insgesamt ist es im Hinblick auf die Therapie unseres Erachtens nach begrüßenswert, dass die Kategorie der „zwangsverwandten Störungen" geschaffen wurde und damit ähnliche Phänomene, die vorher bei den Impulskontrollstörungen bzw. den somatoformen Störungen eingeordnet waren, jetzt als Varianten von Zwängen verstanden werden, denn viele der Strategien zur Behandlung, die in diesem Buch beschrieben sind, lassen sich auch sehr gut auf diese Problematiken anwenden.

1.6 Differenzialdiagnostik und Komorbidität

Die Komorbiditätsraten von anderen Diagnosen mit Zwängen liegen insgesamt zwischen 1/3 und 2/3. Dies liegt in erster Linie an den Überschneidungen mit anderen Angststörungen und Depressionen. Aber auch Alkohol- und Medikamentenmissbrauch, meist als Folge von Selbstbehandlungsversuchen, sind häufig zu finden (Hollander, 2005; Lochner et al., 2005; Ruppert, Zaudig, Hauke, Thora & Reinecker, 2001; Tükel, Polat, Ozdemir, Aksüt & Türksoy, 2002; Wittchen & Jacobi, 2012).

Zwänge und Angststörungen

Zwischen Zwängen und Ängsten bestehen inhaltliche Gemeinsamkeiten: die unrealistisch wahrgenommene Gefahr und die passive Vermeidung von Stimuli. Allerdings sind bei Zwängen die Angstauslöser in der Regel eher vage (z. B. Bakterien) und abstrakt (ggf. nur gedanklich definiert, einen Fehler gemacht haben, etwas ist nicht in Ordnung etc.) und dadurch niemals völlig vermeidbar, sodass die Betroffenen zusätzlich zur passiven Vermeidung auch noch aktive Strategien zur Angstreduktion, eben die Zwänge, einsetzen müssen.

Insbesondere wenn es sich inhaltlich um Krankheitsängste handelt (z. B. vor AIDS), sind die Grenzen zwischen Ängsten und Zwängen nur sehr schwer zu ziehen, weil eine passive Vermeidung hier kaum möglich ist und die Befürchtungen sehr zukunftsorientiert sind.

Zwänge und Depressionen

Differenzialdiagnostisch ist die Unterscheidung zwischen Zwangsgedanken in Form von Gedankenketten (ruminations) und depressiven Grübeleien manchmal nicht ganz einfach zu treffen. Entscheidend ist hierbei, dass die *depressiven Grübeleien ich-synton* sind d. h. die Betroffenen haben *keine Distanz* zu den Gedankeninhalten, sondern halten sie für begründet, sie sind stimmungskongruent und erzeugen keinen Widerstand.

Komorbid gesehen stellen Depressionen die *häufigste Komplikation* einer Zwangsstörung dar. Etwa 2/3 aller Patienten leiden in ihrem Krankheitsverlauf unter einer depressiven Störung (Jacobi et al., 2014; Regier, Narrow, Rae & Manderscheid, 1993; Ruppert et al., 2001; Torres et al., 2007; Tükel et al., 2002; Wittchen & Jacobi, 2012). Zwänge, die im Rahmen einer Major Depression auftreten, verschwinden von selbst wieder, wenn die Depression abklingt. Wenn hingegen zunächst die Zwangsstörung vorhanden ist und dann eine depressive Verstimmung hinzukommt, was dreimal so häufig vorkommt wie umgekehrt, so hat die Depression in der Regel mit der Demoralisierung und Resignation gegenüber der Hauptsymptomatik zu tun. Die depressive Verstimmung kann dann zu einem schwerwiegenden motivationalen Hindernis für die Therapie der Zwangsstörung werden und bedarf der gezielten Beachtung (Demal, Lenz, Mayrhofer, Zapotoczky & Zitterl, 1992). In der S3-Leitlinie wird daher empfohlen, bei einer schweren Ausprägung der komorbiden Depression zunächst diese zu behandeln (DGPPN S3-Leitlinie Zwangsstörungen).

Zwänge und Schizophrenie

Die Hypothese, dass Zwänge dem Schutz des Individuums vor einer psychotischen Dekompensation dienen, wurde durch die Forschung mittlerweile sehr klar widerlegt. Die Wahrscheinlichkeit für einen Patienten, der unter Zwängen leidet, später auch noch an einer Schizophrenie zu erkranken, ist nicht höher als in der Allgemeinbevölkerung (0 bis 3 %) (Regier et al., 1993; Dowling, Pato & Pato, 1995; Poyurovsky & Koran, 2005). Auch wurde in den zahlreichen Studien, in denen die Effektivität der verhaltenstherapeutischen Behandlung von Zwängen auch auf lange Sicht untersucht wurde, kein einziger Fall einer psychotischen Dekompensation infolge der Reduktion der Zwangssymptomatik beobachtet. Dennoch kann es natürlich vorkommen, dass beide Störungen gemeinsam auftreten. Gelegentlich ist zu beobachten, dass sich die schizophrenen Schübe und die Zwangsstörung quasi ablösen und die Zwangsstörung immer zwischen den akuten psychotischen Schüben verstärkt auftritt. Eine Behandlung der Zwangsstörung ist dann zwar nicht vollkommen ausgeschlossen, doch sollte man mit allen Maßnahmen, die zu großen Schwankungen im emotionalen Zustand der Patienten führen (wie z. B. Expositionsübungen) eher vorsichtig sein. Letztlich lässt sich die Frage, inwieweit in solchen Fällen eine Therapie der Zwänge überhaupt möglich ist, nur auf den individuellen Fall bezogen und auf dem Boden einer präzisen funktionalen Analyse klären. Einzelne zwanghafte Verhaltensweisen, die bei etwa einem Viertel der Patienten mit der Diagnose einer Schizophrenie auftreten und als sekundär zur Hauptsymptomatik angesehen werden, gelten, wie bei Depression, nicht als separat behandlungsbedürftig (Byerly, Goodman & Cuadros, 2000; Kayahan, Ozturk, Veznedaroglu & Eraslan, 2005; Byerly, Goodman, Acholonu, Bugno & Rush, 2005).

Differenzialdiagnostisch sind Zwänge und schizophrene Störungen nicht schwer voneinander abzugrenzen. Fehldiagnosen in Richtung Schizophrenie kommen vor allem dann vor, wenn die Denk- oder Handlungszwänge sehr bizarr erscheinen oder die Patienten idiosynkratische Formulierungen, die dazu verlocken, verwenden.

Fallbeispiel:

Ein Patient mit religiösen Zwängen sprach immer davon, dass seine innere Stimme ihm etwas befehle, wie z. B. Frauen nie auf den Busen zu sehen (= Sünde). Obgleich er dies im Kontext einer ganzen Reihe von anderen gedanklichen und Handlungszwängen berichtete, weder eine Realitätsverkennung noch sonst irgendwelche Anzeichen für eine psychotische Störung vorlagen und klar war, dass er mit „innere Stimme“ die Stimme seines Gewissens meinte, wurde er mehrfach als schizophren fehldiagnostiziert.

Die Fähigkeit zur Realitätsprüfung ist auch bei der Abgrenzung zu den wahnhaften Störungen das entscheidende Merkmal.

Zwänge und Tics

Eine besondere Verbindung gibt es zwischen den Zwängen und den Tic-Störungen (Gilles-de-la-Tourette-Syndrom). Tics sind unwillkürlich einschießende Bewegungen oder Laute, die z. T. durchaus längere Handlungsabfolgen umfassen können (z. B. aufstehen, sich um die eigene Achse drehen und wieder hinsetzen) und insofern Zwangshandlungen äußerlich sehr ähneln können. Der Unterschied gegenüber den Zwängen besteht darin, dass die Handlungen nicht zweckgerichtet sind, nicht mit Befürchtungen verbunden und sich von den Betroffenen auch kaum willentlich unterdrücken lassen, sondern in Gegenwart anderer oder bei Aufregung eher stärker werden. Dennoch scheint es offenbar eine enge Verknüpfung zwischen einer Untergruppe von Zwangsstörungen und dem Tourette-Syndrom zu geben. Zwischen 11 und 80 % aller Patienten mit Tourette-Syndrom weisen auch Zwänge auf; umgekehrt sind etwa 20 % aller Zwangspatienten auch von Tics betroffen, insbesondere diejenigen, bei denen die Zwänge einen frühen Beginn aufweisen. Hier zeigt sich vielfach eine Häufung bei Verwandten 1. Grades (Coffey, Miguel & Sabage, 1994; Leckman, 1993; Taylor, 2011). Eine gemeinsame genetische Disposition wird daher stark vermutet.

Im DSM-5 ist bei den Zwangsstörungen daher auch die Zusatzangabe mit oder ohne Tics vorgesehen.

Zwänge und Persönlichkeitsstörungen

Auf dem Hintergrund der psychoanalytischen Theorie über die Entstehung von Zwängen ging man lange Zeit von einer engen und kausalen Verbindung zwischen der Zwangsstörung und der sogenannten analen (mittlerweile als zwanghaft bezeichneten) Persönlichkeit aus. Die Namensgleichheit zeugt noch heute davon und sorgt immer wieder für Verwirrung.

Die zentralen Kriterien für eine zwanghafte Persönlichkeitsstörung sind ein durchgängiges Muster von Rigidität und Perfektionismus, das sich z. B. in einer übermäßigen Beschäftigung mit Regeln und Ordnung auf Kosten der Effizienz des Handelns ausdrückt. Im zwischenmenschlichen Umgang wirkt sich vor allem das extrem ausgeprägte Bedürfnis nach Kontrolle negativ auf die sozialen Beziehungen aus und führt zu einer Distanziertheit und emotionaler Unzugänglichkeit.

Differenzialdiagnostisch lässt sich die zwanghafte Persönlichkeitsstörung insofern von der Zwangsstörung abgrenzen, als erstere, wie alle Persönlichkeitsstörungen, vom Betroffenen als ich-synton erlebt wird. Der Betroffene selbst ist der Ansicht, dass sein Verhalten wie auch seine Auffassungen richtig sind. Zudem fehlen natürlich die charakteristischen Zwangshandlungen oder -gedanken. Auch äußerlich sehr ähnliches Verhalten, z. B. eine extreme Ordnung im häuslichen Milieu, ist anhand der subjektiven Merkmale (innerer Drang, ich-dyston, Widerstand, Einsicht) von Zwangsstörungen zu unterscheiden (vgl. dazu Fiedler, 2001; Schmitz, Schuhler, Handke-Raubach & Jung, 2001; Trautmann, 2004; Zaudig, 2002). Bei den Hortzwängen, die im DSM-5 ja gerade wegen ihrer höheren Ich-Syntonie, ausgegliedert wurden, ist das Fehlen der Interaktionsschwierigkeiten entscheidend.

Nosologisch gesehen gibt es keine besondere Verknüpfung zwischen der Zwangsstörung und der Zwanghaften Persönlichkeitsstörung. Obgleich bei etwa 50 % der Behandlungssuchenden mit Zwängen gleichzeitig auch eine Persönlichkeitsstörung vorliegt, dominieren dabei die selbstunsicheren Persönlichkeitsstörungen (Steketee, 1990; Fiedler, 2007; Ruppert, Zaudig & Konermann, 2007). Vergleicht man die Häufigkeit begleitender *Persönlichkeitsstörungen* bei Zwängen mit der bei anderen Angststörungen, so findet man nahezu identische Profile, wobei allerdings die Behandlungssuchenden mit Zwängen die jeweiligen Persönlichkeitsstörungen am häufigsten zeigen. Das hängt hochstwahrscheinlich mit der ansonsten geringeren Inanspruchnahme professioneller Hilfeleistungen durch Menschen, die unter Zwängen leiden, zusammen. Das Vorliegen einer weiteren Störung macht das Aufsuchen einer Behandlungsmöglichkeit wahrscheinlicher.

Kapitel 2

Ätiologiemodelle

Es gibt verschiedene Theorien zur Entstehung und Aufrechterhaltung der Zwänge, die man nicht in Konkurrenz zueinander sehen sollte, sondern als wechselseitige Ergänzungen, die unser Verständnis der Störung zu vervollständigen helfen. Im Hinblick auf die therapeutische Relevanz stehen die lerntheoretisch-kognitiven Konzepte ohne Zweifel im Mittelpunkt. Sie werden ergänzt durch die Netzwerkmodelle sowie neurophysiologische Erklärungsansätze.

2.1 Das Zwei-Faktoren-Modell

Das klassische Ätiologiemodell für Zwänge ist das Zwei-Faktoren-Modell von Mowrer, das ursprünglich zur Erklärung von Phobien entwickelt und dann auf den Bereich der Zwänge übertragen wurde. Das Modell beschreibt die Entstehung und Aufrechterhaltung von Zwängen in einem zweistufigen Lernprozess. In der ersten Stufe des Lernprozesses wird durch klassische Konditionierung eine pathologische Angstreaktion ausgebildet. Ein ursprünglich neutraler Stimulus (z. B. Schmutz) wird durch Koppelung mit einem traumatischen Ereignis ebenfalls angstauslösend. Die Ausführung bestimmter Verhaltensweisen (z. B. Waschen) führt zur Reduktion der Angst bzw. führt zum Ausbleiben der erwarteten Angstreaktion. Dadurch wird das Verhalten *negativ verstärkt* (zweite Stufe des Lernprozesses: operante Konditionierung). Die Verhaltensweisen haben sich als angstreduzierend bewährt, werden daher stabilisiert und nehmen in der Folge einen immer mehr ritualistischen Charakter an. Nach dem lerntheoretischen Modell sind Zwangshandlungen also als *konditioniertes Vermeidungsverhalten* aufzufassen. Im Unterschied zu Phobien ist das Vermeidungsverhalten allerdings nicht nur passiv, sondern auch aktiv. Das Zwangsverhalten bleibt bestehen, weil das Individuum nie die konkrete Erfahrung machen kann, dass die von ihm befürchteten Konsequenzen auch ohne die Ausführung des Verhaltens nicht eintreten würden.

Das Modell ist in seiner Wichtigkeit zur Erklärung von Zwängen nach wie vor unbestritten, allerdings weniger für die Genese der Zwänge als für deren Aufrechterhaltung. Höchst selten lassen sich tatsächlich traumatische Ereignisse im engeren Sinne finden, die als Faktor im Sinne einer klassischen Konditionierung bei der Entstehung der Zwänge eine Rolle gespielt haben könnten. Vielmehr sind es eher Zusammenhänge mit schwierigen Bedingungen in der Ursprungsfamilie.

Die Stärke des Modells liegt vor allem darin, dass es mit dem Konzept des negativ verstärkten Vermeidungsverhaltens eine sehr klare und mit der klinischen Realität gut vereinbare Erklärung für die Aufrechterhaltung der Zwangshandlungen liefert, die auch grundlegend für die Entwicklung der verhaltenstherapeutischen Technik der Exposition und Reaktionsverhinderung gewesen ist. Zwangsgedanken allerdings können hierüber nicht erklärt werden, denn sie wirken ja nicht angstreduzierend, sondern angstinduzierend.

Aus dem Bemühen heraus, auch für diesen Aspekt des Problems einen Erklärungsansatz zu liefern, wurde den kognitiven Prozessen bei Zwängen vermehrt Beachtung geschenkt, und in Analogie zu den Ätiologiemodellen für andere Störungen eine Theorie entworfen, die dysfunktionale Bewertungsprozesse in den Mittelpunkt stellt.

2.2 Das kognitiv-behaviorale Modell

Ausgangspunkt der Theorie von Salkovskis (1985) ist, dass man bei Zwängen *zwei Komponenten mit unterschiedlicher Funktion* unterscheiden muss. Da sind zunächst die Gedanken, die *Stimulus*-Charakter haben (z. B. „Ist der Herd aus?“ oder „Habe ich beim Autofahren vielleicht jemanden verletzt?“). Sie drängen sich dem Betroffenen gegen seinen Willen auf und werden daher als aufdringliche Gedanken oder Intrusionen (intrusions) bezeichnet. Daneben gibt es die Anteile des Zwangsproblems, die *Reaktions*-Charakter besitzen, also diejenigen Strategien, die absichtlich ausgeführt werden. Sie können sowohl auf der Handlungsebene als auch auf der kognitiven Ebene stattfinden und werden als Neutralisieren bezeichnet, weil ihre Funktion im Verhindern bzw. Ungeschehenmachen der Konsequenzen aufdringlicher Gedanken liegt.

Grundsätzlich gehört das Auftreten von Intrusionen zu unserem normalen Gedankenablauf. Studien zeigen, dass etwa 90 % aller Menschen gelegentlich auch Gedanken haben, die sie als aufdringlich, aber unnötig oder unangemessen beurteilen, wobei diese sowohl positive als auch negative Inhalte haben können (Rachman & de Silva, 1978; Salkovskis & Harrison, 1984; Salkovskis, 1989; Salkowskis & Campbell, 1994). Fast alle Menschen denken beispielsweise beim Autofahren quasi automatisch daran, dass sie einen Unfall haben könnten. Bei emotionaler Anspannung werden diese aufdringlichen Gedanken häufiger, was im Prinzip vorteilhaft ist, da möglicherweise nützliche Kognitionen nicht im Strom der Gedanken untergehen, sondern herausgefiltert und zum Zwecke der Ideengenerierung und Problemlösung weiterverarbeitet werden können. Die aufdringlichen Gedanken erlangen ihre *Bedeutung* also erst in einem Prozess der Selektion und Bewertung. In diesem Filterprozess liegt nun der Schlüssel zum Verständnis der Zwangsstörung. Zwangspatienten reagieren mit *katastrophisierenden Fehlinterpretationen* auf die aufdringlichen Gedanken, weil sie eine Reihe dysfunktionaler Überzeugungen haben, die in den Selektions- und Bewertungsprozess eingreifen. Diese *kognitiven Muster* (Schemata, Selbstregulationssystem) stehen gewissermaßen zwischen den externen Situationen und den eigenen Reaktionen (auf unterschiedlichen Ebenen), sie filtern und interpretieren die Realität. Die besondere Aufdringlichkeit von Zwangsgedanken hat offenbar stark mit diesen Bewertungen vor dem Hintergrund des eigenen Lebens zu tun. Eric Klinger (1987) hat das als „current concerns“ bezeichnet, er meint damit die für ein Individuum in einer Lebenssituation wichtigen Themen und Werte. Im Laufe der menschlichen Entwicklung gewinnen verschiedene Beliefs und Schemata eine besondere Bedeutung. Sie sind Bestandteil der Beta-Ebene des Selbstregulationssystems (Kanfer, Reinecker & Schmelzer, 2005) und die einzelnen Gedanken werden als besonders wichtig und damit aufdringlich und belastend erlebt. Im pathologischen Kontext stellen sie eine kontinuierliche, aber fälschliche Bestätigung der Annahmen des Patienten über die Welt und über das Selbst dar (vgl. Duron & Kyrios, 2005; Rowa, Purdon, Summerfeldt & Antony, 2005). Diese führen dazu, dass der aufdringliche Gedanke als höchst relevant, negativ und (im Falle tabuisierter Inhalte) als nicht zulässig erlebt wird. Um im obigen Beispiel zu bleiben, würde ein Zwangspatient auf den Gedanken an einen Unfall möglicherweise so reagieren:

„Ein Unfall ist schnell passiert, und wenn ich nicht genau aufpasse, bemerke ich womöglich gar nicht, dass ich jemanden angefahren habe und begehe dann auch noch Fahrerflucht. Das wäre schrecklich und muss unbedingt verhindert werden.“

Durch derartige Bewertungen wird eine emotionale Reaktion ausgelöst, die zumeist als Unruhe, Erregung oder Angst beschrieben wird. Die emotionale Reaktion impliziert einen Handlungsbedarf und führt zur Ausführung des eigentlichen Zwanges (= Neutralisieren), dessen Funktion in dem Abwenden der mit dem aufdringlichen Gedanken verbundenen Gefahr besteht. Dabei ist unerheblich, ob der Neutralisierungsversuch auf der Verhaltensebene oder in gedanklicher Form stattfindet (z. B. vermehrt in den Rückspiegel sehen oder im Geiste die Strecke noch einmal abfahren). In jedem Fall besteht der Effekt des Neutralisierens darin, dass die Angst oder Unruhe zwar *kurzfristig reduziert wird*, gleichzeitig jedoch wird damit auch ein *weiteres Signal für die Relevanz des Gedankens* und die Richtigkeit der dysfunktionalen Annahmen gegeben („Wenn ich nur daran denke, werde ich schon unruhig, deshalb darf ich es nicht auf die leichte Schulter nehmen“). Dadurch wird der Zwang stabilisiert, wie Abbildung 2 veranschaulicht.

Das Modell stellt die in der Zwei-Faktoren-Theorie angenommene Aufrechterhaltung der Zwänge über negative Verstärkung nicht infrage, sondern schließt diese mit ein, allerdings um wesentliche kognitive Komponenten angereichert. So werden hinsichtlich der Rückkoppelungsprozesse mehrere Effekte deutlich:

1. *Die Neutralisierung wirkt kurzfristig angstreduzierend*, führt gleichzeitig jedoch dazu, dass die Betroffenen in dem Glauben bestärkt werden, es wäre tatsächlich zu einer Katastrophe gekommen, wenn sie sich nicht so verhalten hätten (in der Grafik rechts unten dargestellt). Das Individuum wird von der Wirksamkeit seines Verhaltens als präventive Maßnahme überzeugt und diese Erwartung macht den Einsatz weiterer Neutralisierungsstrategien wahrscheinlicher.
2. Auf dieselbe Art und Weise werden die Betroffenen in ihren *dysfunktionalen Annahmen darüber verstärkt*, welche Einflussmöglichkeiten und damit Verantwortung sie für das Nichteintreten der Katastrophe tragen (auf dem linken Rückkopplungsast dargestellt). Zwangspatienten handeln nach dem Motto: „Wenn ich die Möglichkeit habe, etwas Schlimmes zu verhin-

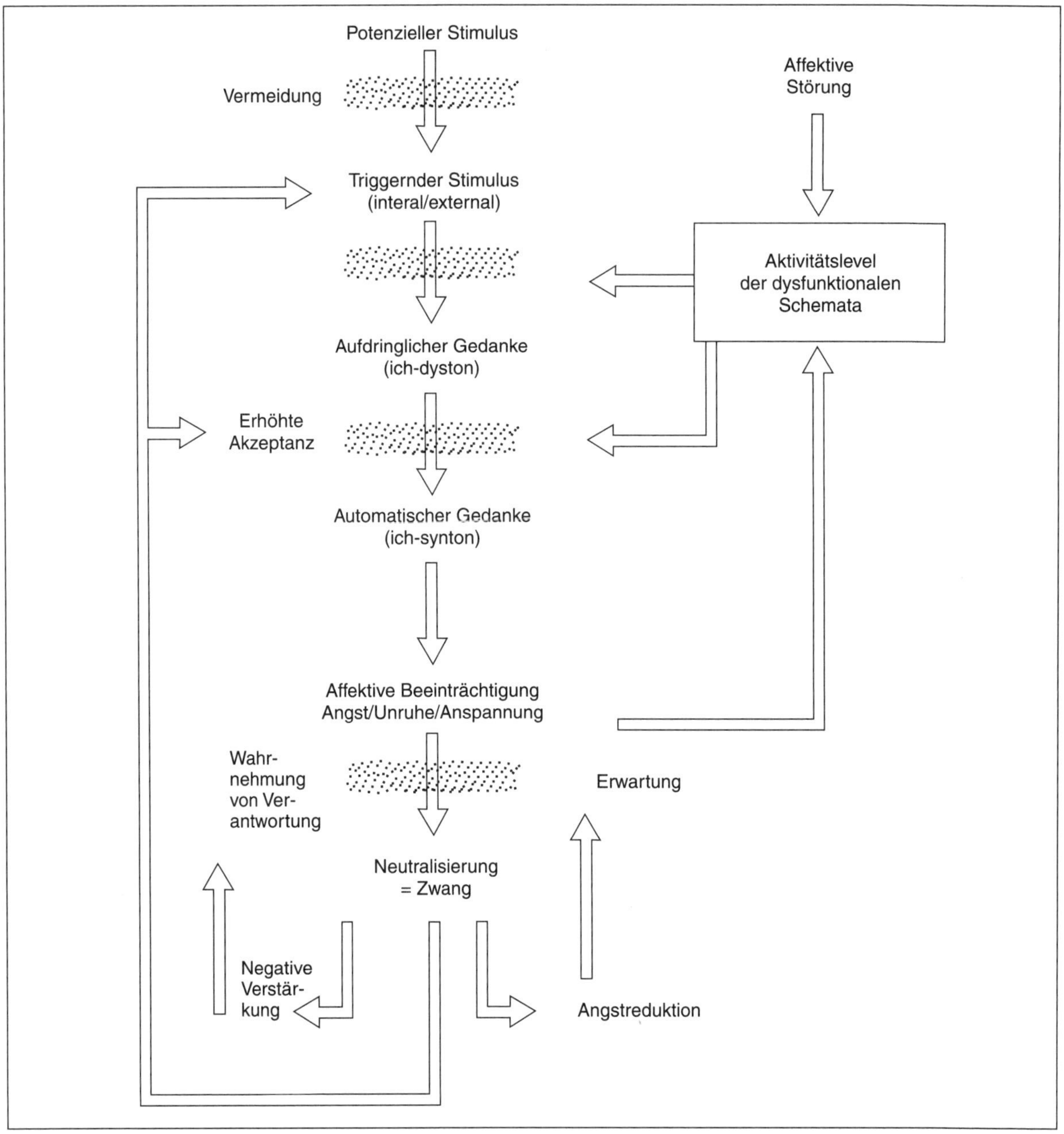

Abbildung 2: Ein kognitives Modell für Zwänge (nach Salkovskis, 1985)

dern, dann muss ich es auch tun, denn sonst mache ich mich genauso schuldig, als hätte ich selbst das Unheil verursacht". Diesbezüglich unterscheiden sie sich klar von Normalpersonen, die hinsichtlich ihrer Verantwortlichkeitsüberzeugung immer einen sogenannten „omission bias" haben, d. h. sich für negative Folgen ihres Tuns, wenn sie etwas unterlassen haben, weniger verantwortlich fühlen, als wenn sie eine aktive Handlung vollzogen haben (vgl. Salkovskis, 1996). Durch das Ausführen des aktiven Vermeidungsverhaltens in Form des Zwangs wird die Korrektur dieser dysfunktionalen Annahme ständig verhindert, dass man für alles, was man potenziell verhindern könnte, auch verantwortlich ist.

3. Schließlich wird durch das Neutralisieren auch die *Bedeutsamkeit* und damit die *Auftretenshäufigkeit der aufdringlichen Gedanken erhöht.* Die Gedanken erhalten eine noch negativere Qualität, erzeugen mehr Unruhe, und die Wahrscheinlichkeit für weitere Neutralisierungen steigt. Damit ist der Kreislauf geschlossen und der Zwang stabilisiert.

Auch der Einfluss affektiver Störungen auf Zwänge ist im Rahmen des Modells gut erklärbar. Stimmungsbeeinträchtigungen erhöhen die Zugänglichkeit und Akzeptanz der dysfunktionalen Schemata, sodass hierüber sowohl die Relevanz als auch die Frequenz der aufdringlichen Gedanken nochmals ungünstig beeinflusst wird. Die Stimmungsbeeinträchtigungen können dabei sowohl zwangsimmanent sein als auch von einer parallel vorhandenen affektiven Störung, etwa einer Depression, herrühren.

Aus der kognitiven Perspektive sind die entscheidenden Prozesse also in den inadäquaten Bewertungsprozessen zu sehen und sind vor allem durch zwei ganz charakteristische Merkmale geprägt:

- *Die Wahrnehmung einer Bedrohung*, d. h. die Überschätzung der Wahrscheinlichkeit eines negativen Ereignisses. Dies ist eine Gemeinsamkeit zwischen den Zwängen und den anderen Angststörungen (vgl. Abbildung 3).
- *Die Überschätzung der persönlichen Einflussmöglichkeiten/Verantwortung*, d. h. der Konsequenzen eines negativen Ereignisses. Dies wiederum haben Zwänge mit den Depressionen gemeinsam.

Beide Überzeugungen interagieren miteinander und potenzieren sich gewissermaßen in ihrer negativen Wirkung, denn die von uns subjektiv empfundene Gefahr hängt zum einen von der angenommenen Wahrscheinlichkeit eines Ereignisses ab, zum anderen von den damit verbundenen persönlichen Konsequenzen, genauer gesagt, der Überzeugung, inwieweit man mit den Konsequenzen leben könnte.

Selbst wenn die Chancen minimal eingeschätzt werden, die möglichen Konsequenzen aber subjektiv unbewältigbar, wird eine Gefahr wahrgenommen.

Auf diesem Hintergrund wird klar, wieso Zwangspatienten je nach Symptomthema gleichzeitig Merkmale der Angststörungen als auch der Depressionen aufweisen und die Komorbidität zwischen diesen drei diagnostischen Kategorien so hoch ist.

Bei den Zwängen, die sich thematisch um Kontamination drehen, steht die Überschätzung der Gefahr im Vordergrund. Bei den Kontrollzwängen und den Zwangsgedanken, gegen ein Tabu verstoßen zu haben, ist es mehr die Überschätzung der

	Katastrophe in der	
	Vergangenheit	**Zukunft**
viel Verantwortung	Depression	Zwänge
wenig Verantwortung		Phobien

Abbildung 3: Einteilung der Zwänge, Depressionen und Phobien hinsichtlich der subjektiv wahrgenommenen persönlichen Verantwortung und der zeitlichen Perspektive des negativen Ereignisses (nach Arntz, 1992)

eigenen Verantwortung, verknüpft mit den entsprechenden Schuld- und Schamgefühlen. Hier versuchen die Betroffenen, sich nicht schuldig und depressiv fühlen zu müssen, weil sie einen Fehler begangen haben. Die dahinterstehenden Annahmen sind also den depressogenen Grundannahmen sehr ähnlich und drehen sich um Schuld und Ablehnung durch andere (Rachman, 1993; Rheaume, Ladouceur, Freeston & Letarte, 1995; Frost & Steketee, 2002; Clark & O'Connor, 2005).

Folglich ist hier ein erfolgversprechender Ansatzpunkt für die kognitive Therapie bei Zwängen.

Ergänzungen der Theorie bezüglich Zwangsgedanken

Bei der Entstehung von klinischen *Zwangsgedanken* spielen spezielle Fehleinschätzungen eine wichtige Rolle, die die grundsätzliche Kontrollierbarkeit und auch die Handlungsrelevanz von Gedanken angehen. Aufdringliche Gedanken erhalten erst dann die Qualität von Zwangsgedanken, wenn die Betroffenen sie in katastrophisierender Weise fehlinterpretieren als Beweis dafür, dass eine tatsächliche Gefahr besteht, sie die Kontrolle über sich verlieren könnten, verrückt werden oder schlechte Menschen sind etc. Aufgrund dessen versuchen sie, diese Gedanken nicht mehr zu denken. Der Versuch der Unterdrückung ist ein weiteres Signal für die Bedeutsamkeit des Gedankens und hat daher einen paradoxen Effekt, d. h. er führt zu einem vermehrten Auftreten der Gedanken, wodurch der von Salkovskis beschriebene Aufschaukelungsprozess in Gang gesetzt wird (Wegner, Schneider, Carter & White, 1987; Salkovskis & Cambell, 1994).

Aufeinanderfolgende Schritte	Beispiel
1. Die Häufigkeit aufdringlicher Gedanken wird durch Stress erhöht.	„Ich könnte mein Kind töten".
2. Den Gedanken wird eine katastrophierende Bedeutung beigemessen.	„Diese Gedanken sagen etwas über mich aus" „Ich bin gefährlich".
3. Mehr und mehr Situationen und Reize werden bedrohlich.	Scharfe Gegenstände werden zu Bedrohungssignalen.
4. Dadurch werden die Gelegenheiten zur Auslösung der Zwangsgedanken häufiger.	Der Anblick scharfer Gegenstände löst den aggressiven Zwangsgedanken aus.
5. Die Auslöser werden vermieden und/oder neutralisiert.	Vermeidung von Messern, Scheren; Gegengedanke: „Ich liebe mein Kind."
6. Die katastrophisierende Fehlinterpretation der Gedanken bleibt unverändert oder wird sogar verstärkt.	Die Tatsache, dass ich beim Anblick meines Kindes so etwas denke, beweist, dass ich nicht normal/gefährlich bin.
7. Trotz der Vermeidung der Auslöser sind die aufdringlichen Gedanken permanent da.	„Wenn ich ständig daran denke, obwohl ich es nicht will, heißt das, ich habe keine Kontrolle über mich. Ich könnte dem Kind vielleicht tatsächlich etwas tun."

Abbildung 4: Schritte bei der Entstehung klinischer Zwangsgedanken (in Anlehnung an Rachman, 1998)

Schon die Vorstellung einer inakzeptablen, nicht willentlichen Handlung, kann bei der Person Gefühle der Kontamination auslösen. Rachman, Radomsky, Elliott und Zysk (2012) sprechen in diesem Zusammenhang von „mental pollution". Die einzelnen aufeinanderfolgenden Schritte dieses Kreislaufes muss man sich in etwa wie in Abbildung 4 dargestellt vorstellen.

Durch Stress werden aufdringliche Gedanken häufiger, das ist zunächst normal (vgl. Freeston, Ladouceur, Thibodeau & Gagnon, 1991; Reynolds & Salkovskis, 1992). Eine *katastrophisierende Fehlinterpretation* verleiht diesen Gedanken eine besondere Bedeutung, dadurch werden neutrale Reize externer oder interner Art zu Bedrohungssignalen. Infolgedessen nehmen auch die Möglichkeiten zur Auslösung derartiger Gedanken zu. Die Vermeidung der Auslöser und/oder Neutralisieren der Gedanken lässt diese Fehlinterpretationen unverändert oder erhöht sie sogar, weil die Person im Sinne einer Ex-post-facto-Rechtfertigung das Auftreten von Angst als eine Bestätigung für die Relevanz der Gedanken wertet. Die Gedanken werden als nicht zulässig und gefährlich eingeschätzt, und die Person versucht daher, sie zu unterdrücken. Dadurch werden sie noch häufiger und aufdringlicher (vgl. Rachman, 1998).

Wie aus Abbildung 5 ersichtlich ist, spielen bei der problematischen Bewertung an sich normaler aufdringlicher Gedanken spezielle Fehleinschätzungen eine wichtige Rolle, die die grundsätzliche Kontrollierbarkeit und auch die Handlungsrelevanz von Gedanken angehen. Der Korrektur dieser Überzeugungen kommt in der Therapie von Zwangsgedanken daher ebenfalls eine wichtige Bedeutung zu.

2.3 Theorie zur Netzwerkstruktur von Zwängen

Ein weiterer, interessanter Erklärungsansatz für Zwänge ist die sogenannte Netzwerktheorie von Zwängen, die von Foa und ihren Mitarbeitern entwickelt wurde (Foa, Ilai, McCarthy, Shoyer & Murdock, 1993; Kozak, Foa & McCarthy, 1988). In Ergänzung zu den kognitiven Modellen wird hier der Fokus auf die Struktur der Emotions- und Informationsverarbeitungsprozesse gelegt.

Ausgangspunkt der Theorie ist die Annahme, dass man sich Emotionen wie Angst in Form einer Netzwerkstruktur im Gedächtnis vorstellen kann. Dabei sind drei Arten unterschiedlicher Informationen über assoziative Verknüpfungen miteinander verbunden:

- Informationen über angstauslösende Stimulusbedingungen.
- Informationen über verbale, physiologische und behaviorale Reaktionsmöglichkeiten.
- Informationen über die Bedeutung dieser Reiz- und Reaktionselemente.

Die Gedächtnisstrukturen fungieren dabei sozusagen als kognitive Blaupausen, die das Individuum in die Lage versetzen, die Bedeutung einer Situation möglichst rasch zu beurteilen und angemessen zu reagieren. *Angstnetzwerke sind Programme für eine Flucht oder Vermeidungsreaktion* und unterscheiden sich von anderen Strukturen nicht nur durch die Reaktionsweisen, sondern vor allem dadurch, dass sie sehr kohärent, stabil und irrational sind. Kohärent bedeutet, dass es sich um sehr verzweigte Netzwerke handelt, dadurch ist bereits eine minimale Information ausreichend, um die gesamte Netzwerkstruktur zu aktivieren und Angst auszulösen. Über die kognitiv-behaviorale Theorie hinausgehend liefert die Netzwerktheorie daher sehr plausible Erklärungen dafür, wie die charakteristischen dysfunktionalen kognitiven Prozesse zustande kommen:

- *Die Überschätzung eines Schadens bzw. Unglücks:* Das Konzept der getrennt kodierten Bedeutungselemente impliziert nämlich, dass Informationen über die Bedeutung eines Ereignisses nicht semantisch (d. h. in Form von Aussagen) kodiert sind (etwa in dem Satz: Bakterien sind gefährlich!), sondern sich aus den Verbindungen zwischen den einzelnen Elementen ergeben (d. h. der Gedächtnisinhalt Türklinke ist verbunden mit den Gedächtnisinhalten Bakterien und diese wiederum mit Gefahr, Tod, Sterben, ekelhaft etc. und dies nicht nur über eine assoziative Verknüpfung, sondern über viele). Die Wahrscheinlichkeitsinformation ist demnach abhängig von der Vielzahl und Stärke der assoziativen Verknüpfungen. Allen Zwängen ist, ungeachtet der spezifischen Symptomatik, gemeinsam, dass eine unwahrscheinliche Vielfalt vordergründig unabhängiger Stimuli mit der Idee von Bedrohung oder Gefahr assoziiert ist. Auf dem Hintergrund dieser Sichtweise wird ebenfalls verständlich, warum Zwangspatienten in ruhiger Verfassung, d. h. wenn die Netzwerkstruktur nicht aktiviert ist, „Einsicht" in die Unsinnigkeit ihrer Zwänge zeigen und die Wahrscheinlichkeit eines negativen Ausgangs der Ereignisse völlig anders beurteilen können als in der problematischen Situation selbst.
- *Die Überbewertung eines Schadens, d. h. in der Einschätzung der Konsequenzen:* Analog zu der Wahrscheinlichkeitsüberschätzung kann man sich auch die ungewöhnlich hohen negativen Bedeutungszuschreibungen als Ergebnis der vielfältigen Verzweigung und der Dichte der Zwangsnetzwerke vorstellen.

Fallbeispiel:

Ein prägnantes Beispiel hierfür lieferte ein Patient, der es vermied, Erbsen zu essen, weil er Angst vor der Kontamination mit Leichenteilen hatte. Die assoziative Verknüpfung sieht hierbei folgendermaßen aus: Das Wort Erbsen klingt ähnlich wie Erben, was wiederum mit Tod und Sterben assoziiert ist. In diesem Falle war sich der Betroffene über die assoziativen Verbindungen und deren Absurdität völlig im Klaren, jedoch müssen derartige Verknüpfungen durchaus nicht immer dem Bewusstsein zugänglich sein.

- *Fehler im schlussfolgernden Denken und Entscheiden:* Während die meisten Menschen von der Grundannahme ausgehen, dass beim Fehlen von Anzeichen einer Gefahr die Situation als sicher anzusehen ist, findet sich bei Zwangspatienten genau die umgekehrte Denkweise. Foa geht davon aus, dass diese Fehler im induktiven Schlussfolgern mit der Aktivierung solcher problematischen Netzwerkstrukturen zusammenzuhängen, deren Komplexität und Dichte dazu führen, dass auch sehr periphere Netzwerkelemente mit negativen Bedeutungselementen gekoppelt werden können. Da sich absolute Sicherheit aber kaum erlangen lässt, werden Zwangspatienten beständig von dem Gefühl der Unsicherheit und des Zweifels beherrscht.
- *Fehler in der Informationsverarbeitung:* Der Grund für die hohe Stabilität der pathologischen Gedächtnisstrukturen liegt darin, dass die Informationsverarbeitung infolge der emotionalen Aktivierung gestört ist, sodass korrektive Informationen von vornherein schlechter integriert werden können. Zahlreiche Studien zeigen, dass sowohl sehr wenig aktivierte Personen als auch massiv ängstliche Individuen angstrelevante Informationen schlechter verarbeiten können als moderat ängstliche (Foa & Kozak, 1986; Tata, Leibowitz, Prunty, Cameron & Pickering, 1996; McNally, 2000).
  Sie differenzieren und generalisieren entsprechend der bereits vorhandenen Bedeutungszuschreibungen, sodass die pathologischen Netzwerkstrukturen über die problematischen Lern- und Rückkopplungsmechanismen aufrechterhalten und verfestigt werden (Lavy, v. Oppen & Hout, 1994).

Patienten mit Zwängen weisen grundsätzlich keine schlechteren Erinnerungs- oder Aufmerksamkeitsleistungen auf. In Bezug auf die ängstigenden Stimuli ist sogar das Gegenteil der Fall, aber sie haben ein geringeres Zutrauen in ihre Gedächtnisleistungen (McNally & Kohlbeck, 1993; Maki, O'Neill & O'Neill, 1994; Constans, Foa, Franklin & Matthew, 1995; MacDonald, Antony, Macleod & Richter, 1997; Radomsky & Rachman, 1999). Insbesondere Menschen mit Zwangsgedanken glauben oft, es könnte Bewusstseinslücken geben, während derer sie andere geschädigt haben könnten, ohne es selbst bemerkt zu haben.

2.4 Neurophysiologische Theorien

Verschiedene Beobachtungen weisen darauf hin, dass auf neurophysiologischer Ebene Teile des *Frontalhirns,* der *Basalganglien* und des *limbischen Systems* bei der Manifestation von Zwängen involviert sind. Die beteiligten Systeme sind in Abbildung 5 schematisch dargestellt (vgl. auch Hegerl & Mavrogiorgou, 2002; Hohagen & Ebert, 1997; Leplow, 2004; Micallef & Blin, 2001; Swinson et al., 1998). Das Frontalhirn hat eine wichtige Funktion bei der Planung und Durchführung motorischer und kognitiver Vorgänge. Die Basalganglien sind vor allem für die Ausführung von Bewegungen und hochautomatisierten Verhaltensweisen zuständig und haben eine wichtige Filterfunktion, in der die Impulse, die vom Frontalhirn kommen, entweder weiter aktiviert oder inhibiert werden. Vereinfacht ausgedrückt wird im Zusammenspiel dieser Systeme gewährleistet, dass einmal gezündete Handlungs- und Gedankenabläufe konsequent durchgeführt werden können ohne durch sensorische Impulse von außen gestört zu werden, die irrelevant sind.

Verschiedene bildgebende Verfahren zeigen bei Zwangspatienten eine vermehrte Glukoseutilisation als Ausdruck einer Überaktivität dieser Regelkreise. Man nimmt an, dass dies mit einer gestörten Filterfunktion der Basalganglien zusammenhängt, die zu einer Enthemmung dieser Regelkreisschleifen führt. Es scheint, als ob die von der Frontalhirnaktivität kommenden Gedanken und Impulse, die normalerweise mit wenig oder keinerlei bewusster Anstrengung von den Basalganglien gesteuert und inhibiert werden, nicht mehr gestoppt werden können. Die chronische Aktivierung im orbitalen Kortex (durch die Bewertung der Stimulation) wird in der Folge durch das Neutralisieren zwar reduziert, was im Sinne einer Vermeidung die Unruhe durchaus kurzfristig senkt. Die Information über die Bedeutung bildet wiederum „Nahrung" für das gedankliche Filtersystem, sodass der Kreislauf von Information, Bewertung, physiologischer Erregung und Neutralisieren nicht unterbrochen wird. Diese psychophysiologischen Modellvorstellungen können als

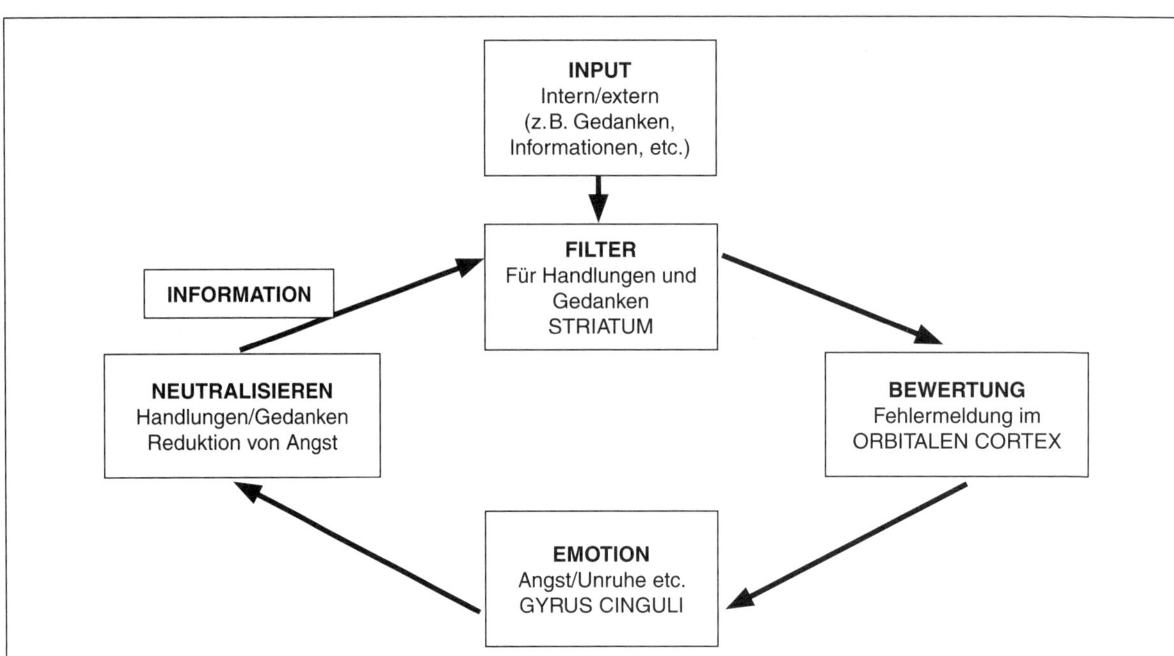

Abbildung 5: Psychobiologisches Modell von Zwangsstörungen: Schematische Darstellung der psychobiologischen Systeme, die bei Zwangsstörungen beteiligt sind.

neurobiologisches Korrelat der psychologischen Regelprozesse verstanden werden. Doch zeigt sich zunehmend, dass dieses Modell zu stark vereinfacht und weitere Bereiche im Gehirn in komplexer Wechselwirkungen stehen, der doroslaterale präfonfrontale Kortex, die Amygdalae etc. (vgl. Külz, 2014).

Interessanterweise lässt sich bei einer erfolgreichen Verhaltenstherapie ebenso wie bei der Gabe von SSRI's eine Normalisierung des erhöhten Glukoseumsatzes in bildgebenden Verfahren zeigen (Baxter et al., 1992; Nakatani et al., 2003; Schwartz, Stoessel, Baxter, Martin & Phelps, 1996).

2.5 Entwicklungspsychologische und bindungstheoretische Erklärungsansätze

Die klinisch-entwicklungspsychologischen und die bindungstheoretischen Konzepte sind insofern wichtige Ergänzungen als dass sie den Aspekt der *chronischen Unsicherheit* näher beleuchten. Nach Röper (2001) zeigen die Herkunftsfamilien von Patienten mit Zwängen charakteristische Merkmale, durch die bereits im frühesten Alter unsichere Bindungsmuster entstehen. Das kann durch verschiedene Einflussfaktoren bedingt sein, z. B. eine mangelnde Einfühlung mindestens eines Elternteils oder eines Versorgungsstils, der sich nicht an den wechselnden Bedürfnissen des Kindes orientiert oder ein generell verunsicherndes familiäres Klima, das durch stetige Auseinandersetzungen der Eltern oder Bedrohung des Kindes geprägt ist. Dadurch wird die Entwicklung von Urvertrauen erschwert, und es beginnt bereits hier die Suche nach Sicherheit und eine sehr geringe Toleranz von Unsicherheit (vgl. Duron & Kyrios, 2005). Entsprechende kognitiv-affektive Schemata entstehen, eine dysfunktionale Entwicklung der Struktur des Selbst (vgl. Clark & O'Connor, 2005) und eine spezifische Vulnerabilität für spätere Entwicklungsphasen und -aufgaben. In den Phasen des Übergangs von einer Entwicklungsstufe zur nächsten, der Pubertät und den folgenden, gelingt es den Betroffenen nicht, das Gleichgewicht zwischen den beiden wichtigsten Bestrebungen des Menschen, dem Streben nach Unabhängigkeit und dem Streben nach Zugehörigkeit, neu auszubalancieren (vgl. Kegan, 1986).

Merke:

Die Zwangsstörung bietet hier die Lösung. Der *Rückgriff auf das Ritual* schafft *Sicherheit* und die Möglichkeit zur Abgrenzung und zum Rückzug bei sozialer Überforderung.

Kapitel 3

Stand der Therapieforschung

3.1 Zur Wirksamkeit der Kognitiven Verhaltenstherapie mit Exposition und Reaktionsverhinderung

Zum Zwecke der Erstellung der S3-Leitlinie für Zwänge, die 2013 im Auftrag der Deutschen Gesellschaft für Psychiatrie und Psychotherapie, Psychosomatik und Nervenheilkunde herausgegeben wurde, erfolgte eine sehr umfassende Literaturrecherche des aktuellen Forschungsstands (Kordon, Lotz-Rambaldi, Muche-Borowski & Hohagen, 2015; das Gesamtdokument der Leitlinie mit allen Literaturhinweisen findet sich im Internet auf den Seiten der DGPPN und der AWMF, siehe http://www.dgppn.de/fileadmin/user_upload/_medien/download/pdf/kurzversion-leitlinien/S3-Leitlinie_Zwangsstörungen_lang.pdf).

Hinsichtlich der psychotherapeutischen Behandlung sind die Verhaltenstherapie, einschließlich Exposition mit Reaktionsverhinderung[1], die Kognitive Therapie und eine Kombination daraus, die am besten untersuchten Therapieverfahren. Die Wirksamkeit dieser Techniken ist durch eine Vielzahl von randomisierten und kontrollierten Studien klar belegt. Zudem gibt es mehrere Metaanalysen, mit deren Hilfe man zu einer zusammenfassenden Interpretation dieser Studien kommen kann (vgl. Abramowitz, 1997; van Balkom, van Oppen, van Dyck, Vermeulen, Nauta & Vorst, 1994; Eddy, Dutra, Bradley & Westen, 2004; Foa & Kozak, 1996; Gava et al., 2007; Ruhmland & Margraf, 2001). Demnach sind diese Techniken allen anderen psychologischen Interventionen überlegen und weisen hohe Effektstärken (>1) auf. Da sich die Verhaltenstherapie und die Kognitive Therapie in der klinischen Praxis nicht sinnvoll voneinander trennen lassen, lautet die Empfehlung der Expertenkommission: Patienten mit einer Zwangsstörung soll eine störungsspezifische kognitive Verhaltenstherapie einschließlich Exposition mit Reaktionsmanagement als Psychotherapie der ersten Wahl angeboten werden.

Prognostische Faktoren

Hinsichtlich möglicher Prädiktoren für den Therapieerfolg zeigen die Forschungsergebnisse, dass bei den störungsspezifischen Variablen der Schweregrad und die komorbide Depression sowie das Vorliegen überwertiger Ideen zu Beginn der Therapie prognostisch ungünstig ist, wohingegen ein episodischer Verlauf (mit Phasen völliger Symptomfreiheit) mit einem besseren Therapieergebnis korreliert ist (Abramowitz & Foa, 2000; Abramowitz, Franklin, Street, Kozak & Foa, 2000; Gava et al., 2007). Auch der Subtyp des Zwangs spielt eine Rolle, insofern als z. B. Hort- und Symmetriezwänge oder andere im Vergleich zu den Haupttypen seltenere Zwänge schlechter als Wasch- und Kontrollzwänge zu behandeln sind (Ball, Baer & Otto, 1996). Soziodemografische Merkmale wie Alter, Geschlecht, Schichtzugehörigkeit, Intelligenz etc. haben keinen Einfluss auf das Therapieergebnis. Hingegen korrelierte die Tatsache des Verheiratetseins mit positiveren Resultaten, was auf die funktionale Bedeutung sozialer Kompetenzdefizite verweist (Foa, Grayson et al., 1983; Foa, Steketee, Grayson & Doppelt, 1983; Hoogduin, Duivenvoorden, Schaap & de Haan, 1989; Steketee, Eisen, Dyck, Warshaw & Rasmussen, 1999; Shafran, Ralph & Tallis, 1995; Kohls, Bents & Pietrowsky, 2002).

Nicht verwunderlich ist, dass eine hohe allgemeine psychische Belastung, respektive eine hohes Maß an psychosozialen Belastungsfaktoren und eine komorbide Persönlichkeitsstörung, die Erfolgsaussichten einer Behandlung senken (Fricke et al., 2003).

Konsistent dazu sind auch die Ergebnisse zur Rückfallforschung. Sie unterstreichen, dass eine negative familiäre Interaktion als eindeutiger Risikofaktor gewertet werden muss, wie bei schizophrenen Patienten. Demnach sind insbesondere diejenigen Betroffenen rückfallgefährdet, die in

1 *Anmerkung:* Man ist dazu übergegangen den Begriff „Reaktionsmanagement“ statt „Reaktionsverhinderung“ zu verwenden, um deutlicher werden zu lassen, dass es nicht um eine Unterdrückung der negativen Emotionen wie Angst etc. geht, sondern um das bewusste Zulassen und Aushalten.

Familien leben bzw. zurückkehren, in denen ein hohes Maß an kritischen und ärgerlichen Äußerungen zu beobachten ist. Besonders problematisch ist es, wenn die Angehörigen der Überzeugung sind, die Betroffenen könnten ihre Zwänge kontrollieren, wenn sie nur wollten (Chambless & Steketee, 1999; Steketee, 1993).

3.2 Kognitive Verhaltenstherapie und Pharmakotherapie

Mit Selektiven Serotonin Reuptake-Hemmern lassen sich Zwänge ebenfalls behandeln. Eine ausschließliche medikamentöse Therapie wird aber nach der Leitlinie nicht empfohlen, sondern nur in Kombination mit einer Kognitiven Verhaltenstherapie, da die Effekte besser und nachhaltiger sind.

Aus den Metaanalysen geht hervor, dass die Kombination von Verhaltenstherapie und Serotonin-Reuptake-Hemmern im Durchschnitt keinen Gewinn gegenüber einer ausschließlichen Verhaltenstherapie darstellt. Sie war sogar mit einer höheren Abbruchquote behaftet als die Verhaltenstherapie allein (vgl. Eddy, Dutra, Bradley & Westen, 2004).

Gewinnbringend erwies sich in den Studien die zusätzliche Gabe von SSRI's logischerweise vor allem beim Vorliegen einer komorbiden schweren Depression (Hand, Peter & Rufer, 2001; Kordon et al., 2015).

Die hier vorgestellte Umsetzung der kognitiven Verhaltenstherapie wurde in einer Kontrollgruppenstudie überprüft und ihre hohe Wirksamkeit nachgewiesen. Die Details dazu sind bei Lakatos (1997) nachzulesen.

3.3 Implikationen der Forschungsergebnisse und Empfehlungen für die Praxis

Nach dem aktuellen Stand der Forschung ist in der kognitiven Verhaltenstherapie, gegebenenfalls ergänzt durch die Gabe von Serotonin-Reuptake-Hemmern, derzeit die beste Therapiemöglichkeit bei Zwängen zu sehen. Die Frage, wann eine zusätzliche Pharmakotherapie sinnvoll erscheint, lässt sich immer nur im Einzelfall entscheiden.

Wenn eine begleitende Medikation erfolgt, sollte man unbedingt darauf achten, dass das Einsetzen der Wirkung der Medikamente zeitlich klar getrennt von der Exposition ist, damit die Patienten die jeweiligen Effekte klar unterscheiden können. Andernfalls ist das Risiko eines Therapieabbruchs hoch.

II. Therapie

Kapitel 4

Zentrale Schemata und Beziehungsgestaltung

Die Kenntnis der zentralen Schemata und Motive, die das Verhalten des Betroffenen steuern, sind wichtig für die Beziehungsgestaltung und für die Art und Weise, wie die Exposition gestaltet wird und natürlich für die Inhalte der Kognitiven Therapie. Die dysfunktionalen Oberpläne und Überlebensregeln werden in der individuellen Verhaltensanalyse geklärt. Vorab jedoch bereits Kenntnisse über charakteristische Gemeinsamkeiten der Lebensgeschichten zu haben, kann bereits zu Beginn der Therapie ein entsprechend gestaltetes Beziehungsangebot ermöglichen und auch den Suchprozess bei der Besprechung der Biografie und der Erstellung der individuellen Verhaltensanalyse erleichtern, insbesondere bei Patienten, die ihre Lebensgeschichte wenig detailliert schildern können.

4.1 Charakteristische Gemeinsamkeiten in den Lebensgeschichten

In den Ursprungsfamilien von Menschen mit Zwängen finden sich charakteristische Merkmale:

- *Das emotionale Klima in der Familie war durch Unsicherheit, Unberechenbarkeit oder Bedrohung geprägt.* Zumeist war die materielle Versorgung des Kindes zwar gegeben, es fehlte jedoch an emotionaler Wärme und dem Ausdruck von Zuneigung und Gefühlen (vgl. Chambless, Gillis, Tran & Steketee, 1996; Guidano & Lotti, 1983; Röper, 2001). Diese affektarme Fürsorge, die nach starren Regeln abläuft und sich nicht an den wechselnden Bedürfnissen des Kindes orientierte, führte bereits in der frühen Kindheit zu einem chronisch aktivierten Bedürfnis nach Nähe zur Bindungsperson und Suche nach Sicherheit (vgl. Bindungstheorie; Bowlby, 1973, 1995; Duron & Kyrios, 2005; Strauß, 2006). Dies ist nicht spezifisch für Zwangsstörungen; unsichere Bindungen prädisponieren generell für die Ausbildung psychischer Störungen. Doch kommt bei Menschen mit Zwängen hinzu, dass das Erziehungsverhalten der Eltern oftmals stark kontrollierend war bis hin zur Missachtung der persönlichen Grenzen.
- *Die Autonomieentwicklung konnte beispielsweise aufgrund übermäßiger Dominanz der Eltern oder unerfüllbar hoher, rigider Normen nicht angemessen erfolgen.* Selbstständigkeit wurde in diesen Familien nicht gefördert, sondern unterdrückt. Es fehlte an Einfühlung und Respekt für die Eigenständigkeit wie auch für die Schutzbedürftigkeit des Kindes. Anerkennung erfolgte häufig nur für Leistung. Die Kinder mussten funktionieren, ihre Wünsche und Bedürfnisse hatten keinen großen Stellenwert. Soziale Normen und die Wahrung des guten Ansehens in der Gesellschaft waren wichtige Werte in der Familie, der Alltagsablauf oft stark von Regeln geprägt. Dies ging einher mit inneren Haltungen wie Rigidität, Perfektionismus und Überbetonung der persönlichen Verantwortung. Typische Familienbotschaften lauten: „Man muss immer aufpassen, was man tut. Man muss immer alles unter Kontrolle, im Griff haben." Schuld- und Schamgefühle dominieren in den Familien.
- Wichtig in diesem Zusammenhang ist auch der Umgang der Bezugspersonen mit belastenden Affekten: *In der Ursprungsfamilie von Menschen mit Zwängen führte das Zeigen belastender Gefühle, wie z. B. Angst, Traurigkeit etc., eher zu Zurückweisung durch die primären Bindungspersonen.* Daher blieb den Betroffenen nichts anderes übrig als die Aufmerksamkeit vom eigenen Kummer abzulenken, Gefühle abzuspalten und bindungsgefährdende Informationen eher vom Bewusstsein auszuschließen.

Fallbeispiel:

Der Patient ist der zweitgeborene Sohn in einer Beamtenfamilie. Seine Mutter erlebte er als eine sehr strenge und unterdrückende Frau, vor der er immer Angst gehabt habe. Sie hätte ihn in seinen Bedürfnissen nicht respektiert und auch geschlagen. Sein Vater hätte sich distanziert verhalten und ihm vermittelt: „Ich bin selbst belastet genug, lasst mich mit euren Problem in Frieden." Insgesamt war das Klima in der Ursprungsfamilie durch schlechte Stimmung, Druck und emotionale Kälte gekennzeichnet. Der Patient erinnert sich, als Kleinkind bei Geburtstagsfeiern vor den Verwandten unter den Tisch geflüchtet zu sein und niemand hätte Notiz davon genommen, geschweige denn, ihm in seiner Angst geholfen. Leistung wurde sehr hoch bewertet, eine Note drei war Anlass zu Wutanfällen bei der Mutter. Während der Bruder des Patienten mit den Eltern oft stritt, war der Patient ein „Musterknabe“, immer artig, strebsam und freundlich bemüht, die Erwartungen der Mutter zu erfüllen. In der Grundschule zeigten sich erste Zwänge, z. B. konnte beim Anfertigen der Hausaufgaben nichts seinen eigenen perfektionistischen Ansprüchen genügen. Das Streben brachte ihm eine Außenseiterposition in der Klassengemeinschaft ein. In der Pubertät versuchte er, die Anerkennung der Peer Gruppe zu gewinnen, indem er sich möglichst wenig strebsam verhielt, was ihm wiederum Konflikte mit den Eltern und Lehrern einbrachte. In diesem Spannungsfeld blühten die Zwänge so stark auf, dass er schließlich nicht mehr in der Lage war, sich auf seine schulischen Aufgaben zu konzentrieren und das Gymnasium verlassen musste.

4.2 Konsequenzen für die Beziehungsgestaltung

Bedingt durch die Erfahrungen in der Ursprungsfamilie sind die entsprechenden Motive stark ausgeprägt. Zentral sind dabei

- das Streben nach Sicherheit und
- die Vermeidung von Fremdbestimmung und Unterdrückung.

Daher ist es nicht verwunderlich, dass der Kontakt zu anderen, auch dem Therapeuten, zunächst durch Vermeidung von Nähe und Emotionalität geprägt ist. Wie ausgeprägt dabei die Schwierigkeiten in der Regulierung von Nähe/Distanz einerseits und Dominanz/Unterwerfung sind, hängt vom Grad der Schädigung in der Kindheit ab (vgl. auch Crombach, 2002).

Das Beziehungsangebot des Therapeuten muss darauf abgestimmt, über die Basisvariablen der Empathie und Wertschätzung hinausgehend komplementär dazu gestaltet sein und im Sinne einer Bringschuld aktiv darauf abzielen, zuallererst das Sicherheits- und Zugehörigkeitsbedürfnis der Patienten zu stillen und ihre Angst vor Fremdbestimmung nicht zu triggern (vgl. auch Lakatos & Schneider, 2014).

Zu Beginn der Therapie wird Sicherheit zuerst Vertrauen in die Kompetenz des Therapeuten bedeuten, danach Vertrauen in die Person.

Günstig ist es, bereits im Erstgespräch von sich aus auch Informationen zu geben, eine Sachkenntnis und Vertrautheit mit dem Phänomen deutlich werden zu lassen, indem man kundig nachfragt, sich auch über ungewöhnliche Zwänge oder sozial tabuisierte Inhalte nicht erstaunt zeigt, oder bestimmte typische Handlungsabläufe vorhersagt, die sich aus der Logik des Zwangssystems ergeben.

Die Bedeutung eines solchen Therapeutenverhaltens für den Beziehungsaufbau lässt sich kaum eindrucksvoller vermitteln als in der Schilderung von Frau S., einer Betroffenen, die ihren „Weg aus der Zwangserkrankung“ in der gleichnamigen Biografie für ihre Leidensgefährten beschrieben hat:

Fallbeispiel:

„Die ersten Therapiestunden bestanden ausschließlich aus Gesprächen. Ich habe mir die letzten 27 Jahre von der Seele geredet und geschluchzt. Und war fassungslos darüber, dass der Therapeut verstand, warum ich mit meinen Stadthänden nicht meine Haare berühren konnte. Er selbst hatte es mir erklärt und mir somit bewiesen, wie er sich in die Zwänge einfühlen kann: ‚Weil Sie dann letztendlich am Abend mit Ihren schmutzigen Haaren das Kopfkissen verunreinigen würden.‘ ‚Du meine Güte, das verstehen Sie?‘, war meine Reaktion. Keine Verwunderung, kein Belächeln meines Verhaltens – wie wohl hat mir das getan. Endlich ist da jemand, der diese Ungeheuerlichkeit des Zwangsverhaltens kennt und mich dabei nicht fühlen lässt, wie unmöglich mein Verhalten ist. Auch das war mir schon bei einem ‚Fachmann‘ passiert: ‚Und das lässt sich Ihre Familie gefallen?‘ wurde ich gefragt. Wie können wir mit unseren kaum zu bewältigenden Schuldgefühlen fertig werden, wenn Therapeuten sich so verhalten! Ich habe damals das Sprechzimmer noch depressiver, gedemütigter und hoffnungsloser verlassen.“ (Ulrike & Reinecker, 2006, S. 47)

Für die Betroffenen ist verständlicherweise sehr bedeutsam zu erfahren, dass sie nicht verrückt werden und wie verbreitet das Problem Zwänge ist. „Was, das gibt es wirklich öfter? Ich bin nicht die Einzige, die das Problem hat?“, fragen die Patienten im Erstgespräch immer wieder voller Erstaunen. Hilfreich sind in diesem Kontext auch Beispiele anderer Patienten.

Insbesondere bei Patienten mit Zwangsgedanken sollten bereits im Erstgespräch Informationen über die Normalität aufdringlicher Gedanken gegeben werden (siehe unter Durchführung spezieller Techniken bei Zwangsgedanken, S. 90). Bei Zwangsgedanken aggressiver oder sexueller Art ist es natürlich ungeheuer wichtig und entlastend für die Betroffenen zu hören, dass diese zwanghaften Impulse nicht ausgeführt werden.

Fallbeispiel:

So formulierte ein Patient mit Missbrauchsgedanken am Ende der Therapie: „Am meisten hat mir geholfen, dass Sie sich immer sicher waren, dass ich es nicht tue, auch wenn ich mir gar nicht sicher war."

Im weiteren Verlauf wird die emotionale Stabilität aus dem Vertrauen in die Person des Therapeuten bezogen. Die Aussage oben verdeutlicht sehr schön, dass die Patienten, um die Zwänge aufgeben zu können, ersatzweise aus der therapeutischen Beziehung so viel Halt und Sicherheit schöpfen können sollten, wie sie brauchen.

Merke:

Der Vorschlag und die Durchführung der Exposition dürfen nie vor dem Aufbau einer sicheren Beziehung erfolgen, sonst ist kein Sicherheitstransfer vom Ritual über die Beziehung zu persönlicher Integrität möglich (nach Crombach, 1994).

Dies bedeutet, dass man sich als Therapeut auf die Beziehungsmöglichkeiten und -wünsche einzustellen hat und der ewigen Unsicherheit und Unentschlossenheit mit Geduld und Solidarität begegnet. Rückversicherungen über die Gefährlichkeit von Dingen sind etwas, worauf sich der Therapeut zu Beginn und während krisenhaften Zuspitzungen in der Therapie (z. B. im Verlauf der Exposition) selbstverständlich einlässt, um diese dann erst schrittweise auszublenden (vgl. Hoffmann, 1994; 1998).

Zitat einer Supervisandin: „Wenn er dann zum x-ten Mal dasselbe von mir wissen will, frage ich mich, ob er mich zum Narren halten will." Das will der Patient in der Regel nicht, aber ihm *fehlt die Fähigkeit, sich vertrauensvoll einzulassen, und seine bisherige Strategie der übermäßigen Kontrolle der anderen aufzugeben.* Dies ist ein Lernprozess, den man im weiteren Verlauf der Therapie fein angepasst regulieren wird und zwar immer entsprechend der jeweiligen emotionalen Bedürftigkeit, der gefühlten Unzulänglichkeit des Moments. Hilfreich ist es hierbei, gleichbleibend geduldig und freundlich zu bleiben, aber die sachbezogenen Antworten zunehmend auszublenden und stattdessen die zugrunde liegenden Bedürfnisse und Motive zu versprachlichen, anzuerkennen und wertzuschätzen.

Ein Formulierungsbeispiel wäre:

„Sie wünschen sich die gefühlte Sicherheit, dass alles in Ordnung ist, Ihre Kollegen Sie nicht ausschließen, wenn Sie sich einmal nicht bereit erklären, mehr Arbeit als andere zu übernehmen."

Insbesondere während der Expositionsphase bietet sich aus der Beziehungsperspektive für die Patienten die einmalige Chance zu lernen, dass sie auch in *ihrer Verletzlichkeit, Not und Bedrängnis weder im Stich gelassen werden noch dafür mit Unterwerfung bezahlen müssen, sondern selbstbestimmt sein dürfen und sich auf einen anderen Menschen dennoch verlassen können.*

Aus entwicklungspsychologischer Sicht vollziehen die Patienten hier einen wichtigen Nachreifungsschritt (vgl. Röper, 2001).

4.3 Veränderung der Selbst- und Weltsicht sowie der problematischen Beziehungsgestaltungsmuster

Aufgrund ihrer Erfahrungen in der Ursprungsfamilie ist das Selbstbild der Patienten geprägt von dem Erleben von Unzulänglichkeit und Ohnmacht, während die anderen Menschen überlegen, mächtig und mehr oder minder bedrohlich erlebt werden.

Fallbeispiel:

Herr T., ein Klavierlehrer, berichtete von einer Situation, in der er sich von der Mutter einer Instrumentalschülerin gegen seinen Willen vereinnahmen ließ und zu der geplanten noch eine weitere Unterrichtsstunde anschloss, weil er sich nicht gegen ihre diesbezügliche Forderung wehren konnte. Er befürchtete, dass eine Weigerung die Mutter erzürnen und sie sich bei seinem Vorgesetzten beschweren würde, er in der Folge alle seine Schüler und letztlich seine gesamte (berufliche) Existenz verlieren würde. Selbst auf Nachfrage hin fielen ihm keine Möglichkeiten ein, wie er selbst aktiv hätte handeln können, für den Fall, dass es denn tatsächlich zu einer Beschwerde der Mutter bei seinem Vorgesetzten gekommen wäre.

Das Beispiel macht deutlich, welche immense Macht der Patient anderen zuschreibt und in welch krassem Gegensatz dazu er sich erlebt, nämlich gänzlich ausgeliefert und hilflos.

Konsequenterweise ist die oberste Prämisse hinsichtlich der Beziehungsgestaltung bei diesem Patienten, wie bei vielen anderen Betroffenen, die Erwartungen der anderen unbedingt erfüllen zu müssen, um Ablehnung und Ausgrenzung zu vermeiden, denn diese wird gleichgesetzt mit totaler (psychischer) Vernichtung. Die eigenen Bedürfnisse werden dafür hinten angestellt.

Auf der Verhaltensebene äußert sich dies in einer übermäßigen Anpassung bzw. unzureichenden Abgrenzung gegen die Wünsche anderer. Das macht die Beziehungen für die Betroffenen anstrengend und unbefriedigend. Im beruflichen Kontext resultiert oft Überforderung, weil die Patienten sich der Kollegen und der Arbeit nicht erwehren. In den privaten Beziehungen lassen sich langfristig Ärger/Groll und ggf. auch Wutausbrüche nicht vermeiden, die zu innerem oder äußerem Rückzug aus den Beziehungen führen. Die Zwangspatienten fühlen sich von ihrer Umwelt nicht respektiert, bedrängt oder vereinnahmt, wagen jedoch nicht, sich zu behaupten. Sie befinden sich in einem ständigen Konflikt; im Grawe'schen Sinne weisen sie eine hohe Inkonsistenz auf.

Im Dickicht dieser sich widersprechenden Motive bietet der Zwang oft eine „gute Lösung". Er ermöglicht es den Patienten, den Ansprüchen der Umwelt eine Absage zu erteilen ohne bzw. mit nur geringen Schuldgefühlen oder den unbefriedigenden Kontakten mit anderen von vorneherein auszuweichen. Durch den Zwang haben die Patienten eine Rechtfertigung bzw. andere Begründung vor den anderen, aber auch vor sich selbst und damit die Möglichkeit, bei sich selbst Stimmigkeit zu erzeugen. Der Zwang wird aber auch in dieser Hinsicht oft zum Bumerang, weil er die Sicht von der „gefährlichen Außenwelt" zusätzlich verstärkt. Die Mitmenschen werden zu potenziellen Überträgern, Verschmutzern etc., das Zuhause zum einzig sicheren Ort auf der Welt (Zitat eines Patienten: „Meine Insel der Glückseligkeit"). So suggeriert der Zwang den Betroffenen, dass sie gut daran tun, sich sozialer Kontakte zu entziehen. Dem sozialen Rückzug, in manchen Fällen bis hin zur völligen Isolation, wird Vorschub geleistet und die problematischen Einschätzungen verfestigt (vgl. Liebler5, 2001).

Fallbeispiel: Frau B. (ausführliche Darstellung siehe Kapitel 10.2)

Nach einer Metapher dafür befragt, wie sie sich in ihren sozialen Beziehungen fühlt, nennt sie das Bild einer Löwenbändigerin, die als Dompteuse in der Mitte der Manege stehe und zusehe, dass die Raubkatzen ihr vom Leibe blieben, aber trotzdem nicht gehen würden. Sie glaubt, ihre Verwandten und Freunde jonglieren und manipulieren zu müssen, um nicht vereinnahmt zu werden, aber auch nicht alleine zu sein, wenn sie Hilfe braucht. Die Vorstellung, „wenn ich nicht so bin, wie die anderen mich wollen, dann mögen mich die anderen nicht mehr" begleite sie den ganzen Tag. Wenn sie den Zwang nicht mehr hätte, bräuchte sie etwas anderes, um sich erwehren zu können. In Übereinstimmung damit werden die Gefühle, die andere bei ihr hervorrufen, handlungsleitend für sie. Frau B. trennte sich im Verlauf der Therapie von ihrem Freund, machte die Trennung auf sein Verlangen hin aber wieder rückgängig. Sie schilderte, er hätte sie angerufen und Dinge zu ihr gesagt, die sie sehr berührt hätten, starke Gefühle von Zuneigung und Mitleid ausgelöst hätten, sodass sie wieder in die Beziehung „hineingeschlittert sei" und sich „ausgeliefert gefühlt habe".

Bei anderen Patienten gehen die interpersonellen Schwierigkeiten weit über diese Abgrenzungsprobleme hinaus. Massive Unterdrückungserfahrungen haben dazu geführt, dass sie sich in Beziehungen „zwangsläufig" in Machtkämpfe verstricken, mehr oder minder offen aggressiv verhalten oder völlig in die soziale Isolation geraten sind.

Durch den Rückzug, das Vermeiden wirklicher Nähe und beiderseitig zufrieden stellender Beziehungen allerdings geht auch ein wesentlicher Lebensinhalt und -sinn verloren. Zwänge machen einsam und das Leben der Betroffenen ärmer. Dem Empfinden von innerer Leere, Isolation und Traurigkeit haben die Betroffenen bisher weitere Rituale entgegengesetzt. In der Therapie sollen sie stattdessen lernen, ihre Beziehungen aktiv und positiv zu gestalten.

Daraus ergeben sich folgende therapeutische Aufgaben:

- Auf eine *Angleichung von Selbst- und Weltsicht* hinarbeiten.
- Hilfestellung bei der *Koordination eigener Bedürfnisse mit den Anforderungen der sozialen Umwelt.* Ermutigung im Kontakt mit anderen zu bleiben und sich der Konflikthaftigkeit menschlicher Beziehungen zu stellen. Defizite in der Auseinandersetzung mit anderen und der Selbstbehauptung ausgleichen.
- *Autonomiebestrebungen unterstützen,* d. h. den Wunsch nach Eigenständigkeit validieren und fördern, ebenso wie Selbstachtung und Selbstfürsorge.

Für therapeutische Anstöße und Veränderungen in Richtung einer *erweiterten Selbst- und Weltsicht* ist *die biografische Arbeit* essenziell. Im gemeinsamen Herausarbeiten dessen wie bestimmte Kindheitserfahrungen das Selbstbild- und Weltbild geprägt haben, liegt bereits eine Möglichkeit der Bewusstwerdung und Korrektur.

Gleichzeitig kann aufgezeigt werden, dass die Patienten heute Wahlmöglichkeiten haben und diese Empfindungen nicht mehr handlungsleitend sein müssten.

Der Rückbezug auf biografische Aspekte ist auch hilfreich, wenn die Patienten Schuldgefühle thematisierten. Hier ermöglichen Fragen wie „Wer aus Ihrer Ursprungsfamilie würde Sie jetzt beschuldigen?“ eine Distanzierung. Auch das explizite Formulieren und Hinterfragen von Familienregeln, verknüpft mit Zukunftsprojektionen „Wünschen Sie für Ihre Kinder diese Einstellung zum Leben?“ erleichtern die Veränderung der zentralen Annahmen.

Für eine Korrektur der bedrohlichen Weltsicht macht es Sinn, auch auf eine *Verbesserung des Einfühlungsvermögens* für andere Menschen hinzuarbeiten. Zwangspatienten sind zwar gedanklich ständig damit beschäftigt und in ihrem Handeln hochgradig davon bestimmt, was andere über sie denken könnten, aber diese Orientierung an anderen ist sehr abstrakt. Echtes Einfühlungsvermögen existiert paradoxerweise wenig. Deshalb sollte die Wahrnehmung anderer Menschen differenziert werden, die Aufmerksamkeit von der Selbstbeobachtung weg auf die Beachtung des tatsächlichen Handelns anderer Menschen gelenkt werden. Ebenso wie Überlegungen zu den inneren Prozessen der Mitmenschen angestellt werden sollten. (Was denken Sie, wie ging es Ihrem Gegenüber in der Situation? Welche Erwartungen, Ängste etc. hatte die andere Person?)

Prinzipiell eignen sich für eine Angleichung von Selbst- und Weltsicht alle Maßnahmen, die auf ein aktives Herangehen der Betroffenen an die soziale Umwelt, eine *Erweiterung des sozialen Aktionsradius* und einen *Zugewinn an Selbstvertrauen* hinarbeiten. Die Beschäftigung mit dem komplizierten Zwangssystem darf aus therapeutischer Sicht nicht vergessen lassen, wie wichtig auch *ressourcenorientiertes Arbeiten* gerade hier ist. Beispielsweise kann man mit Skalenfragen eine Distanzierung von der bisherigen Selbsteinschätzung erreichen. So kann man die Patienten bitten, sich auf einer Skala von 0 bis 10 (vgl. Abbildung 6) in regelmäßigen Abständen oder vor bestimmten Handlungen oder Begegnungen/sozialen Aufgabenstellungen einzuschätzen und sich für jede Einstufung unter 5 einen gewissen Betrag in ein Sparschwein zu stecken.

0	5	10
0 (= Ich sehe mich hilflos den anderen ausgeliefert)		10 (= Ich sehe mich als einen fähigen Menschen, der aktiv sein Leben und seine Beziehungen gestaltet)

Abbildung 6: Beispiel einer Skalierungsfrage

Die Verwendung des „ersparten Geldes“ wird vorher festgelegt und sollte der Erreichung eines Zieles dienen, welches den Patienten wirklich wichtig ist. Somit können sie sich bei Einschätzungen über 5 dem erwünschten Selbstbild kognitiv annähern oder sich bei Werten unter 5 dennoch so verhalten, sprich für ein selbst gesetztes Ziel engagieren.

Der „Königsweg“ zur Veränderung ungünstiger Selbst- und Fremdeinschätzungen ist sicherlich, wie immer, ein Verhalten konträr zu den bisherigen Oberplänen zu initiieren, sprich Risikoübungen im Sinne einer *Realitätsüberprüfung* einzusetzen. Im Rahmen solcher Realitätstests können die Betroffenen die Erfahrungen machen, dass der Ausdruck eigener Bedürfnisse nicht zwangsläufig zu ablehnenden Reaktionen und schon gar nicht einer Gefährdung der Beziehung führen muss.

Bei dem zuvor erwähnten Klavierlehrer Herrn T. bestand eine wichtige Realitätstestung darin, sich bei einer Ansprache anlässlich eines Vorspielabends dem Risiko auszusetzen, sich zu verhaspeln oder einen nicht perfekten Satz zu sagen. Der Patient berichtet nach der Übung, er hätte „Unsinn" geredet, aber es hätte ihm wider Erwarten nicht viel ausgemacht und auch die Zuhörer hätten nicht negativ reagiert.

Je stärker sich eine Person von der Außenwelt bedroht erlebt, desto wichtiger ist es auch, die Betroffene mit ihren eigenen abwertenden, aggressiven oder auf Machtausübung bedachten Verhaltensmustern zu konfrontieren. Der Patient soll eine Gespür für seine Wut/Aggression bekommen und in sein Selbstkonzept integrieren können.

Fallbeispiel: Frau B.

Frau B. hatte in den (zwangsbedingten) Einschätzungen ihrer Mitmenschen z.T. sehr abwertende Kategorisierungen. Ungepflegt gekleidete Menschen waren in ihren Augen verachtungswürdig etc. Männer kamen in ihrer Einschätzung grundsätzlich sehr schlecht weg, insofern verwunderte es nicht, dass sie im Verlauf der etwa zweijährigen Therapie zweimal den Partner wechselte. In diesem Kontext war es wichtig herauszuarbeiten, wie die Erfahrungen mit ihrem Vater und die modellhaften Äußerungen der Mutter ihr Bild von Männern geprägt haben, ob die Generalisierung ihrer früheren Erfahrungen auf alle Männer gerechtfertigt ist und wie sich ihre abschätzigen Einstellungen im Sinne einer Selbstsabotage auf ihre Partnerbeziehung auswirken.

Im Fall von Frau B. etwa lag in dem Aufbrechen ihrer zwangsbedingten Aufteilung der Welt in ein sicheres Refugium zu Hause und eine bedrohliche Außenwelt ein entscheidender Schritt zur Distanzierung von der Sichtweise, dass das Gegenüber eine Bedrohung darstellt. Ihr Wunsch auch andere bedeutsame Personen in die eigene Wohnung lassen zu können, führte dazu, dass sie ihre Verwandten und Freunde nicht mehr nur nach sauber = ungefährlich und unsauber = gefährlich einteilte, sondern dem Grad der Sympathie nach.

Therapeutische Hilfestellung

Für viele Patienten ist die Erkenntnis, dass menschliche Beziehungen per se konflikthaft sind, erschreckend, denn in ihrer Sozialisation hatten sie keine Gelegenheit, angemessene Auseinandersetzung zu üben und es seither auch konsequent vermieden. Folglich benötigen sie immer wieder *Ermutigung, im Kontakt mit anderen zu bleiben* und Unterstützung bei der Koordination ihrer eigenen Interessen mit den Forderungen der Umwelt.

Um die Motivation für eine Veränderung des überangepassten Verhaltens zu erhöhen, ist es günstig, den Zusammenhang zur Zwangssymptomatik transparent zu machen und auf die weiteren langfristigen Kosten des überangepassten Verhaltens hinzuweisen: Das Unvermögen, eigenen Bedürfnissen entsprechend zu handeln, geht mit vielen inneren Spannungen, Ärger und endlosen inneren Streitgesprächen einher.

Defizite in der Art und Weise, eigene Interessen zu vertreten und Kompromisse konstruktiv auszuhandeln, lassen sich mittels Rollenspielen, kognitiven Einübens oder Durchsprechen entsprechender Situationen mit alternativen Handlungsentwürfen verringern.

Fallbeispiel: Frau B.

Pat.: Meine Schwierigkeiten, meine eigene Meinung zu sagen, zeigen sich schon in Alltäglichkeiten. Wenn ich z.B. abends mit zwei Freundinnen etwas unternehmen will und jede der beiden will etwas anderes machen, dann betätige ich mich immer als Vermittlerin. Das strengt mich total an.

Th.: Wissen Sie denn dann in der Regel, was Sie selbst gerne machen würden?

Pat.: Ja, aber ich sage es nicht, weil ich die totale Angst habe, eine von den beiden dann vor den Kopf zu stoßen.

Th.: Nehmen Sie es Ihren Freundinnen denn übel, dass die ihre Wünschen äußern?

Pat.: Nein.

In der 16. Sitzung berichtet die Patientin, sich in dem Dilemma zu befinden, Dinge für sich machen zu wollen, die ihr wichtig seien und sich nicht selbst zu vernachlässigen, aber aufgrund der Verpflichtungen ihrem Partner, ihren Freunden und der Mutter gegenüber keine Zeit dafür zu haben.

Pat.: Ich habe Angst, dass die anderen sich abwenden könnten, aber auch vor Streit und der Möglichkeit, dass der andere ärgerlich sein könnte, wenn ich mehr Zeit für mich beanspruche. Ich fühle mich so, als ob ich die „Spielfiguren“ in Schach halten müsste, sonst entgleitet es mir.

Th.: Gegen was würden Sie Ihren Anspruch, die anderen immer in Schach halten zu müssen, denn gerne tauschen bei einer Rochade?

Pat.: Gegen Gelassenheit.

Th.: Wie würden Sie die Gelassenheit in einem Satz formulieren?

Pat.: Ich mache mein Ding und entweder die bleiben oder die gehen.

Th.: Wie geht es Ihnen beim Aussprechen dieses Satzes?

Pat.: Es ist schon eine Erleichterung, aber es erscheint mir unrealistisch, weil ich es nicht durchsetzen kann.

Th.: Sie tun es aber doch schon, nur benutzen Sie den Zwang als Rechtfertigung, statt offen zu sagen, das will ich und das will ich nicht.

Pat.: Ich weiß ja nicht, ist das legitim, so was?

Th.: Ich wüsste nicht, wer Sie dafür ins Gefängnis stecken sollte? Aber im Moment würde es Sie wahrscheinlich noch überfordern. Vielleicht tut es Ihnen dennoch gut zu wissen: Wenn Ihr Gegenüber sich vor den Kopf gestoßen fühlt, weil Sie Ihre Bedürfnisse äußern, dann ist das nicht allein in Ihrem Verantwortungsbereich. Das ist kein Verhalten, das Sie zeigen könnten. Wenn Sie sich klar äußern, ist es wiederum Sache des anderen, dagegenzuhalten und Kompromisse auszuhandeln.

Zwei Sitzungen später berichtete die Patientin, dass ihr Freund ihr zeitliche Zugeständnisse gemacht hätte, ohne dass sie dies ausdrücklich gefordert hätte und dies mit ihrer veränderten Haltung zusammenhinge.

4.4 Mögliche Schwierigkeiten und Beziehungstests

Typische Beziehungstests, denen man seitens der Patienten ausgesetzt sein kann, sind *Machtkämpfe*. Dies kommt zum Beispiel darin zum Ausdruck, dass sie permanent zu spät kommen, die Fragebögen nicht ausfüllen, die Hausaufgaben nicht machen oder andere als ausgemacht oder wichtige Belange erst zum Schluss ansprechen etc. Manche Patienten sind unterschwellig aggressiv („Haben Sie sich die Hände nach der Toilette gewaschen?“).

Es gibt kein Patentrezept für den Umgang damit, aber das Wissen um zu erwartende Schwierigkeiten bildet eine Möglichkeit, sich darauf einzustellen. Es mag dann leichter fallen, solche interaktionellen Tests zu bestehen, indem man sich als Therapeut *so kooperativ machtfrei wie möglich verhält und den Patienten als Menschen mit „unpassenden“ Gefühlen und Verhaltensweisen (natürlich in vernünftigen Grenzen) so lange aushält,* bis andere therapeutische Interventionen greifen.

Fallbeispiel:

Ein Patient brachte immer wieder wichtige Anliegen erst zum Schluss der Sitzung vor, wenn der neue Termin bereits ausgemacht und das Ende der Sitzung klar war. Bei der Therapeutin löste dies Ärger aus, den sie aber nicht artikulierte. In einer Sitzung zur Mitte der Therapie thematisierte der Patient seine Schwierigkeiten, sich angemessen gegen übergriffiges Verhalten zur Wehr zu setzen. Konkret ging es dabei um eine Situation, in der die Mutter einer Schülerin des Patienten im Einzel-Instrumentalunterricht dabei sein wollte und dies auch gegen den (für seine Begriffe deutlich gezeigten) Widerstand tat. Er fühlte sich dabei ohnmächtig und sehr wütend, hatte aber selbst keine Vorstellung davon, wie er sich verhalten könne, was nicht resignative Hinnahme oder wütende Gegenreaktion bedeuten würde. In der Sitzung wurden mögliche sozial angemessene Mittelwege besprochen und im Rollenspiel ausprobiert. Als der Patient dann am Ende der Sitzung wieder sein übergriffiges Verhalten zeigte, war es möglich, dies anzusprechen inklusive der bei der Therapeutin dadurch ausgelösten Gefühle und in förderlicher Weise gemeinsam darüber zu schmunzeln. Danach trat es nicht mehr auf.

Unterschwellig aggressiv erlebt man als Therapeut auch Patienten, die sehr *weitschweifig* sind. Sie ergehen sich immer wieder in den Schilderungen ihrer Symptome und lassen sich dabei nur schwer unterbrechen, sodass es kaum gelingt, von der automatisierten zu einer kontrollierten Informationsverarbeitung überzugehen und emotionale Prozesse anzustoßen, aus denen sich entsprechende Konsequenzen ergeben würden.

Merke:

Auch hier ist es wichtig sich zu vergegenwärtigen, dass dies Teil des Problems ist und Ausdruck ihrer Angst, die Kontrolle über das Geschehen zu verlieren.

Selbstverständlich hat der Beziehungsaufbau gerade in der ersten Phase der Therapie im Zweifelsfall immer den höchsten Stellenwert und die Patienten müssen genügend Gelegenheit haben, ihre Zwänge zu schildern, bis sie das Gefühl haben, es ist hinreichend erfasst worden vom Therapeuten. Das heißt aber nicht, dass man ein extrem ausuferndes und inadäquates Erzählen über mehrere Sitzungen hinweg tolerieren sollte, denn wenn sich solche Interaktionsabläufe erst einmal etabliert haben, ist es ausgesprochen schwierig, sie wieder zu korrigieren.

Merke:

Man tut also gut daran, gleich von Anfang an eine möglichst große Annäherung an das gewünschte Gesprächsverhalten bewusst zu initiieren, indem man z. B. dazu einlädt, einem Thema vertieft nachzugehen, auf das Erleben und entsprechende Körperempfindungen fokussiert.

Kapitel 5

Motivations- und Zielklärung

5.1 Motivationale Ausgangslage

Nur ein geringer Teil der Betroffenen kommt in die Therapie. Therapie bedeutet Veränderung und damit Instabilität. Hinzu kommt die Gefahr des Scheiterns. Beides könnte die alten Erfahrungen von Unzulänglichkeit und Kontrollverlust aktualisieren und ist daher für diese Patienten schwierig zu ertragen.

Wenn die Patienten letztlich doch in eine Psychotherapie kommen, ist selten ein klarer Entschluss gegen die Zwänge der Motor dazu, sondern die Tatsache, dass der zeitliche und emotionale Aufwand für die Zwänge einfach zu hoch geworden ist oder die soziale Umwelt ein weiteres Ausufern der Zwänge nicht mehr toleriert. Eine *ambivalente Motivation* ist, trotz des Leidensdrucks, eher die Regel als die Ausnahme. Davon darf man sich nicht irritieren lassen, sondern es als therapeutische Aufgabe sehen.

Bis die Betroffenen zu einem Psychotherapeuten kommen, weisen sie oftmals auch noch eine lange Kette vorangegangener Irrwege durchs Gesundheitssystem oder erfolgloser Behandlungsversuche auf und sind entsprechend demoralisiert, verzweifelt und skeptisch, ob Veränderung denn überhaupt (noch) zu erwarten und möglich ist.

Wie im Theoriekapitel erörtert, kommen die meisten Behandlungssuchenden nur mit mittelgradiger Einsicht und etwa 10 % mit sehr wenig oder keiner Einsicht in die Unsinnigkeit der Zwänge in die Behandlung. Dementsprechend darf man sich am Beginn der Therapie von den Patienten keine klare Distanzierung von den zwanghaften Befürchtungen erwarten. Die Patienten wollen Hilfe, aber sie werden zunächst mehr oder minder zäh an ihrem zwanghaften Gedankengut festhalten und auch immer wieder mit dem Therapeuten darüber argumentieren wollen. Klar ist: Veränderung kann nicht gelingen, wenn die Patienten sich nicht ausreichend in der „zwingenden Logik ihrer Handlungsweise" verstanden fühlen. Sie kann ebenso wenig von Erfolg gekrönt sein, wenn die Therapeuten meinen, bereits am Anfang Stellungnahmen gegen das Zwangssystem erwarten zu können.

Aus ihrer *Unsicherheit* heraus möchten machen Patienten schon vorab genau erfahren, was in der Therapie genau auf sie zukommen wird. Dies bringt einen als Therapeut in das Dilemma, einerseits dem verständlichen Wunsch nach einer ausreichenden Beurteilungsgrundlage und einem „informed consent" erfüllen zu wollen, andererseits das „Pulver nicht zu früh zu verschießen", denn für die Vermittlung des Expositionskonzepts ist das richtige Timing und eine entsprechend tragfähige Beziehung und bedeutungsvolle Gestaltung durchaus wichtig. Eine Kompromisslösung besteht darin, nur den allgemeinen Ablauf der Therapie zu erklären, darauf hinzuweisen, dass der Therapieplan individuell auf den Einzelnen zugeschnitten wird, und daher zunächst einige Sitzungen zur weitergehenden Diagnostik nötig sind etc.

Auch wenn Patienten explizit eine Stellungnahme zu ihren Besserungschancen verlangen, sollte man im Sinne des Motivationsaufbaus nicht zögern, sich entsprechend optimistisch zu äußern.

Aufbau von Zuversicht und Änderungsmotivation

Der *Aufbau* von Therapiemotivation beinhaltet das gemeinsame interessierte Erkunden des Zwangssystems und die Unterstützung von Seiten der Therapeuten für *kleine und kleinste Schritte zur Veränderung* des Problemverhaltes wie auch der generellen Flexibilität auf Seiten der Patienten. Bereits in der Selbstbeobachtungsphase kann man die Patienten dazu anleiten, bewusst die Grenzen ihrer Verhaltensspielräume auszuloten. Kleine Abweichungen von den gewohnten Abläufen sollten entsprechend herausgearbeitet und anerkannt werden. Das reicht vom Aufgreifen konkreter Ideen der Patienten zur Veränderung und deren Unterstützung durch Lob und Anerkennung, zur Vermittlung von Beispielen, wie andere Patienten diese Schritte bewältigt haben, bis hin zu einer ersten Hilfestellung bei kleinen Übungen in und außerhalb des therapeutischen Settings.

Fallbeispiel:

Ein Patient mit Kontaminationsängsten bekam bereits in der zweiten Sitzung meinen Geldbeutel „anvertraut". Er war über sich selbst erstaunt, wie ihm dies trotz seiner Ängste gelang. Weitere Beispiele wären das Berühren der Türklinke im Therapiezimmer ohne nachheriges Waschen, der Verzicht auf die Kontrolle eines Lichtschalters oder des Autoradios usw.

Motivationsaufbau bei narzisstischem Gewinn aus den Zwängen

Fälle, in denen das narzisstische Element sehr ausgeprägt ist, und die *Zwangsstörung ein wichtiger Teil der Identität ist,* stellen natürlich eine ganz besondere *Herausforderung* dar. Das heißt jedoch nicht, dass man es von vorneherein als aussichtlos betrachten müsste.

Fallbeispiel:

Ein Patient, der bereits mehrere Psychiatrieaufenthalte hinter sich hatte, versuchte, für sich eine Verkürzung der Wartezeit bis zum Beginn der ambulanten Therapie heraus zu handeln, indem er sich als „sehr interessanten Fall" für die Vorlesungen anbot. Nachdem er erfuhr, dass bei uns keine Patientenvorstellungen in den Vorlesungen gemacht werden, war er sichtlich enttäuscht. Er war vorher ebenfalls in einer psychosomatischen Klinik gewesen, allerdings nur zwei Stunden, denn das Aufnahmegespräch hatte seiner Meinung nach bereits darauf schließen lassen, dass man hier nicht in der Lage war, die Komplexität und Einzigartigkeit seiner Probleme zu ermessen.

„Der Arzt hat zu mir im Aufnahmegespräch gesagt, Sie könnten mir mit Sicherheit helfen. Da dachte ich mir, der hat doch keine Ahnung. In allen Büchern steht, wie schwierig die Therapie von Zwängen ist, also bin ich sofort wieder nach Hause gefahren."

Der Patient ist motiviert, allerdings nicht primär für eine Veränderung, sondern als etwas Besonderes gesehen zu werden. Diese primäre Motivation kann man nutzen, indem man sich als sachkundiger und kompetenter Verbündeter bei der Erkundung dieses außergewöhnlich komplexen Systems der Zwänge erweist und schließlich bei der „ganz besonderen Leistung, sich den Zwängen entgegenzustellen", unterstützend und bewundernd zur Seite steht.

Fallbeispiel:

Ein Patient äußerte sich folgendermaßen: „Am Anfang haben Sie zu mir gesagt: ‚Schwierig, aber nicht unmöglich.' Dieser Satz hat mich zwei Jahre lang getragen und mich angestachelt, es zu schaffen."

Eine dauerhafte Veränderung der Zwänge wird sich natürlich nur erreichen lassen, wenn es gelingt, die Beziehungsfähigkeit zu erhöhen und das Bedürfnis nach Anerkennung zu verringern oder auch über andere Wege zu befriedigen und die Zwänge ihrer Funktion diesbezüglich zu entheben.

5.2 Zielklärung

Merke:

Menschen mit Zwängen sind es aufgrund ihrer Erfahrungen in der Herkunftsfamilie gewöhnt, sich möglichst genau an den von außen gesetzten Vorgaben zu orientieren. Sie ignorieren persönliche Wünsche, Bedürfnisse oder Gefühle, um den Schutz, die Bindung nicht zu verlieren. Daher wissen sie bei der Zielklärung in der Regel nur, dass die Zwänge verschwinden sollen, können aber keine Annäherungsziele finden. Sie sind Widerstandskämpfer, die wissen, wogegen sie kämpfen, aber nicht wofür.

Die Wunderfrage oder andere Zukunftsprojektionen sind meistens wenig ergiebig, was man aus therapeutischer Perspektive als Besonderheit dieses Patienten akzeptieren sollte. Die Betroffenen müssen erst ein Gespür für ihre eigentlichen Bedürfnisse und Werte bekommen.

Manchmal sind als Folge des zeitlichen Aufwandes oder des Vermeidungsverhaltens ursprünglich wichtige Dinge oder andere Aktivitäten völlig aufgegeben worden. Die Reduktion der Zwänge wird daher ein großes Zeitloch aufreißen, das mit alternativem Verhalten gefüllt werden muss. Aus diesen Gründen ist Zielklärung ein fortwährender Prozess: Es stellt sich während der gesamten Therapie immer wieder die Aufgabe, gemeinsam positive Zielvorstellungen zu formulieren und auf Verhaltensebene zu präzisieren (z. B. betreffend Freizeitgestaltung, Familie, Berufstätigkeit, aber auch hinsichtlich der Fähigkeit zum Genießen). Anfangs wird der Patient sehr stark mit den Expositionsübungen beschäftigt sein, doch bereits hier sollte parallel Alternativverhalten aufgebaut werden, denn dies kann eine kraftvolle Motivation sein, vor allem, wenn es neue soziale Horizonte eröffnet.

Bei den Patienten, die sich in Machtkämpfe verwickeln und hypersensibel auf ihre Autonomie bedacht sind, ist es motivationstechnisch günstig, Widerstand vorherzusagen:

> „Es wird Zeiten geben, da werden Sie sich nur ausruhen wollen. Das ist in Ordnung. Es ist schon eine Leistung, den Status Quo zu halten."

Die vereinbarten Ziele sollten schriftlich fixiert werden, damit sowohl Patient als auch Therapeutin immer wieder den Fortschritt daran überprüfen können und am Ende auch eine Möglichkeit haben, festzustellen, inwieweit die Ziele erreicht wurden.

Weitere Strategien zur Klärung von Zielen und Wertvorstellungen von Patienten sind an anderer Stelle ausführlich dargestellt (Kanfer, Reinecker & Schmelzer, 2005).

Kapitel 6

Problembezogene Informationserfassung und Verhaltensanalyse

6.1 Erfassungsmethoden

Eine zielgerichtete und effektive Exposition erfordert eine präzise Identifikation aller Determinanten der Zwangsstörung, der internen und externen Reizbedingungen, der damit verbundenen Befürchtungen, der passiven Vermeidungsstrategien wie auch der aktiven Neutralisierungshandlungen oder -gedanken.

Zu erfassende Detailmerkmale der Zwänge

- Spezifikation der Zwangsgedanken und Zwangshandlungen (d.h. der Rituale auf Handlungsebene und kognitiver Ebene)
- Identifizieren der Auslöser für die Zwänge (extern/intern)
- Erfragen der vermeintlichen Gefahren, d.h. der Befürchtungen/Erwartungen, was bei Nichtausführung der Rituale passieren könnte
- Passives Vermeidungsverhalten/Vermeidungsbereiche (Sozialkontakte etc.)
- Bisheriger Verlauf der Zwangsstörung (Beginn, Verlauf, Schwankungen)
- Erfassung, inwieweit Familie/Bezugspersonen in den Zwang involviert sind

Fragebögen und strukturierte Interviews

Eine Ergänzung zum klinischen Interview bieten speziell für Zwangsstörungen entwickelte Selbst- und Fremdbeobachtungsinstrumente wie das *Hamburger Zwangsinventar* (HZI, Zaworka, Hand, Jauernig & Lünenschloß, 1983) oder das *Maudsley Obsessional-Compulsive Inventory* (MOC, Hodgson & Rachman, 1977, vgl. Anhang, S. 132), das *Leyton Obsessional-Compulsive Inventory* (LOI, Cooper, 1970, vgl. Anhang, S. 134) *sowie die Yale-Brown-Obsessive-Scale* (Y-BOCS). Insbesondere die Y-BOCS-Symptom-Checkliste (vgl. Anhang, S. 122) und das Y-BOCS-Interview (Goodman et al., 1989, vgl. Anhang, S. 125) sind sehr hilfreich bei der systematischen Erfassung aller Zwangssymptome. Auch für die Dokumentation der Veränderungen sind diese Instrumente nützlich. In der Y-BOCS Symptom Checkliste sind 39 inhaltlich verschiedene Zwangsgedanken und 25 Typen von Zwangshandlungen aufgeführt, sodass man anhand dieser Liste ein großes Spektrum abfragen kann. Die Patienten berichten spontan in der Regel ihre störendsten Zwänge, vergessen aber oft, diejenigen zu berichten, mit denen sie akut weniger stark beschäftigt sind oder die ihnen in der Vergangenheit zwar Probleme bereitet haben, gegenwärtig aber durch andere Zwänge zurückgedrängt sind. Auch diese Zwänge sollten erfasst werden, um ggf. im Rahmen der Exposition potenzielle Auslöser gleich mit anzugehen.

Obgleich natürlich auch die Y-BOCS-Checkliste keine erschöpfende Auflistung aller möglichen Varianten zwanghafter Befürchtungen und Verhaltensweisen bieten kann, ist sie doch die bisher umfangreichste und für die Praxis ausgesprochen nützlich. Ähnliches gilt für das Y-BOCS-Interview. Es ist gegenwärtig das in der Forschung am häufigsten gebrauchte Instrument zur Quantifizierung des Schweregrades einer Zwangsstörung. Es handelt sich um ein halbstrukturiertes Interview, welches jeweils für Denk- und Handlungszwänge getrennt, den Zeitaufwand, die Beeinträchtigung im Alltag, den Leidensdruck, den Widerstand und die tatsächlich mögliche Kontrolle über die Zwänge erfasst. Zudem wird der Grad der Vermeidung, das Vorliegen von Entscheidungsschwierigkeiten und einiger weiterer Merkmale erfragt.

Verhaltensbeobachtung

Solange keine direkte Verhaltensbeobachtung erfolgt, kann es immer Details geben, die nicht bemerkt werden, denn viele Vermeidungsreaktionen werden von den Patienten als solche gar nicht mehr wahrgenommen – das Berühren bestimmter Dinge mit „spitzen Fingern" beispielsweise. Ähnliches gilt für den genauen Ablauf der zwanghaften Rituale, die ja hochautomatisierte Verhaltensweisen darstellen. So liefert die direkte Beobachtung dem Therapeuten wichtige Hinweise auf Merkmale des Problemverhaltens, die von den Patienten selbst nur schwer erfasst und berichtet werden können.

Fallbeispiel:

Ein 24-jähriger Patient mit einem sehr beeinträchtigenden Waschzwang schilderte dem Therapeuten zunächst im Detail seine Beschwerden. Nach einem Besuch der Toilette musste sich Herr A. sehr ausgiebig waschen und er konnte kaum aufhören, sodass sich für ihn am Arbeitsplatz gravierende Probleme ergaben. Auch die Haut des Patienten zeigte bereits deutliche Merkmale einer Schädigung. Der Therapeut bat den Patienten nun, ihm den Ablauf des zwanghaften Waschens auf der Toilette direkt zu zeigen. Hier konnten nicht nur spezielle Rituale beobachtet, sondern auch gedankliche Prozesse des Patienten in der Kriteriumssituation erfragt und erhoben werden. Weder die speziellen Merkmale des Verhaltens (z. B. eine spezielle Abfolge von Fingerbewegungen etc.), noch die begleitende Erregung und Bewegung des gesamten Körpers oder auch gedankliche Abfolgen hätten durch eine bloße Befragung und das klinische Interview in der therapeutischen Sitzung erfasst werden können.

Selbstbeobachtung

Im Normalfall endet die erste oder zweite Sitzung mit der Bitte ein Selbstbeobachtungsprotokoll zu erstellen. Abgesehen vom Informationsgewinn ist dies auch für den Aufbau einer Arbeitsorientierung beim Patienten günstig. Die Anleitung zur Selbstbeobachtung bereitet die Patienten auch darauf vor, sich während der Expositionsphase schriftliche Notizen über den Verlauf der eigenständigen Übungen zu machen und stellt somit einen ersten Schritt zur Selbstkontrolle und zur Übernahme der Expositionsübungen im Selbstmanagement dar.

Wenn sich die Wochenenden bezüglich der Zwänge von den anderen Tagen unterscheiden, sollte man jeweils ein Tagesprotokoll für einen Tag daraus anfertigen lassen.

Zur Verdeutlichung ist im Folgenden das Protokoll eines 42-jährigen Patienten mit multiplen Zwängen aufgeführt (Das Protokoll ist wörtlich so wiedergegeben, wie der Patient es zur zweiten Sitzung mitgebracht hat, einschließlich der Legende. Nur die kursiv gedruckten Einfügungen sind aus Verständnisgründen hinzugefügt worden.)

Fallbeispiel:

Tagesablauf am Montag, den ....

Erklärung d. Abkürzungen, Zeichen:

HW	=	Händewaschen (*wegen befürchteter Bakterien*)
BF	=	Beschädigungsbefürchtungen bzw. Schädigungsbefürchtungen (*z. B. Verursachung eines Kurzschlusses, wenn Hände nicht ganz trocken sind oder Fett- bzw. Wasserflecken auf Dokumenten*)
HTR	=	Hände trocken reiben
GR	=	Gedankenritual (*Denken eines bestimmten Buchstabenmusters*)
SR	=	Schuhsohle auf Kot etc. prüfen, meistens vor Betreten des Hauses etc.
→	=	ins Haus (Zimmer) zurückgehen

Tätigkeit, Gedanken, Zwänge

9.00 Uhr:
aufstehen; Licht im Bad wegen BF (*Kurzschluss*) mit einem Gegenstand anknipsen (kommt während des Tages noch häufiger vor – auch beim Ausschalten – erwähne es nur hier); HW; HTR; etwas frühstücken (dazwischen HW); Toilettengang; HW; überlegen, was es heute zu tun gibt; rasieren, dabei 3 x HW und Rasierwasserfläschchen mit Tempo abwischen (*Flecken*); duschen (dabei BF, mehrmals HW); HTR, föhnen, gestriges Telefonat auf (*mögliche Fehler oder Unwahrheiten hin*) durchdenken; GR; föhnen; HW; GR; anziehen; mit Hose Bett berührt, GR, andere Hose für Reinigung fertig machen; HW; HTR; GR wegen evtl. noch nasser Haare (*Wasserflecken*); föhnen, HW; BF; GR; bin bedrückt; GR; Schuhe anziehen; HW; HTR

10.30 Uhr:
zur Reinigung gehen; BF wegen Regen/Hose; SR; Rückweg: Post aus Briefkasten holen, z. T. mit Tempo anfassen; →, SR; zurück zum Briefkasten und schauen, ob keine Post verloren; →; HW; HTR; Post lesen

11.00 Uhr:
Nachrichten hören; HW; mache mir Gedanken über die Briefe („Wie wird das mit dem Antworten?"); lese Briefe noch einmal; Toiletten gang; mehrmals HW, kämmen; HW; HTR; mehrere GR

11.30 Uhr:
zur Änderungsschneiderei gehen; innere Stimme (seine Bezeichnung für Zwangsgedan-

ken) bei 2 Frauen: „Nicht hinschauen!" (wegen möglicher sündiger Gedanken)
- Konflikt: „Wenn es aber Bekannte sind?"
- schaue nicht hin; SR; Hose abgeben; BF; GR;→; SR;HW; HTR

12.00 Uhr:
einkaufen gehen; hintere Tür im Hof steht nicht auf: damit ich mir nicht die Hände an der Klinke beschmutzen muss (Mülleimer stehen in der Nähe der Tür; Tür klemmt) gehe ich zurück und benutze den Vorderausgang; ungutes Gefühl wegen Anschauen einer Frau; vorsichtig (*mit Blick auf den Boden*) gehen wegen Kot, Teer etc.; SR; im Laden: will bestimmte Sorte O-Saft, innere Stimme (*Zwangsgedanke*): „Wenn dieser O-Saft nicht da, keinen anderen kaufen!" – obwohl Sorte nicht da, kaufe ich anderen, schlechtes Gewissen, GR;→;SR; ausziehen: Schuhe, Kleider (sitze nämlich häufig auf dem Bett – ist mit Straßenkleidern nicht möglich); HW; nachdenken; GR; bin „geschlaucht", lege mich ins Bett; schlafe ein und träume usw.

6.2 Familiäre Eingebundenheit der Zwänge

Oft sind *Familienangehörige in die Zwänge* mit einbezogen, führen etwa auf Drängen der Betroffenen ebenfalls Rituale aus (z. B. indem sie sich nach der Heimkehr umziehen oder waschen, um sich zu „dekontaminieren", bevor sie den Wohnbereich betreten). Häufig handelt es sich auch um *Rückversicherungen*, welche die Angehörigen zu geben haben, dass alles in Ordnung ist.

Fallbeispiel:

Ein 19-jähriger Einzelhandelskaufmann litt unter der Angst, möglicherweise etwas Falsches gesagt zu haben und notierte sich deshalb jede Äußerung gegenüber anderen auf kleinen Zetteln, die dann jeden Abend mit seinem Opa, bei dem er lebte, durchgesprochen werden mussten. Aufgabe des Opas war es, zu versichern, dass die konkrete Äußerung in Ordnung war, d. h. nicht beleidigend, obszön etc. Doch da der Patient meistens mehrfache Durchgänge benötigte, um relativ sicher zu sein, zog sich das abendliche Ritual oft bis spät in die Nacht hinein.

Natürlich sollen die Angehörigen im Zuge der Exposition ihre Hilfestellungen ebenfalls *schrittweise abbauen, dies jedoch immer in Absprache und unter den ausdrücklich in der Therapie gemeinsam mit den Angehörigen vereinbarten Bedingungen.* Ein Einbezug der relevanten Bezugspersonen ist auch dann nötig, wenn diese nicht durch Beteiligung am Zwang, sondern durch fortgesetzte *Kritik* am Betroffenen zur Aufrechterhaltung des Problems beitragen. Hier wird man versuchen durch entsprechende Psychoedukation ungünstige Einstellungen (z. B. „Sie könnte ihre Zwänge schon kontrollieren, wenn sie nur wollte") zu korrigieren und damit eine Basis für positive Veränderungen zu schaffen.

Wenn die Zwänge eine Funktion im Familienkontext haben, z. B. bei Jugendlichen, steht vor dem Abbau der Symptome das Bemühen um ein Verständnis für den Sinn der Zwänge und die Erarbeitung einer Alternativlösung für die Familie, ggf. in einer Familientherapie.

6.3 Verhaltensanalyse

Funktionalität meint im Kern die Tatsache, dass alle menschlichen Verhaltensweisen (R) in ein Netz aus auslösenden (S) und aufrechterhaltenden (C) Bedingungen eingebettet sind. Das Prinzip besteht in einer Erfassung der einzelnen Merkmale anhand des Schemas von S-O-R-K. Bei allen Komponenten ist zu berücksichtigen, dass sowohl beim Verhalten, als auch bei den Situationen und bei den Konsequenzen unterschiedliche Ebenen, nämlich α, β und γ differenziert werden müssen. Darüber hinaus spielt eine sogenannte innere Regulation oder auch Selbstregulation eine weitere wichtige Rolle in der Funktionalität: Im *Selbstregulationssystem*, bestehend aus z. T. automatisiert ablaufenden Mustern auf somatisch-physiologischer Ebene (γ) und aus gedanklichen Prozessen (β) ist von einer Stabilisierung von teilweise pathologischen Mustern (R) durch eine Rückkoppelung mit dem Belief-System des Menschen auszugehen. Für die Therapie bei Zwangsstörungen spielt deshalb die Identifikation der Funktion gerade auf der Ebene dysfunktionaler Muster („beliefs") und deren Veränderung im Kontext Kognitiver Therapie eine zentrale Rolle (z. B. das gedankliche Muster: „Es wäre furchtbar, wenn...!" „Ich könnte den Gedanken nicht aushalten, ein Kind verletzt zu haben...!" usw.).

Das Prinzip der Verhaltensanalyse soll an einem Beispiel verdeutlicht werden; dabei ist zu berücksichtigen, dass die Darstellung lediglich einen kleinen Ausschnitt aus der Lebens- und Problemrealität der Patienten erfassen und darstellen kann.

Fallbeispiel: Frau N.

Frau N., 42 Jahre alt, lebt mit ihrer Familie am Rande einer Großstadt. Seit ca. 20 Jahren ist sie in verschiedenen Phasen ihres Lebens durch unterschiedliche Zwänge deutlich beeinträchtigt. Als Auslöser schildert sie die Angst um ihre soeben geborene Tochter, die sie durch umfangreiche Kontrollen zu schützen versuchte (z. B. mehrfache Reinigung des Fußbodens, Kontrolle von Splittern und spitzen Gegenständen). Diese „schlimme Phase" sei nach einigen Monaten ebenso abAgeklungen wie andere Phasen der Krankheit.

Seit drei Jahren wird die Situation für die Patientin und ihre Familie unerträglich. Nach beruflichen und familiären Schwierigkeiten in der Firma des Mannes musste das Haus verkauft werden und die Familie zog in eine andere Wohngegend. Dort entwickelte Frau N. massive Ängste betreffend toter Tiere, möglicher Verwesung und Kontamination. Sie bezieht auch ihren Ehemann und insbesondere ihre jüngere Tochter (10 Jahre alt) in aktive und passive Vermeidungsrituale ein. Sie verlangt vom Mann, sich zu waschen, wenn er im Keller oder auf dem Dachboden war. Ihre Tochter darf im Sommer weder mit dem Fahrrad fahren noch mit anderen Kindern im Garten spielen. Wenn die Tochter von der Schule kommt, besteht die Mutter auf sofortiges Duschen. Das Problem wird in familiärer Hinsicht zunehmend belastender: Herr N. setzt sie massiv unter Druck, ihre Kontroll- und Reinigungsrituale zu unterlassen. Er droht ihr mehrfach an, sie unter diesen Umständen zu verlassen (eine für sie sehr aversive Vorstellung). Konflikte und Auseinandersetzungen in der Familie betreffen vor allem das Thema der Krankheit von Frau N., das Klima wird z. T. unerträglich, die ältere Tochter zieht sich vermehrt zu ihrem Freund zurück und plant den Auszug aus der Wohnung.

Frau N. selbst musste ihren Beruf als Verkäuferin aufgeben: Nach verschiedenen Berührungen (Händeschütteln, Geldwechseln etc.) musste sie sich solange waschen, dass die Ausübung des Berufs unmöglich wurde. Fahrten mit dem Auto wurden objektiv gefährlich, weil sie Gegenständen auf der Fahrbahn z. T. riskant ausweicht. Drei bis viermal pro Woche fährt sie mit dem Auto (und dann z. T. drei- bis viermal hintereinander) durch eine Waschanlage, um mögliche Kontaminationen zu beseitigen.

Zu beachten sind bei Frau N. auch die deutlichen Schwankungen der Problematik über 20 Jahre hinweg. Ihre Pathologie wurde in diesem Zeitraum besonders dann offenbar, wenn sie mit Situationen der Verunsicherung und des Umbruchs konfrontiert war (Geburt des ersten Kindes; verschiedene Umzüge; existenzielle Schwierigkeiten in der Familie etc.). Die Zwangsstörung von Frau N. kann und muss wohl auch als Versuch verstanden werden, eine trügerische Sicherheit in einer für sie sehr unsicheren Situation herzustellen. Bei der Analyse der Therapieziele und insbesondere bei der Therapieplanung ist dieser Aspekt insofern zu berücksichtigen, als dass es neben der Reduktion der Zwangsstörung auf Mikro-Ebene auch um eine Vermittlung aktiver Möglichkeiten der Bewältigung schwieriger Lebenssituationen gehen muss (z. B. Situationen in der Familie, im Beruf etc.).

Die Denk- und Verhaltensmuster wurden für Frau N. im Wesentlichen dadurch zum Problem, dass ihre Ziele (Unabhängigkeit, Berufstätigkeit, intakte Familie usw.) durch ihre Probleme massiv gefährdet bzw. nicht mehr aufrechtzuerhalten waren. Dies war auch der motivationale Ansatzpunkt, therapeutische Hilfe aufzusuchen.

Auf der Suche nach Hilfe hatte Frau N. zunächst mit einer Angstselbsthilfegruppe Kontakt aufgenommen; dort war sie mit ihrer Problematik allerdings nur auf geringes Verständnis gestoßen. Sie wandte sich dann an einen Facharzt für Psychiatrie, der sie schließlich an unsere Ambulanz überwies.

In der Verhaltensanalyse wurde versucht, die gegenwärtig problematischen Situationen zu sammeln und zu hierarchisieren; nach wenigen Sitzungen erfolgte eine direkte Verhaltensbeobachtung, hier konnte eine Reihe von ebenfalls problematischen Situationen und zwanghaften Reaktionen der Patientin erfasst werden. Eine (vorläufige) Sammlung problematischer Situationen und damit verbundener Reaktionen ergab folgende Punkte:

Fallbeispiel (Forts.):

Situationen
Verlassen des Hauses
Händeschütteln (fremd vs. bekannt)
Berühren der Haustüre
Berühren des Autos

Gehen auf dem Fahrradweg
Innenstadt/Taubenfedern
Zoogeschäft, Käfige

Gedanken
„Hoffentlich passiert nichts."
„Ich muss besonders aufpassen."

Physiologie
Unruhe, Erregung nach Streit in der Familie

Reaktionen
Abwischen und Abwaschen der Hände
Mitnahme von Desinfektionsmitteln
Sichtkontrolle nach Vogelkot, Taubenfedern, verwesenden Tieren etc.
Schließen der Augen

Emotionen
Massive Anspannung und Angst

In der Exploration wurde in besonderer Weise auf gedankliche Prozesse der Selbstregulation geachtet; diese Gedanken stellen eine erste automatisierte Form der *Bewertung* von Situationen und antizipierten Reaktionen bzw. von Konsequenzen dar.

Beispiele für solche Komponenten auf der gedanklichen Ebene sind:

- Schmutz ist schlimm,
- Schmutz ist mit Krankheit verbunden,
- da könnte etwas passieren,
- ich bin dafür verantwortlich, etwas zu unternehmen,
- lieber noch einmal waschen, man weiß ja nie,
- das ist ekelig usw.

Wenn man die einzelnen Komponenten in einem vereinfachten Modell der Aufrechterhaltung zusammenfasst, so ergibt sich Abbildung 7.

Funktionalität, und darauf muss unbedingt hingewiesen werden, meint nicht einen strikten, unveränderbaren Zusammenhang zwischen den einzelnen Variablen: Funktionale Beziehungen gelten nur mit einer bestimmten Wahrscheinlichkeit, sie können sich im Laufe der Zeit verändern und sie sind keineswegs exklusiv (genauer dazu Reinecker, 2005).

Situation	**Selbstregulations-System**	**Reaktionen**	**Konsequenzen**
α: z. B. tote Katze auf der Fahrbahn	β: spezielle Bewertung/ Standards/Erwartungen	R1 Vermeidung des Kontaktes mit den relevanten Stimuli	Angstreduktion Ȼ–
β: spez. Gedanken an Fahrt mit Auto	γ: Steigerung der Unruhe		Kritik des Ehemannes C–
γ: Erregung, Unruhe		R2 Zwangsrituale	Lebensbeeinträchtigung C–
			Verlust d. Arbeitsplatzes C–
			Kontrolle der Familie C+
			Bestätigung der dysfunktionalen Oberpläne C+

Abbildung 7: Ein Beispiel für eine Verhaltensanalyse bei Zwängen

Kapitel 7

Zwänge unter funktionaler Perspektive

7.1 Typische intrapsychische und interpersonelle Funktionalitäten der Zwänge

Auf der intrapsychischen Ebene dienen Zwänge dazu, die Betroffenen vor dem *Erleben einer aversiven Emotion zu schützen*. Diese Emotion wird zunächst wenig differenziert wahrgenommen, zumeist als *Angst/Unruhe, Spannung* oder als ein *„Nebensichstehen“*. Für diese zwangsspezifische Art von Gefühl bzw. Erleben wurde von Janet der Begriff *Unvollständigkeitserleben* geprägt.

> **Fallbeispiel:**
>
> Eine Patientin bezeichnete ihre innere Befindlichkeit, wenn sie sich nicht sicher ist, ob sie alles richtig erledigt hat, als hektisches Erstarren und hatte dazu das Bild eines Eisbergs.

Wenn es im Zuge der Exposition möglich ist, dieses emotionale Erleben zu vertiefen, kann als dahinterliegende Emotion auch *Wut, Hilflosigkeit, Schuldgefühle, Versagenserleben oder eine tiefe Traurigkeit* gefühlt werden.

Zwänge können also auch ein Schutz davor sein, sich nicht depressiv zu fühlen. Diese Patienten beschreiben das Gefühl, welches sie im Zuge der Exposition erleben, als eine tiefe Traurigkeit oder innere Leere, begleitet von Gedanken der Sinnlosigkeit und Nichtigkeit ihrer Existenz.

Zwänge sind dysfunktionale Regulationsmechanismen bei einer generellen Selbstwertproblematik bzw. bei sozialen Defiziten. Bei den Zwangsgedanken und z. T. bei den Kontrollzwängen ist die größte Triebkraft, zu verhindern, was einem die soziale Ablehnung eintragen würde. De facto wird aber durch die Zwänge die Erfüllung des dahinterstehenden Wunsches nach Anerkennung und Geliebtwerden bzw. dem Gefühl des Aufgehobenseins in der Gemeinschaft eher vereitelt als erfüllt.

Defizite in der sozialen Kompetenz. Je nach Ausmaß der Schädigung in der Ursprungsfamilie sind die Betroffenen hinsichtlich ihrer psychosozialen Entwicklung noch auf der Stufe von Jugendlichen, die um ihre Autonomie kämpfen und den bereits beschriebenen Machtkämpfen, was dazu führt, dass enge Beziehungen nicht möglich sind. Oder sie sind auf der „zwischenmenschlichen Entwicklungsstufe“ (vgl. Kegan, 1986) und übertrieben unterordnend, weichen Konfliktsituationen aus oder sind stets unterlegen. Die Zwänge dienen dazu, diesen unbefriedigenden Kontakten auszuweichen, die daraus resultierende Einsamkeit nicht spüren zu müssen bzw. die Isolation anderweitig zu begründen (Zitat eines Patienten: „Wenn ich nicht so viel Zeit mit den Zwängen zubringen müsste, wäre ich sicher sehr beliebt.“). Manche Patienten haben im sozialen Bereich wirklich ganz basale Schwierigkeiten im mimischen und sonstigen Ausdruck und sind nicht in der Lage, andere Personen angemessen wahrzunehmen, deren Mimik und Verhalten richtig zu interpretieren und darauf zu reagieren (z. B. aufgrund eines elterlichen Kommunikationsstiles, bei dem spontane Gefühlsäußerungen und Zärtlichkeiten fehlten).

Der symbolische Charakter von Zwängen. Manchmal ist der symbolische Charakter von Zwängen derart augenfällig, dass es verblüffend ist, wie wenig bewusst es den Betroffenen dennoch sein kann.

> **Fallbeispiel:**
>
> Ein junger Mann kam mit Kontrollzwängen seine Kleidung betreffend. Er befürchtete, in seinen Hosen und Shirts könnten kleine Glasfaserteilchen sein, die ihn jucken könnten. Bei der Exploration der Lebensumstände kam heraus, dass er homosexuelle Neigungen hatte, aber in einem sehr konservativen Elternhaus lebte und sich deshalb nicht traute, dies offen zu sagen und zu leben. Aber es juckte ihn ganz offensichtlich.

Bezugspersonen auf Abstand halten. Wie das folgende Beispiel zeigt, können Zwänge auch dazu dienen, nahe Bezugspersonen auf Abstand zu halten, um die Respektierung der persönlichen Integrität zu erzwingen.

> **Fallbeispiel:**
>
> Ein Vater bringt seine 15-jährige Tochter zur Therapie wegen massiver Ordnungszwänge,

die so weit gehen, dass sie regelrechte Wutanfälle bekommt, wenn eines der anderen Familienmitglieder die von ihr gewünschte Ordnung durcheinanderbringt. Das Zimmer der Patientin darf aus diesem Grund nur sie selbst betreten, was immer wieder zu schweren Auseinandersetzungen vor allem mit der Mutter führt. Im Verlauf des Gespräches stellt sich heraus, dass das Verhältnis von Mutter zu Tochter sehr problematisch ist. Die Mutter stellt unglaublich hohe Ansprüche an die schulischen Leistungen der Tochter, die – obwohl sie Klassenbeste ist – stets in der Angst lebt, zu versagen und nicht genug für die Schule zu tun. In diesem Glauben wird sie von der Mutter stetig bestärkt und zu noch mehr Fleiß ermahnt. So werden die Wünsche der Tochter, nach getanen Hausaufgaben abends auch einmal mit den Freundinnen auszugehen, von der Mutter mit dem Hinweis darauf abgewehrt, dass es immer noch etwas zu lernen gäbe und sie keine Lust habe, den Chauffeur zu spielen (die Familie lebt außerhalb der Stadt mit schlechter Verkehrsanbindung in den Abendstunden). Die weitere Analyse der Beziehungen ergibt, dass die Mutter ihre beiden Töchter (die Patientin hat noch eine zwei Jahre ältere Schwester), stellvertretend benutzt, um ihren Ehrgeiz zu verwirklichen und keine Möglichkeit ungenutzt vergehen lässt, ihre Familie darauf hinzuweisen, dass sie ihre eigene Karriere der Kindererziehung wegen aufgegeben hat. Auch der Vater wird von ihr sehr stark dominiert. Bereits während des ersten telefonischen Vorgespräches betont er, dass seine Frau die Therapie nicht für notwendig hält und sich strikt weigert, mit einbezogen zu werden. Er sieht auch keine Möglichkeit, sie diesbezüglich umzustimmen.

Während die ältere Schwester sich dem Druck der Mutter zunehmend durch Abwesenheit von zu Hause entzieht und plant sofort nach dem Abitur zum Studium in eine andere Stadt zu ziehen, ist die Patientin in der Interaktion mit der Mutter hilflos. Nach vergeblichen Bemühungen, sich der Bevormundung durch die Mutter zu entziehen, entwickelt die Patientin eine rasch eskalierende Beschäftigung mit der Ordnung der Wohnungseinrichtung. Hier kehrt sich der von der Mutter auferlegte Druck im Ordnungszwang nunmehr gegen die Mutter. Der Zwang dient der Patientin dazu, sich gegen die vereinnahmende Mutter abzugrenzen und diese etwas mehr auf Abstand zu halten. Vorher war es für die Mutter z. B. selbstverständlich, dass sie jederzeit, auch ohne anzuklopfen, in das Zimmer der Tochter gehen konnte und in deren Abwesenheit auch in ihren persönlichen Sachen herumstöberte. Durch das „zwangsbedingte“ Verbot für die Mutter, das Zimmer der Tochter zu betreten, gelingt es ihr jetzt, zumindest körperlich eine Distanz zu wahren und so auch ansatzweise eine Respektierung ihrer persönlichen Integrität zu erzwingen.

Ventil für unterdrückte Aggressionen. Weiterhin können Zwänge auch ein Ventil für unterdrückte Aggressionen sein, wie das folgende Beispiel zeigt.

Fallbeispiel:

Eine 36-jährige Patientin war vor vier Jahren mit ihrem Lebensgefährten in eine von ihrem Heimatort weit entfernte Stadt gezogen, da dieser aus beruflichen Gründen dorthin versetzt wurde. Bald nach dem (erstmaligen) Zusammenziehen des Paares wurde deutlich, dass ihr Lebensgefährte sich wenig um ihre Wünsche und Belange kümmerte. So erlaubte er z. B. nicht, dass sie ihre Möbel mit in den gemeinsamen Hausstand brachte, sondern qualifizierte diese als „Sperrmüll“ ab. Da die Patientin bald darauf ein Kind bekam, hatte sie kaum Gelegenheit, sich im neuen Wohnort sozial zu integrieren, sondern war tagsüber weitgehend alleine und isoliert. Der Lebenspartner stand infolge des beruflichen Aufstiegs weder zeitlich noch emotional als wirklicher Ansprechpartner zur Verfügung. Nach vergeblichen Versuchen, wieder mehr echte Zuwendung von ihm einzuklagen, kam es immer häufiger zu Auseinandersetzungen zwischen den Partnern, in deren Verlauf sich die Patientin immer als unterlegen erlebte. In der Folge entwickelte die Patientin einen Putz- und Waschzwang, der den Partner nun seinerseits in seinen Freiräumen massiv beschneidet (so muss er sich beispielsweise nach der Heimkehr und vor dem sexuellen Verkehr komplett duschen). Der Bereich Haushaltsführung und Putzen, in dem die Patientin vom Partner ursprünglich sehr in die Pflicht genommen worden war, wird nun Ventil für den Ausdruck der Wut und Aggressionen gegenüber dem Partner, von dem sie sich unterdrückt und vernachlässigt fühlt.

7.2 Therapieplanung auf dem Boden der funktionalen Analyse

Auch wenn Funktionalitäten im aktuellen System wie oben beschrieben vorliegen, kommt es dennoch selten vor – zumindest bei den Erwachsenen –, dass sich deshalb die direkte Behandlung der Zwangshandlungen und/oder -gedanken erübrigen würde. Die Erfahrung zeigt sogar, dass es hier trotzdem häufig am günstigsten ist, *mit den störungsspezifischen Interventionen zu beginnen,* denn Zwänge haben, wenn sie sich erst einmal etabliert haben, eine hohe Persistenz; sie werden gewissermaßen aus sich selbst heraus noch viel stärker aufrechterhalten als dies bei anderen Problemen der Fall ist und bedürfen daher (fast) immer auch einer direkten Intervention (die Gründe hierfür sind aus den störungsspezifischen Erklärungsmodellen ableitbar). Das Voranstellen der symptombezogenen Maßnahmen in der Therapie hat sich aus mehreren Gründen als vorteilhaft erwiesen. Zum einen sind die Betroffenen in der Regel anfangs nur dazu motiviert, und Fortschritte bei der Überwindung der Zwangssymptome erhöhen die Zuversicht und die Bereitschaft, sich mit anderen Problembereichen auseinanderzusetzen, z. B. soziale Kompetenzdefizite anzugehen. Zum anderen lässt sich im Zuge der Reduktion der Zwänge für alle Beteiligten deutlicher erkennen, welche Zusammenhänge zwischen den Zwängen und den anderen Problembereichen bestehen und entsprechende paar- oder familienorientierte Interventionen lassen sich leichter begründen und durchführen.

Eine innere oder äußere Emanzipation von der Ursprungsfamilie (z. B. durch Auszug junger Erwachsener) ist fast immer notwendig, um die Zwänge wirklich obsolet zu machen. Der Tenor der Bemühungen Erwachsene dabei zu unterstützen, sich von der Ursprungsfamilie zu lösen, sollte dabei darauf liegen, herauszustellen, dass es lohnenswert sein könnte, mehr als nur einem oder zwei Menschen zu vertrauen und auch die Beziehungen zu anderen Menschen interessant sein könnten. Die Qualität der therapeutischen Beziehung wird hier entscheidenden Einfluss darauf haben, inwieweit sich ein entsprechender Wunsch nähren lässt.

Wenn das familiäre System sich darauf nicht einlässt, so muss man sich auch ganz klar der Grenzen der therapeutischen Machbarkeit bewusst sein. Nicht selten ist dann zwar eine gewisse Besserung der Problematik möglich, jedoch nur bis zu dem Punkt, an dem die Nachteile in Form einer Destabilisierung des sozialen Bezugssystems die Vorteile einer weiteren Reduktion der Zwänge nicht mehr aufwiegen. Zumindest lässt sich jedoch auch für das Gros dieser Patienten eine relative (und aus der Perspektive der Betroffenen höchst relevante) Verbesserung erreichen, wenn man mit den symptomorientierten Maßnahmen beginnt.

7.3 Beispiel für einen kompletten Bericht an den Gutachter für den Kassenantrag

Im Folgenden wird zur Veranschaulichung ein kompletter Kassenantrag dargestellt.

Bericht an den Gutachter

1. Angaben zur spontan berichteten und erfragten Symptomatik

Die 37-jährige, attraktive Frau arbeitet in einem sozialen Beruf mit Kindern und berichtet im Erstgespräch: „Ich habe Angst, mich zu beschmutzen oder schmutzig zu sein, deshalb vermeide ich vieles und putze und wasche extrem viel. Es gibt praktisch keine Tätigkeit, die mir dadurch nicht erschwert ist. In der Arbeitsstelle, die ich als sehr schmutzig empfinde, kann ich deshalb den ganzen Vormittag über nichts essen. Nur wenn ich abends auf dem Sofa sitze und mich nicht mehr in der Wohnung bewegen muss, habe ich etwas Ruhe. Sonst bin ich immer in Unruhe und gedanklich damit beschäftigt, ob ich verschmutzt bin und etwas tun muss."

Eine Therapie wurde jetzt unaufschiebbar, weil die Patientin eine neue Arbeitsstelle angenommen hat, die sie als relativ schmutzig empfindet, die Symptomatik hat sich verstärkt und erscheint ihr kaum mehr bewältigbar.

2. Lebensgeschichtliche Entwicklung und Krankheitsanamnese

Die Patientin ist „Nachzüglerin" in einer Familie mit zwei wesentlich älteren Geschwistern (eine Schwester, ein Bruder), die aus der ersten Ehe der Mutter stammen und ausgezogen waren, bevor die

Patientin geboren wurde. Ihre Mutter hat ihr erzählt, dass sie mit 40 eigentlich kein Kind mehr wollte und sich für die Schwangerschaft schämte. Die Mutter war oft sehr unglücklich, ängstlich-unsicher und hilflos. Die Eltern stritten heftig und sprachen monatelang nicht miteinander. Die Mutter konnte den Vater jedoch vorgeblich nicht verlassen, wegen des Kindes, der Vater vorgeblich wegen der Hilflosigkeit der Mutter. Deren Zustand wurde letztlich dem Vorhandensein des Kindes angelastet. Die Familie war zweigeteilt, die Mutter und die Kinder auf der einen Seite, der Vater der Patientin, für ihre Geschwister abgelehnter Stiefvater, auf der anderen Seite. Zu den Geschwistern konnte die Patientin deshalb auch keinen wirklichen Kontakt aufbauen. Die Mutter hatte nie Körperkontakt zum Kind, erfüllte ihre Pflicht in emotional distanzierter Art, sprach aus Groll auch tageweise nicht mit dem Kind. Der Vater wird als gehemmt, verschlossen und meistens abwesend beschrieben. Die ersten drei Jahre verbrachte die Patientin nur mit der Mutter, da sie auf dem Lande wohnten und kein Kontakt zu anderen Familien mit Kindern bzw. Freunden der Familie bestand. Schon als Kind litt die Patientin unter Ängsten, u. a. Ängste beim Einschlafen vor Geistern und davor, dass jemand die Eltern umbringt, deshalb musste sich die Mutter zu ihr ins Bett legen, Körperkontakt fand aber nicht statt, die Mutter drehte ihr den Rücken zu. Die Angst ging auch nicht zurück. Außerdem hatte sie massive Trennungsängste, erbrach sich morgens, wenn sie in die Schule gehen sollte etc. In der Grundschule war die Patientin gehemmt und hatte wenig Kontakte, im Gymnasium fühlte sie sich wohl und hatte zahlreiche Freundinnen. Ihre erste partnerschaftliche Beziehung hatte sie mit 14 Jahren, als diese vom Freund beendet wurde, versuchte die Patientin, ihre Gefühle mit Selbstverletzungen zu regulieren und es begannen erste übertriebene Reinigungen. Die Symptomatik wurde immer beeinträchtigender. Das Abitur und das Studium konnte die Patientin trotzdem absolvieren. 1991 begab sie sich erstmals in eine ambulante Verhaltenstherapie, die sie aber wegen Umzug in eine andere Stadt vorzeitig beenden musste. Diese Therapie und ein nachfolgender stationärer Aufenthalt brachten Verbesserungen und eine positive Einstellung gegenüber der Verhaltenstherapie, die Symptomatik schränkt die Patientin aber nach ihren Worten, immer noch total ein.

3. siehe Konsiliarbericht

4. Psychischer Befund

Die Patientin spricht sehr leise und sanft, wirkt vorsichtig im Umgang und bemüht sich, es dem anderen Recht zu machen. Sie geht sehr stark auf die Wünsche und Bedürfnisse der anderen ein und ordnet sich diesen unter, weil sie befürchtet, andernfalls abgewertet zu werden und sich nicht wehren zu können. Sie verheimlicht deshalb vieles bzw. versucht, sich durch Lügen aus Vereinbarungen/ Verabredungen, die sie eigentlich nicht will, wieder herauszuziehen. Die Differenziertheit der Persönlichkeit ist sehr hoch und die Intelligenz überdurchschnittlich. Es lassen sich, abgesehen von den Beschwerden, die unter Punkt 5 geschildert werden, keine psychopathologischen Beeinträchtigungen oder suizidalen Tendenzen feststellen.

5. Verhaltensanalyse

- *Kognitiv:* Befürchtungen sich zu beschmutzen, eklig zu sein, von anderen deshalb abgelehnt zu werden. Sorgen und Grübeln darüber, etwas falsch gemacht zu haben und abgelehnt zu werden. Befürchtungen vom Freund verlassen zu werden.
- *Selbstabwertende Kognitionen*: „Ich bin dumm, ich bin unfähig, die anderen werden es merken, was für eine Lügnerin und ein schlechter Mensch ich bin."
- *Dysfunktionale Einstellungen:* „Als Freundin muss ich immer einfühlsam und verständnisvoll sein, denn nur deshalb wollen die anderen (Partner, Freundinnen) etwas mit mir zu tun haben. Eine gute Tochter kümmert sich um die Mutter, sie hat sich schließlich auch für mich aufgeopfert."
- *Motorik und Sozialverhalten:* Exzessives Waschen der Hände nach jeder Verrichtung, langes Duschen, langes und häufiges Zähneputzen, Trennung der Arbeitskleidung einschließlich Schuhwerk von der anderen Kleidung, Waschen der Kleidung nach einmaligen Tragen, Müll in Alufolie packen vor dem Wegwerfen, Dinge nur mit Tüchern anfassen, Kontrollen von Elektrogeräten, Türen und Fenstern etc. Ungesundes Essverhalten, tagsüber auf der Arbeitsstelle wird nichts gegessen, erst nach dem Duschen zu Hause um ca. 15 Uhr. Gelegentlich sehr verbal verletzendes Verhalten dem Freund gegenüber, wenn die Unterordnung nicht mehr klappt.
- *Sozialverhalten:* Im offenen Verhalten freundlich, überangepasst, nimmt ihre eigenen Bedürfnisse schlecht wahr und kann sie nicht ver-

treten. Rückzugstendenzen bzw. Vermeidung in Sozialkontakten, da diese die Zwänge verschlimmern würden. (Bestimmte Menschen dürfen z. B. nicht in ihre Wohnung, abhängig davon wie sie für diese empfindet, die Mutter ist besonders angstbesetzt.) Verheimlichung und Lügen, wenn sie ihre Verabredungen nicht einhalten möchte, sich andererseits aber nicht traut, direkt abzusagen.
- *Physiologisch-emotional:* Permanente Spannung, innere Unruhe, Angst, hohe körperliche Anspannung und Magenschmerzen. Erschöpfung. Gelegentliche Wutausbrüche. Extreme Eifersucht auf Tochter des Partners aus erster Ehe aufgrund der Angst vor dem Verlassenwerden.

S:	Schmutz, Staub, Spritzer, Begegnungen mit kritischen Menschen z. B. Mutter
O:	Dysfunktionale Oberpläne in Bezug auf Unterordnung, Fehler machen im zwischenmenschlichen Kontakt und abgelehnt werden
R:	s. oben
C:	kurzfristig: Angstreduktion ₵–
	Tagesstruktur C+
	Langfristig: Leidensdruck C–
	Regulation von Nähe und Distanz durch Zwänge, Abgrenzung und Absagen werden möglich, vor allem Mutter wird auf Distanz gehalten (weil die Patientin den Anspruch hat, sich eigentlich um sie kümmern zu müssen, aber emotional negativ für sie empfindet), aber auch der Partner und Freundinnen ₵–
	Bestätigung der dysfunktionalen Oberpläne und der negativen Selbstsicht C+
	Spontanität und Zeit für eigene Interessen und angenehme Freizeitaktivitäten fehlt ₵+
	Notwendigkeit eigene Bedürfnisse zu erkunden und durchzusetzen besteht nicht aus Zeitmangel, dadurch wird die innere Dissonanz reduziert ₵–
	Sozialkontakte sind eingeschränkt C–

Die Erfahrungen in der Kindheit, nicht gewollt, lästig und schuld am Unglück der Mutter zu sein, führten bei der Patientin zu einer hohen Verunsicherung und der Ausbildung problematischer Überlegensregeln bzw. Verhaltensstereotypien (Sich als Schutz vor Ablehnung extrem anzupassen und unterzuordnen). Die Wahrnehmung eigener Bedürfnisse und deren Verwirklichung wurden nicht gelernt. Um die Unsicherheit zu bewältigen, führte die Patientin schon früh zwanghafte Rituale aus, die kurzfristig die negativen Gefühle (siehe Modell von Salkovskis) reduzieren und Struktur geben, langfristig jedoch die Problematik verschärfen.

6. Diagnose

Zwangsstörung, insbesondere Wasch- und Kontrollzwänge bei unsicherer dependenter Persönlichkeitsstruktur.

7. Therapieziele

1. Abbau der Wasch- und Kontrollzwänge.
2. Veränderung der dysfunktionalen Einstellungen und des negativen Selbstbildes, Abbau der Diskrepanz zwischen Selbst- und Weltbild.
3. Aufbau von sozialen Kompetenzen hinsichtlich Beziehungsgestaltung: Eigene Bedürfnisse wahrnehmen, ausdrücken und Kompromisse aushandeln können, sich gegen die Ansprüche der Umwelt abgrenzen können, damit einhergehend Klärung und Akzeptanz der Gefühle für die Mutter, Unterstützung der Loslösung und Förderung der Autonomie-Entwicklung.
4. Veränderung der maladaptiven Gefühle wie übermäßige Angst vor Ablehnung, Schuldgefühl, Ohnmachtsempfinden, Unzulänglichkeit, Scham, Eifersucht und überschäumende Wut.

Die Patientin hat sich in den probatorischen Sitzungen sehr motiviert gezeigt, kam z. B. trotz ihrer Schwierigkeiten mit festen Terminen immer pünktlich, hat die Hausaufgaben engagiert und zuverlässig erledigt. Sie hat ein hohes Einfühlungsvermögen, ist sympathisch, hat durchaus Interessen (Gartenbau usw.). Ihre Intelligenz und Differenziertheit sind prognostisch günstig. Die Patientin hat in der früheren Verhaltenstherapie positive Erfahrungen mit der Exposition gemacht und wünscht sich explizit eine Fortführung dessen. Insofern ist die Prognose als günstig einzuschätzen.

8. Behandlungsplan

- ad 1. Kognitive Verhaltenstherapie mit Exposition und Reaktionsmanagement.
- ad 2. Biografische Arbeit, Disputation ihrer Einstellungen und Oberpläne, entsprechende Verhaltensexperimente.

- ad 3. Klärungsorientierte Gespräche als Hilfe zur Wahrnehmung ihrer eigenen Muster in der Beziehungsgestaltung, ihrer Bedürfnisse, Besprechung konkreter Situationen, in denen eigene Interessen nicht geäußert wurden und Entwurf von alternativen Handlungsmöglichkeiten, Einübung entsprechend sozial kompetenten Verhaltens durch cognitive rehearsal, Rollenspiel, Verhaltensexperimente und Risikoübungen.
- ad 4. Veränderung der emotionalen Schemata durch emotionsfokussierende Techniken z. B. Affektbrücken.

Ich beantrage 45 Sitzungen Einzeltherapie, einschließlich von vier mehrstündigen Sitzungen für Expositionsübungen.

Kapitel 8

Durchführung spezieller Techniken

Auf technischer Ebene ist die Exposition mit Reaktionsverhinderung bzw. Reaktionsmanagement ohne Frage immer noch das wichtigste Element in der Therapie von Zwängen, doch muss sie aus folgenden Gründen durch spezifische kognitive Techniken ergänzt werden:

1. *Bei Zwängen liegen die befürchteten Katastrophen mehr oder weniger weit in der Zukunft, daher hat die Exposition in weiten Teilen eine andere Funktionsweise als bei Phobien.* Es geht hier weniger um eine Realitätsprüfung. So kann z. B. eine Agoraphobikerin in der Konfrontation die Erfahrung machen, dass die von ihr befürchteten Ereignisse nicht eintreten, sie also weder einen Herzanfall erleidet, noch verrückt wird, noch in Ohnmacht fällt. Die Konfrontation führt also zwangsläufig zu einer Veränderung der Gefahreneinschätzung der Situation. Eine Patientin mit Waschzwängen hingegen, die in der Exposition dazu angeleitet wird, Schmutz anzufassen, kann dadurch schwerlich den Beweis erlangen, dass sie nicht in fünf oder zehn Jahren an AIDS sterben wird. Folglich ist die Exposition bei Zwängen, im Gegensatz zur Konfrontation bei Ängsten, nicht notwendigerweise mit einer Korrektur der überhöhten Gefahreneinschätzung verbunden. Diese muss auf anderen Wegen modifiziert werden; einesteils indem man bereits im Vorfeld der Exposition durch zusätzliche Interventionen darauf hinwirkt. Andernteils, indem man die Erfahrungen aus der Exposition gezielt in diesem Sinne nutzt und die darin liegenden Möglichkeiten zur kognitiven Umstrukturierung bezüglich der Gefahrenüberschätzung voll ausschöpft.
2. Ein zweiter wichtiger Grund liegt darin, dass auch *die dem Zwangsproblem zugrunde liegenden dysfunktionalen Grundannahmen,* allen voran die extreme Verantwortlichkeitseinschätzung, *verändert werden mussen.* Die Argumentationsweise („Zugegeben äußerst unwahrscheinlich, aber was, wenn doch?") ist jedem Therapeuten, der mit Zwangspatienten arbeitet, bestens bekannt. Typischerweise besteht dabei die katastrophale Qualität der Konsequenzen darin, dass man es nach Einschätzung der Patienten hätte verhindern können und sie sich insofern dafür verantwortlich fühlen, dass es überhaupt passiert ist.

Fallbeispiel:

Ein Patient, der fürchtete, beim Autofahren versehentlich jemanden verletzt zu haben, deshalb vielfache Kontrollen ausführte und das Autofahren schließlich ganz vermied, drückte dies einmal so aus: „Wissen Sie, wenn ich wüsste, dass ich jemanden angefahren habe, dann wäre es gar nicht so schlimm, denn dann würde ich aussteigen, die Verantwortung übernehmen und irgendetwas tun können. Das, was mich so quält, ist, dass ich es nicht weiß."

Das korrespondierende Gefühl ist ein Schuldgefühl, mit dem der Betroffene meint, nicht leben zu können. Die dahinterstehenden kritischen Überzeugungen betreffen die Themen der Schuld, Wertlosigkeit und Ablehnung durch andere und gleichen den depressogenen Grundannahmen. Solange diese Annahmen für die Patientin Gültigkeit besitzen, ist der Einsatz von Strategien, die diese Gefahr bannen sollen oder zumindest ihre Verantwortung für die Katastrophe schmälern, nur folgerichtig und logisch. Demzufolge liegt hier ebenfalls ein sehr wichtiger Ansatzpunkt in der Therapie.

8.1 Verschiebung der Problemdefinition

Ein Phobiker, der sich in Behandlung begibt, weiß, dass sein Problem in einer übertriebenen Furcht und in der daraus resultierenden Vermeidung besteht. Er würde also der Aussage: „Sie haben Angst, obwohl es keinen Grund dazu gibt", relativ leicht zustimmen.

Ein *Zwangspatient* hingegen ist *sich nicht sicher, was eigentlich sein Problem ist.* Er beurteilt zwar sein Verhalten als übertrieben, die Bedrohung jedoch als mehr oder minder doch gegeben. Daher schwankt er beständig zwischen einer eher objektiven Problemdefinition („Ich bin in Gefahr, mich anzustecken") und einer subjektiven Problemdefinition („Mein Problem ist: Ich wasche mich zu viel") hin und her. Zwar spricht auch der Patient mit Zwängen explizit davon, dass er Angst hat, sich anzustecken o. Ä., er begreift aber nicht das *Angst-Haben* als sein Problem, sondern einerseits das *Sich-Anstecken-Können* und andererseits sein übertriebenes Verhalten. Er würde, wenn er in Therapie kommt, der Feststellung: „Sie haben Angst, obwohl es keinen Grund dazu gibt", kaum zustimmen können.

Dies gilt in ganz ähnlicher Weise auch für die hypochondrischen Störungen. Ein hypochondrischer Patient kommt in die Behandlung mit der Überzeugung, sein Problem sei, dass er krank ist, aber die Ärzte unfähig sind, dies festzustellen. In der Therapie muss mehr oder minder ein Konsens darüber erreicht werden, dass sein Problem nicht das *Kranksein* ist, sondern die *Angst davor, krank zu sein*, und ihm daher psychotherapeutische Maßnahmen, die ihm helfen sollen, mit dieser Angst zurechtzukommen, nutzen können. An dieser Analogie lässt sich auch gut verdeutlichen, dass die Verschiebung der Problemdefinition nicht etwas ist, das einmal durchgeführt wird und dann gewissermaßen erledigt ist, sondern etwas, das sich wie ein roter Faden durch die gesamte Therapie zieht (vgl. Abbildung 8).

Auch ist die „Problemsicht" der Patienten natürlich nicht konstant. Wie bei der Schilderung der Definitionsmerkmale für Zwänge bereits erwähnt, muss man hinsichtlich der „Einsicht" in die Sinnlosigkeit der zwanghaften Befürchtungen eher von einem Kontinuum ausgehen. Zudem hängt das Ausmaß der gerade gefühlten Einsicht in die Sinnlosigkeit bzw. aktuelle Problemsicht natürlich wesentlich davon ab, ob die Betroffenen sich gerade in der für sie bedrohlichen Situation befinden oder nicht. Aber selbst im ruhigen Zustand ist das spontane Verständnis der Zwangspatienten von ihrem Problem keineswegs das einer „grundlosen Angst". Demzufolge besteht der erste Schritt in der Behandlung von Zwängen in einer Veränderung dieser Problemsicht (vgl. Abbildung 8).

Merke:

In der Behandlung muss eine Verschiebung der Problemdefinition erfolgen – weg vom Inhalt der befürchteten Konsequenzen hin zu der Überzeugung, dass das Problem darin besteht, einen unsinnigen, aufdringlichen Gedanken und Angst zu haben.

Natürlich lässt sich die Problemsicht auf dieser Skala nie ganz an das rechte Ende verschieben, denn ein Patient, der 100 % überzeugt davon ist, dass seine Befürchtungen völlig grundlos sind, würde keine Zwänge mehr haben. Doch zumindest eine Verschiebung des Gleichgewichts in Richtung einer subjektiven Problemdefinition ist möglich und wichtig, natürlich vor allem im Vorfeld und zu Beginn der Exposition. Je besser die Veränderung der Problemsicht gelingt, desto günstiger sind die Voraussetzungen dafür, dass die Exposition gewinnbringend wird.

Unbedingt erforderlich für das Gelingen der Therapie ist eine solche Veränderung der Sicht auf das Problem logischerweise in den Fällen mit überwertigen Ideen, bei denen die Patienten zu Anfang am linken Rand der Dimension anzusiedeln wären. Andernfalls würde man von den Patienten ja verlangen, dass sie sich in der Exposition immer wieder demselben (ihnen eigentlich zu hoch erscheinenden) Risiko aussetzen, ohne dass sie einen Lerneffekt haben könnten (vgl. Salkovskis & Warwick, 1985).

Durchführung

Die Verschiebung der Problemdefinition kann bereits vom ersten Gespräch an erfolgen, indem man Äußerungen der Patienten *in Richtung* einer solchen *„subjektiven Sicht" verstärkt* und dementsprechend kommentiert.

Merke:

Auch der Hinweis darauf, dass das Zwangsverhalten das Problem des Patienten offensichtlich nicht löst, oder der Vergleich mit anderen Menschen kann das Gleichgewicht zugunsten der subjektiven Problemsicht verschieben.

Objektives Problem		Subjektives Problem
Inhalt der Befürchtungen z.B. Gefahr der Kontamination	⟷	einen aufdringlichen Gedanken und ein Gefühl der Unruhe oder Angst haben

Abbildung 8: Verschiebung der Problemdefinition auf dem Kontinuum

Fallbeispiel:

Pat.: Wenn ich dann morgens in die Küche komme, kontrolliere ich als erstes, ob die Papierstückchen noch auf dem Brotmesser liegen, damit ich weiß, dass ich nachts nicht unterwegs gewesen bin und jemanden damit ermordet habe. Es ist eigentlich ganz absurd, weil ich ja bestimmt auffallen würde, wenn ich mit dem Schlafanzug draußen rumlaufen würde…

Th.: Von Ihrem Verstand her wissen Sie also, dass es Unsinn ist, aber Ihr Gefühl stimmt damit nicht überein und das ist Ihr Problem… Wenn tatsächlich die Gefahr bestünde, dass Sie jemanden ermordet haben, dann wäre Ihr Verhalten ja eigentlich total vernünftig und richtig, aber es scheint Ihr Problem nicht zu lösen, im Gegenteil, es wird immer schlimmer.

Pat.: Na ja, weil ich viel zu viel Zeit dafür brauche.

Th.: Es nimmt Ihnen die Zeit und Lebensfreude. Was hindert Sie denn daran, es sein zu lassen?

Pat.: Das halte ich nicht aus, ich werde total unruhig und bekomme Panik.

Th.: Das Problem ist also eher Ihre Angst davor und nicht, dass Sie sich wirklich infizieren könnten.

Pat.: Na ja, ich weiß nicht. Ich glaube schon, dass ich mich infizieren könnte, sonst bräuchte ich es ja nicht zu tun.

Th.: Wie geht Ihre Familie denn damit um?

Pat.: Meine Familie ist genervt, weil ich ihr vieles zumute.

Th.: Aber Sie verlangen von Ihren Kindern nicht, dass sie sich genauso verhalten wie Sie und z. B. die Hände so oft waschen wie Sie selbst, oder?

Pat.: Nein.

Th.: Wenn wirklich eine objektive Gefahr bestünde, dann würden Sie das doch sicher tun. Demnach scheint das Problem doch eher subjektiver Natur zu sein und mit Ihrer Angst zusammenzuhängen

Besonders hilfreich ist es, die Patienten nach ihrem *Kriterium für die Beendigung ihrer Zwangshandlungen* bzw. Neutralisierungsgedanken zu fragen, denn das Kriterium ist immer subjektiver Natur. Entweder beenden die Patienten ihre Zwänge, weil sie ruhiger werden oder weil bestimmte Sicherheitssignale erreicht werden. So legen viele Patienten von vornherein eine bestimmte Reihenfolge oder eine Anzahl an Wiederholungen fest, die dann nach einer Alles-oder-Nichts-Regel eingehalten werden müssen. Legt der Patient beispielsweise 30 Waschungen pro Hand als Maßstab für Sauberkeit fest, verzählt sich dann aber zwischen der 20. und der 30. Wiederholung, so beginnt er voller Verzweiflung von vorne, anstatt die Rituale eben ungefähr so häufig oder etwas häufiger durchzuführen. Es gibt keinen objektiv zu beobachtenden Unterschied, der zwischen der 29. und der 30. Wiederholung an ihren Händen feststellbar wäre, daher werden die Rituale selbst oder sekundäre Stimuli (z. B. ein bestimmter Zeitaufwand oder Ablauf) zu den ausschlaggebenden Sicherheit vermittelnden Signalen. Nach ihrem Kriterium für die Beendigung ihrer Rituale gefragt, werden die Patienten also entweder direkt das Eintreten einer Beruhigung nennen oder das Erreichen bestimmter Sicherheitssignale. In jedem Fall gibt es keine objektiv feststellbaren Unterschiede, sondern das Kriterium für die Beendigung der Rituale ist immer subjektiver Art, so dass den Patienten darüber wieder sehr eindrücklich vor Augen geführt werden kann, dass ihr Problem emotionaler Natur ist.

Fallbeispiel:

Th.: Woran merken Sie, dass es in Ordnung ist und Sie aufhören können?

Pat.: Na ja, wenn ich sicher bin, dass ich alles genau kontrolliert habe und...

Th.: Wenn Sie sicher sind, d. h. das Ausschlaggebende ist Ihr Gefühl. Ihre Augen können ja beim fünften Mal auch nichts anderes sehen als beim ersten Mal, aber Sie werden ruhiger und dann können Sie aufhören.

Die *Polarisierung zwischen „Verstand und Gefühl“* macht es den Patienten erheblich leichter, Distanz zum Inhalt ihrer Befürchtungen zu bekommen. Je besser sie gelingt, desto weniger läuft man in der Therapie Gefahr, sich in unfruchtbare inhaltliche Diskussionen über die Sinnhaftigkeit des zwanghaften Verhaltens oder die Gefährlichkeit der befürchteten Ereignisse zu verwickeln. Man kann dann nämlich darauf verweisen, dass es um die Klärung dieser Fragen ja eigentlich gar nicht geht, weil die Patienten von ihrem Verstand her im Grunde ja ganz gut wissen, wie sie sich verhalten möchten und was sie selbst als vernünftig und normal ansehen.

Weitere Möglichkeiten zur Veränderung der Problemsicht sind:

- *Vergleich mit anderen/früher*
(„Ich mache mir beim Autofahren keine Gedanken darüber, ob ich jemanden überfahren haben könnte. Halten Sie mich jetzt für gewissenlos?"; „Es gab doch auch Zeiten, da haben Sie sich darüber gar keine Gedanken gemacht, wie ging es Ihnen da?")
- *Wechsel der Inhalte/ Zwänge*
(„Der Inhalt Ihrer aufdringlichen Gedanken wechselt und ist letztlich beliebig, nicht wahr? Also geht es letztlich gar nicht darum, ob dieses oder jenes richtig getan wurde, sondern um Ihr Gefühl von Unsicherheit bzw. das Schuldgefühl, das Sie vermeiden möchten, oder?")
- *Auf die Generalisierung aufmerksam machen*
(„Am Anfang waren es die Fenster und Türen, dann kam die Kaffeemaschine hinzu und aus dem 5-Punkte-Plan wurde ein 20-Punkte-Plan jeden Morgen. Also geht es gar nicht um den Inhalt Ihrer aufdringlichen Gedanken, sondern um Ihr Gefühl ...")
- *Abhängigkeit der Zwänge von Stimmung und Stress*
(„Klappt es immer gleich gut oder gibt es gute und schlechte Tage? An den schlechten Tagen brauchen Sie länger, bis Sie sich wieder gut fühlen, also ist es keine Frage einer objektiven Bedrohung, sondern Ihrer Gefühle...")
- *Geheimhaltung*
(„Wenn Sie wirklich von Ihrem Verstand her überzeugt wären, dass es lebensgefährlich ist, Türklinken anzufassen, dann würden Sie es doch sicher auch herumerzählen und alle anderen warnen...")
- *Externalisierung des Zwangs*
(„Manche Patienten haben eine Bezeichnung oder ein Bild für ihren Zwang, eine Patientin stellte sich ihren Zwang als orange leuchtenden kleinen Teufel auf ihrer Schulter vor, der immer auf und ab hüpft und ihr ins Ohr flüsterte, eine andere sprach immer von ihrem eifersüchtigen Liebhaber. Wie würden Sie sich denn Ihren Zwang vorstellen und ihn nennen?")
Das Bündnis mit dem Patienten gegen den Zwang wird durch eine solche Externalisierung entscheidend erleichtert. Der Zwang wird aus dem Gesamtsystem der Psyche herausgenommen und von der „eigentlichen Person, dem eigentlichen Selbst" getrennt.
- *Angst als Hinweis auf zwanghaftes Verhalten*
Manchmal verlieren die Patientinnen im Laufe der Zeit allerdings tatsächlich die Standards dafür, was ein normales Ausmaß des betreffenden Verhaltens ist, besonders, wenn es sich um lange dauernde Putz- oder Waschzwänge handelt. Hier kann umgekehrt die Angst dazu dienen, festzulegen, was noch nicht in Ordnung ist bzw. was das Ziel sein soll.
(„Die Auffassungen darüber, was sauber ist, gehen ja sehr weit auseinander. Und wenn Sie mir sagen, ich bin glücklich und zufrieden mit dem, wie ich es im Moment handhabe, und ich fühle mich wohl dabei, dann freue ich mich für Sie. Aber solange Sie noch Angst oder Unruhe dabei spüren, ist es für mich das Zeichen, dass es so noch nicht in Ordnung ist.")

Fragen von Workshop-Teilnehmern

Frage: Wie erkennt man, ob die Patienten ihre Problemsicht schon genügend verändert haben und ob man weitermachen kann?

Antwort: Das merkt man daran, wie stark sie gegen die subjektive Sicht argumentieren und mit der Therapeutin darüber diskutieren möchten, ob es nicht doch sinnvoll ist, dieses oder jenes zu tun.

8.2 Vermittlung eines plausiblen Erklärungsmodells

Vermittlung des Erklärungsmodells für die Zwänge

Grundlage des Erklärungsmodells für die Patienten ist das im Theorieteil dargestellte kognitiv-behaviorale Modell, dessen einzelne Bestandteile nacheinander aufgezeichnet und mit den jeweils für den Patienten zutreffenden Beispielen ergänzt werden.

Die folgenden Ausführungen (vgl. auch Abbildung 9) dienen als Beispiel dafür, wie man das Erklärungsmodell vermitteln kann, sie sind eine komprimierte Version der entsprechenden Sitzung mit einem 33-jährigen Patienten, der unter diversen Kontrollzwängen (Elektrogeräte, Autofahren) und Zwangsgedanken litt. Aus Platzgründen sind hier zunächst nur die Gesprächsanteile der Therapeutin abgedruckt. In der Realität wird der Gesprächsablauf natürlich möglichst interaktiv gestaltet. So wird der Patient z. B. immer wieder angeregt, seine eigenen Beispiele und Formulierungen zu nennen, ermutigt, Zwischenfragen zu stellen, Zweifel zu äußern.

Ausgangspunkt Ihres Problems ist ein Gedanke, der Ihnen in den Kopf schießt, z. B. der Gedanke „Ist der Herd aus?“ oder „Habe ich jemanden überfahren?“. Diesen Gedanken bezeichnen wir als aufdringlichen Gedanken, weil Sie ihn als etwas erleben, was Sie eigentlich nicht haben wollen, aber dennoch nicht loswerden können.

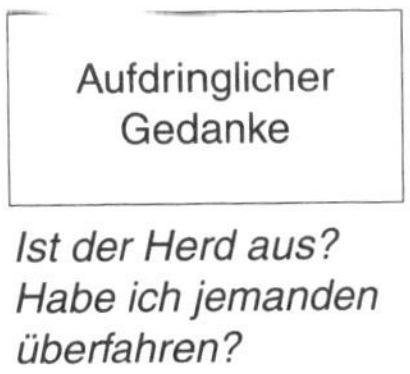

Nun ist es wahrscheinlich sehr interessant für Sie zu erfahren, dass die meisten Menschen solche aufdringlichen Gedanken kennen. Aus wissenschaftlichen Untersuchungen wissen wir, dass ca. 90 % aller Menschen Gedanken haben, die sie als unsinnig und lästig empfinden. Angefangen von komischen Gedanken an Haushaltsgegenstände wie Suppenlöffel bis hin zu philosophischen Gedanken wie „Sind die Menschen grundsätzlich gut?“ Aber natürlich werden nicht alle diese Gedanken zu Zwangsgedanken. Ausschlaggebend dafür ist, wie negativ diese Gedanken erlebt werden, welche Bedeutung sie für die Person haben.

Bei Ihnen ist es so, dass Sie mit dem Gedanken „ Habe ich jemanden überfahren?“ sofort verbinden: „Mit dieser Schuld könnte ich nicht leben. Ich bin verantwortlich dafür, dass es nicht passiert.“ Sie nehmen den Gedanken also wichtig und als Signal, dass Sie etwas tun müssen.

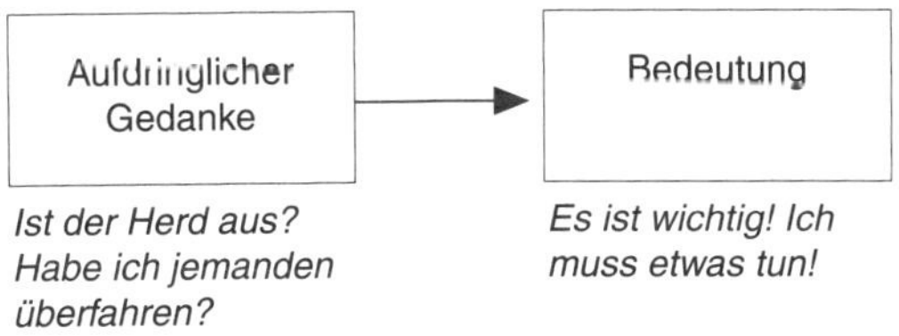

Je mehr diese Gedanken als etwas Wichtiges, Konsequenzenreiches angesehen werden, desto mehr lösen sie eine Gefühlsreaktion aus. Die meisten Klienten sprechen dabei von Unruhe oder Angst.

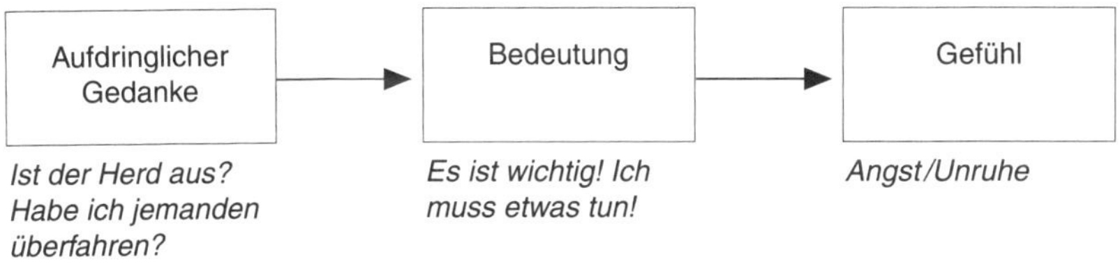

Weil diese Angst sehr unangenehm ist, haben Sie begonnen, etwas dagegen zu tun. Wir nennen dies Neutralisieren, weil Sie versuchen, etwas zu verhindern bzw. rückgängig oder ungeschehen zu machen. Dies sind Ihre eigentlichen Zwänge, die sowohl Handlungen sein können als auch Gedanken.

Wenn Sie z. B. immer wieder in den Rückspiegel blicken oder dieselbe Wegstrecke mehrmals abfahren, dann ist das ein Neutralisieren auf der Handlungsebene, eine Zwangshandlung. Und wenn Sie versuchen, sich in Erinnerung zu rufen, was an welcher Kreuzung passiert ist oder ob Sie den Herdschalter einmal oder zweimal angetippt haben, dann ist das ein Neutralisieren in Form eines gedanklichen Zwanges.

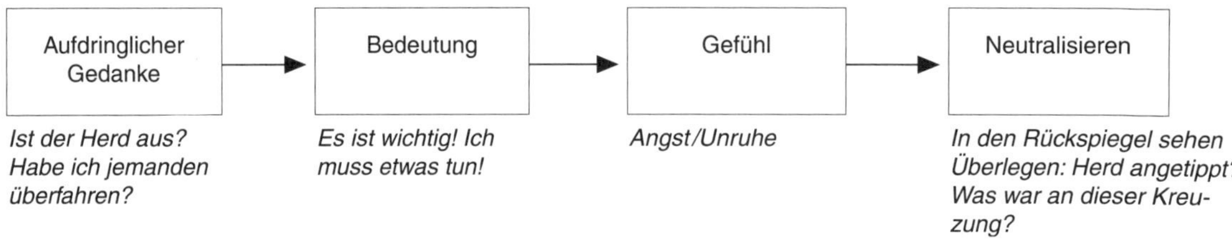

Sie tun das, wie Sie selbst ganz richtig gesagt haben, damit Sie die Sicherheit zurückgewinnen, d. h. damit sich die Angst reduziert. Um das anzudeuten, male ich einen Rückkopplungspfeil mit einem Minus. Das bedeutet, die Neutralisierung hat eine Rückwirkung auf die Angst; sie wird geringer.

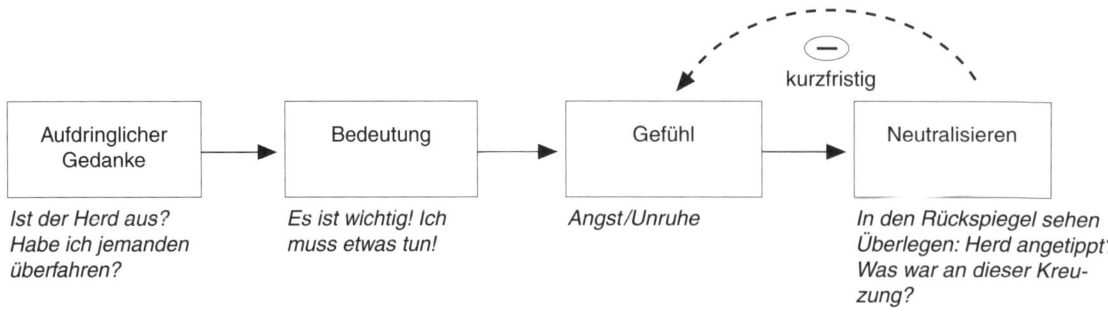

Tatsächlich ist es so, dass sich durch das Neutralisieren Ihre Angst zwar **kurzfristig** reduziert, aber **langfristig** das Problem nicht gelöst wird, sondern im Gegenteil immer noch stärker wird. Wie kommt das?

Kurzfristig lässt die Angst zwar nach, gleichzeitig werden Sie aber dadurch auch immer mehr in der falschen Überzeugung bestärkt, etwas tun zu **müssen**, damit nicht etwas Furchtbares passiert. Man kann dies sehr schön an einem Witz verdeutlichen:
Ein Mann sitzt in der Straßenbahn und schnippt immer mit den Fingern. Schließlich werden die Umsitzenden darauf aufmerksam und die Dame nebenan fragt:
„Sagen Sie mal, warum schnippen Sie denn immer mit den Fingern?"
Darauf der Mann: „Ja, damit es keine Elefanten regnet."
Dame: „Aber, es regnet doch gar keine Elefanten!"
Mann: „Sehen Sie!"

Genau diesen Effekt haben wir bei Ihren Zwängen. Das Neutralisieren, also das Schnippen mit den Fingern, bestärkt Sie immer mehr in der falschen Überzeugung, dass es **wichtig** ist, etwas zu tun, wenn Ihnen eine aufdringliche Idee kommt. Die Bedeutung der aufdringlichen Gedanken wird also immer höher. Hier male ich also einen Rückkopplungspfeil mit einem Plus.

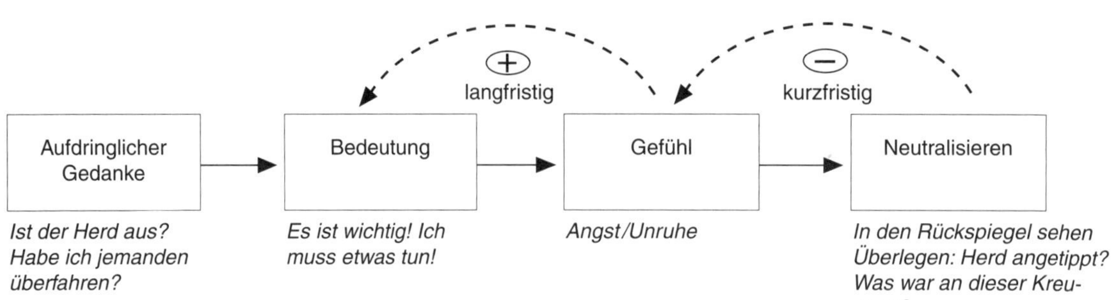

Und dadurch, dass Sie den Gedanken automatisch immer mehr Bedeutung beimessen, werden die aufdringlichen Gedanken tatsächlich auch immer häufiger bzw. immer mehr unwichtige Gedanken werden zu aufdringlichen Gedanken (wiederum eine positive Rückkoppelung). Das können Sie sicher bestätigen, nicht wahr? Am Anfang haben Sie sich nur Gedanken darüber gemacht, ob der Herd aus ist, dann kam auf einmal der Gedanke an die Kaffeemaschine dazu, dann an den Wecker und so weiter und so weiter.

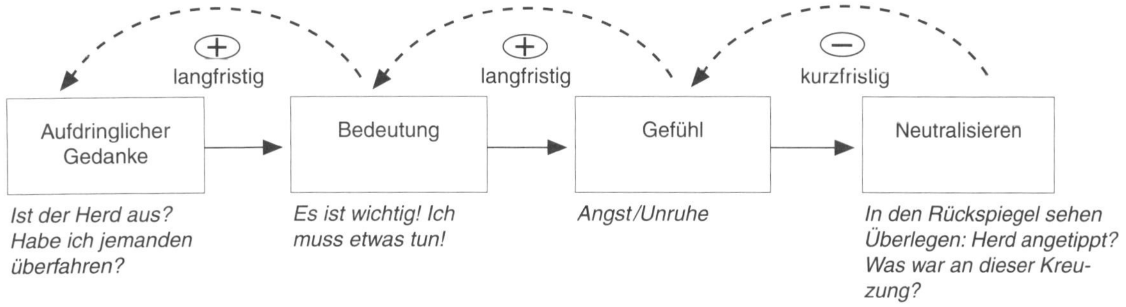

Wahrscheinlich ahnen Sie jetzt schon selbst, was man in der Therapie tut. Man dreht alle Mechanismen, die bisher gewirkt haben um und setzt dadurch einen neuen Lernprozess in Gang. Mit anderen Worten: Überall, wo jetzt ein Plus steht, wird ein Minus stehen und umgekehrt.

Um das zu erreichen, müssen wir also die ungewollten, aufdringlichen Gedanken **absichtlich** provozieren und gleichzeitig nichts dagegen tun, d.h. die Zwänge **nicht** ausführen, damit ein Gewöhnungsprozess einsetzen kann.

Das wird zunächst einmal unangenehm und mit Angst für Sie verbunden sein. Aber diese Angst wird – das werden Sie erleben – ziemlich schnell wieder sinken, wenn Sie nichts unternehmen, um die Angst zu unterdrücken. Bisher waren Sie immer der falschen Meinung, Sie würden Ihre Neutralisierungen brauchen, damit Ihre Angst und Unruhe wieder vergeht. Aber das stimmt nicht. In Wahrheit ist es genau umgekehrt. Das Ausführen der Zwänge hilft nicht gegen die Angst, sondern es ist der eigentliche Grund dafür, dass die Angst nicht verschwindet. Das erleben Sie ja momentan auch ständig. Während der Ausführung der Zwänge sind Sie ja auch alles andere als ruhig, und selbst wenn am Ende eines langen Rituals endlich wieder ein wenig Beruhigung eintritt, so dauert es doch nicht lange, bis die nächste aufdringliche Idee sich in Ihren Kopf schleicht und die ganze Sache von vorne beginnt. Wenn Sie hingegen mit Hilfe dieser Übungen, die wir Exposition nennen, lernen, Ihre Angst zuzulassen und nicht zu unterdrücken, werden Sie merken, dass Ihre falschen Bewertungen sich verändern werden, die Angst dadurch dauerhaft verschwindet und es keinen Grund mehr gibt, warum Sie Ihre Zwänge ausführen sollten.

Abbildung 9: Beispiel für die Vermittlung eines Klärungsmodells für Zwangshandlungen

Typischerweise können folgende Fragen, Einwände und Zweifel geäußert werden:

- Ich soll also die Kontrollen völlig sein lassen. Und was ist, wenn dann doch etwas passiert?
- Ich habe schon versucht, den Zwängen zu widerstehen, aber dadurch ist es nur schlimmer geworden.

Auszug aus einem authentischen Gesprächsablauf mit dem oben genannten 33-jährigen Patienten:

Fallbeispiel:

Pat.: Aber was ist, wenn das dünne Eis dann doch mal bricht?

Th.: Was meinen Sie damit?

Pat.: Wenn ich mich nicht mehr vergewissere, ob was passiert ist und dann war wirklich was. Durch einen blöden Zufall kann das ja passieren. Na ja, wovor ich totale Angst habe, ist, dass ich dann abends nach Hause komme und dann steht die Polizei vor der Tür, weil mich jemand gesehen hat, wie ich Fahrerflucht begangen habe.

Th.: Natürlich besteht für jeden Autofahrer auch eine geringe Wahrscheinlichkeit, dass er andere verletzen könnte. Aber in dem Sie umdrehen und dieselbe Strecke nochmals abfahren, verringern Sie diese Wahrscheinlichkeit ja nicht, sondern Sie erhöhen sie im Gegenteil sogar. In Wirklichkeit verhindern Ihre Kontrollen nicht, dass Sie jemanden überfahren könnten. Das einzige, was sie bewirken, ist, dass Sie kurzfristig ruhiger werden, aber an den objektiven Tatsachen ändert sich dadurch nichts.

Pat.: Ja, das ist einleuchtend für mich. Ich fahre die doppelte Strecke und habe dadurch die doppelte Wahrscheinlichkeit, dass etwas passiert. Aber ein anderes Beispiel. Was ist, wenn ich den Herd angelassen habe oder die Kerze und es fängt wirklich an zu brennen?

Th.: Sie sind hierhergekommen, um das zu verändern, was Sie selbst als zwanghaft übertrieben bewerten und nicht das, was Sie für ein vernünftiges Verhalten ansehen. Und genau darum wird es hier auch gehen. Von Ihrem Verstand her wissen Sie eigentlich ganz gut, was ein normaler Umgang mit Kerzen oder dem Herd ist und wie Sie es gerne hätten, oder?

Pat.: Ja, ausmachen und dabei hinsehen und das dauert dann nicht mal eine Sekunde. Aber das schaffe ich nicht, weil ich dann nicht sicher bin.

Th.: Genau, was es Sie nochmal und nochmal kontrollieren lässt, ist Ihre Unsicherheit, Ihre Angst. Und wenn Sie gelernt haben, anders mit Ihrer Angst fertig zu werden, dann brauchen Sie auch Ihre Zwänge nicht mehr.

Wenn die Patienten solche Einwände anführen, ist es klug herauszuarbeiten, worin sich die Versuche, dem Zwang zu widerstehen, und die Exposition unterscheiden. Bei den Selbstversuchen sind die Patienten mit der Hoffnung und dem Wunsch, dass die Angst nicht noch schlimmer werden möge, in der Situation geblieben und haben sich dadurch beständig selbst wieder Gefahrensignale gegeben. Aus diesem Grund fiel die Angst nicht, sondern stieg eventuell sogar noch an, bis sie es nicht mehr aushalten konnten und dann doch wieder in ihr Zwangsverhalten verfallen sind. Analog zur Erklärung des Konfrontationsprinzips bei Ängsten kann man hier auch die Angstverlaufskurven verwenden, aber man muss es nicht unbedingt. Wichtig ist, dass die Patienten den Unterschied zwischen innerlicher Vermeidung → Angstanstieg und innerlicher bewusster Auseinandersetzung mit der Angst → Angstabfall verstanden haben.

Als Beweis dafür, dass die Angst (negative Emotion) sinken wird, wenn man sich ihr stellt, kann man auch andere Situationen anführen, in denen die Patienten Angst oder andere negative Affekte erlebt und habituiert haben (z. B. der erste Flug, die Führerscheinprüfung etc.), oder die Emotion sich verändert hat, in jedem Fall aber aushaltbar und auch irgendwann wieder zu Ende war.

Anpassung des Erklärungsmodells an Zwangsgedanken

Ein ganz entscheidender Vorzug des Modells ist, dass es (im Gegensatz zum Zwei-Faktoren-Modell) ebenso gut zur Erklärung von Zwangsgedanken wie von Zwangshandlungen geeignet ist. Man muss die Gedanken lediglich in ihre zwei Komponenten „aufdringliche Gedanken" und „Neutralisierungsgedanken" zerlegen. Diejenigen Gedanken, die Stimuluscharakter besitzen, also die Zwangsgedanken im engeren Sinne (die aggressiven, sexuellen, blasphemischen etc. Gedanken) entsprechen den aufdringlichen Gedanken, da sie ungewollt und angstauslösend sind. Diejenigen Gedanken hingegen, die absichtlich eingesetzt werden, um die Angst zu reduzieren, sind eine Form des Neutralisierens.

Allerdings *bedarf das Modell für Zwangsgedanken noch einer kleinen Erweiterung*. Bei Zwangshandlungen kann man, wie oben gezeigt, den Ursprung des Verstärkerkreislaufs sehr gut über die „Normalität" aufdringlicher Gedanken erklären bzw. darüber, dass die Befürchtungen im Kern ja realistisch sind (Herd aus?) oder Themen betreffen, denen in den Medien und der Öffentlichkeit aktuell viel Aufmerksamkeit gewidmet wird (z. B. AIDS). Bei Zwangsgedanken hingegen ist es für die Patienten ganz essenziell, eine Antwort auf die Frage zu bekommen, wieso sie denn diese Zwangsgedanken überhaupt entwickelt haben.

Fallbeispiel:

Pat.: Wieso habe ich denn diese Gedanken überhaupt? Es ist doch nicht normal, dass man auf die Idee kommt, sein Kind zu töten, oder?

Th.: Aggressive Gedanken zu haben ist normal, auch gegenüber den eigenen Kindern. Wenn man sie jedoch fälschlicherweise als ein Zeichen dafür interpretiert, dass man seinen Kindern womöglich tatsächlich etwas antun könnte (obwohl man es ja nicht will), dann wird man sich unwohl fühlen und vorsichtshalber versuchen, lieber nicht mehr an sowas Aggressives zu denken, und dann setzt es sich im Denken fest. Also versucht man, in Gegenwart des Kindes lieber keine spitzen Gegenstände zu benutzen.

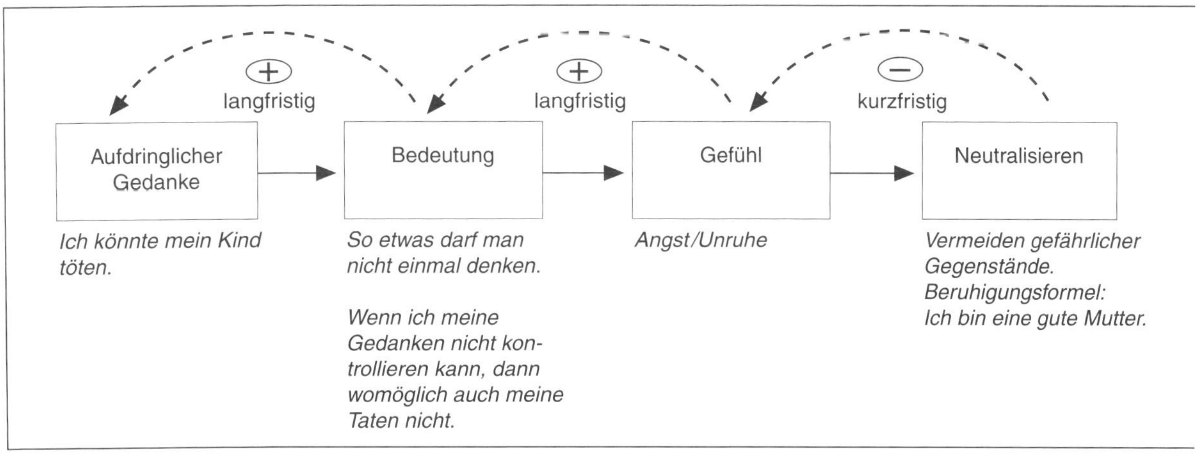

Abbildung 10: Beispiel für die Vermittlung eines Erklärungsmodells für Zwangsgedanken

> Und schon ist der Gedanke da: „Ich könnte mein Kind umbringen.“ Natürlich sind Sie jetzt erst recht erschrocken und fühlen sich in Ihrer Überzeugung bestärkt, dass Sie aufpassen müssen, nicht die Kontrolle über sich zu verlieren, deshalb räumen Sie vorsichtshalber alle Messer weg, kontrollieren Ihre Taschen und sagen sich selbst: „Ich bin eine gute Mutter.“ Aber das löst Ihr Problem nicht, im Gegenteil.

Abbildung 10 zeigt, dass es wichtig ist, unter Bedeutung die Gedanken-Handlungs-Konfusion zu schreiben und die Bewertung des Gedankens an sich als etwas, was nicht zulässig ist. Auf diese Art und Weise dreht man die bisherige Logik der Patienten um und stellt klar, dass die Bewertung des Gedankens als intolerabel und als Zeichen dafür, dass man etwas tun könnte, gefolgt von den Neutralisierungen, der eigentliche Grund dafür sind, warum sich der ursprüngliche „normale“ Gedanke überhaupt zu einem aufdringlichen Gedanken (= Zwangsgedanken) entwickeln konnte.

Anpassung des Erklärungsmodells an unterschiedliche Subtypen und individuelle Facetten des Problems

Um das Erklärungsmodell spezifisch auf das jeweilige individuelle Erleben und das subjektive Krankheitskonzept der Betroffenen anzupassen, sind ggf. Ergänzungen sinnvoll.

> **Fallbeispiel:**
>
> Eine 23-jährige Patientin litt neben massiven Zwängen auch unter einer allgemeinen Stoffwechselstörung unklarer Genese, sodass sie sehr genau darauf achten musste, in regelmäßigen Abständen zu essen, um keine Kreislaufprobleme zu bekommen. In einem Selbsthilfebuch hatte sie vor Beginn der Behandlung gelesen, dass Zwänge eine Art „Stoffwechselstörung des Gehirns“ seien. Dies erschien ihr gerade in ihrem Fall ungeheuer plausibel und wirkte sehr entlastend auf sie, weil sie dadurch davon ablassen konnte, sich selbst ständig Vorwürfe zu machen und ergründen zu wollen, welche charakterlichen Defekte bei ihr oder ihren Eltern schuld an der Entstehung ihrer Zwänge seien.

In diesem Fall war es also sehr günstig, an diese Vorstellungen anzuknüpfen und im Erklärungsmodell besonders hervorzuheben, welche neurophysiologischen Prozesse mit Zwängen einhergehen, welche neuronalen Schaltverbindungen in welchen Gehirnregionen dabei überaktiv sind und wie durch die Expositionstherapie diese „Stoffwechselüberaktivität“ korrigiert wird (vgl. Kapitel 2.4).

> „Die Tatsache, dass Sie diese aufdringlichen Gedanken nicht mehr loswerden, hängt auch damit zusammen, dass mit entsprechend häufiger Wiederholung von Handlungen oder auch Gedanken im Gehirn entsprechende Bahnungen ausgebildet werden. Deshalb zeigen bestimmte Hirnregionen eine höhere Stoffwechselaktivität als andere. Sie können sich das ungefähr so vorstellen: Wir haben sehr viele Gedanken parallel, aber die allermeisten davon werden uns nicht bewusst. Sie gehen im Strom der Gedanken unter. Herausgezogen aus diesem

Strom werden nur diejenigen Gedanken, die wichtig für uns sind. Dazu gibt es eine spezielle Instanz im Gehirn (bestimmte Schaltverbindungen), deren Aufgabe es ist, das Wichtige von dem Unwichtigen zu trennen und das Unwichtige einfach passieren zu lassen. Und diese Instanz ist bei Zwängen nun überaktiv und wird zum Problem insofern, als immer mehr Gedanken, die eigentlich nicht wichtig sind, herausgezogen werden, Ihnen auffallen, zum Signal werden, dass Sie etwas tun müssen. Und wenn Sie dann beginnen, etwas dagegen zu tun, ist der Teufelskreis geschlossen. Und obwohl andere Instanzen in Ihrem Gehirn genau wissen, dass die aufdringlichen Gedanken in Wahrheit unwichtig sind und es unsinnig ist, etwas dagegen zu tun, gibt Ihnen diese Instanz einfach falsche Informationen. Sie können die richtigen Informationen umso schlechter von den falschen unterscheiden, je irritierter und aufgeregter Sie sind, weil Sie gerade mit der Ausführung der Zwänge beschäftigt sind oder allgemein viel Stress in Ihrem Leben haben. Sind Sie hingegen ruhig und nicht mit den Zwängen beschäftigt, können Sie von Ihrem Verstand her eigentlich ganz gut beurteilen, was richtig ist und was nicht und dass der Gedanke „Ich könnte etwas falsch gemacht haben“ nur ein aufdringlicher Gedanke ist, auf den Sie eigentlich nicht reagieren sollten.

Obgleich sich Zwänge auch in einer veränderten Stoffwechselaktivität im Gehirn zeigen, bedeutet dies aber nicht, dass sich das nicht wieder ändern ließe. Durch die Exposition werden neue, andere Bahnungen geschaffen, die Überaktivität des Frontalhirns wieder reduziert, und das kann man dann sogar in den Computerbildern, die die Gehirnaktivität zeigen, sehen.“

Anpassung bei Kontrollzwängen: Unvollständigkeitserleben und leichte Trancephänomene erklären

Insbesondere bei Kontrollzwängen erleben die Betroffenen nicht selten leichte Dissoziationsphänomene, die als „Unvollständigkeitserleben“ bezeichnet werden. Dieses kann sich auf die Wahrnehmung der Umgebung wie auf die eigene Person beziehen. Die Patienten zweifeln, ob sie sich an ihr eigenes Verhalten ausreichend erinnern können. Zur Erklärung dieser befürchteten „Bewusstseinslücken“ kann beim plausiblen Modell ergänzend angeführt werden, dass eine überfokussierte Aufmerksamkeit auf Details in der Umwelt (z. B. beim längeren Starren auf Dinge) *bei jedem zu Wahrnehmungsverunsicherungen* (das ist ein normaler psychologischer Prozess) und Zweifeln bezüglich der üblicherweise automatisiert ablaufenden parallelen Selbstwahrnehmung führt. Leichte Trancephänomene oder selbstbezogenes Unvollständigkeitserleben sind also ebenso eine Folge der Neutralisierungsbemühungen (vgl. Ecker, 2014).

Erklärungsmodell für die Genese der Störung auf dem Hintergrund der Lebensgeschichte

Das oben erläuterte Modell erklärt letztlich nur das WIE der Entstehung und vor allem die Aufrechterhaltung der Zwänge. Es ist soweit plausibel und in sich kohärent, dass es zunächst keiner weiteren Erläuterungen bedarf, bevor man mit der Exposition beginnen kann. Wenn die Patienten zusätzlich wissen möchten, WARUM gerade SIE mit anderen Bewertungen als andere Menschen auf diese aufdringlichen Gedanken reagieren, wird dies durch ein Erklärungsmodell für die Genese der Störung beantwortet, das dem Patienten die lebensgeschichtlichen Hintergründe und Zusammenhänge der Entwicklung der Störung nochmals zusammenfassend aufzeigt. Dieses Modell wird im Normalfall erst zu einem späteren Zeitpunkt in die Therapie eingeflochten. Erfahrungsgemäß eignet sich dafür eine der Sitzungen, nachdem die Expositionsübungen in Eigenregie übernommen wurden und daher in der Sitzung im Anschluss an die Besprechung der Übungen Zeit dafür ist. Aus Gründen der Übersichtlichkeit wird es an dieser Stelle eingefügt.

Das Erklärungsmodell für die Genese der Zwänge auf dem Hintergrund der Lebensgeschichte ist quasi die *„Übersetzung“ des funktionalen Bedingungsmodells*, das die Therapeutin für sich gewonnen hat. Falls die derzeit wichtigen interpersonellen Funktionalitäten (z. B. Zwang dient als Abgrenzungshilfe gegenüber Ansprüchen der Angehörigen) nicht ohnehin schon im Verlauf der bisherigen Sitzungen transparent geworden sind, sollte man sich diesen Punkt für eine separate Sitzung aufsparen, in der es um die Gestaltung sozialer Beziehungen geht, um die Patienten an dieser Stelle nicht mit Informationen zu überfrachten.

Da jedes Modell individuell ist, kann man dies nur an einem konkreten Beispiel exemplarisch darstellen (vgl. auch Abbildung 11).

Fallbeispiel:

Frau K. leidet neben religiös motivierten Denkzwängen vor allem auch unter Wasch- und Kontrollzwängen. Die dahinterstehende Furcht bezieht sich auf AIDS, auf Schmutz im Allgemeinen und auf alles, was für sie mit Tod assoziiert ist, z. B. Friedhöfe (auf dem Hintergrund des Selbstmordes eines Familienangehörigen). Das Genesemodell wurde ihr in der 9. Sitzung vermittelt, nachdem sie bereits sehr gute Erfolge in der Exposition erzielt hatte.

Pat.: Was mich noch interessiert, ist zu erfahren, warum ich diese Zwänge bekommen habe? In einem Buch habe ich gelesen, dass es vererbt werden kann, stimmt das?

Th.: Ich verstehe gut, dass es Sie interessiert zu erfahren, warum Sie diese Zwänge überhaupt bekommen haben. Wir unterscheiden verschiedene Faktoren, die dabei eine Rolle spielen. Das sind zum einen die sogenannten prädisponierenden Bedingungen d. h. Vorbedingungen, die auslösenden Bedingungen und die aufrechterhaltenden Bedingungen. *(Die Abbildung wird wieder schrittweise parallel zu den Erklärungen aufgemalt.)* Die wichtigsten davon sind die aufrechterhaltenden Bedingungen und die kennen Sie schon. Das sind die passive Vermeidung z. B. der Friedhöfe und die aktiven Neutralisierungen z. B. das Waschen der Hände, die dazu führen, dass die Angst vor bestimmten Dingen erhalten bleibt. Auslösebedingungen gab es bei Ihnen mehrere. Da war zum einen der Selbstmord Ihres Angehörigen, der Sie sehr mitgenommen hat, wie Sie mir erzählt haben. Wie ging es Ihnen damals nach diesem Ereignis?

Pat.: Das hört sich jetzt blöd an, aber ich war irgendwie wie weggetreten, wie benommen. Man hat einfach versucht, die Dinge, die zu tun waren, zu machen und erst später ist es mir so richtig zu Bewusstsein gekommen.

Th.: Ja, viele Patienten sagen: „Ich war regelrecht betäubt oder wie in Watte gebettet" und sie wussten gar nicht so recht, ob und was sie gefühlt haben. Meistens konnten sie ihre Gefühle gar nicht richtig erkennen oder es herrschte einfach nur eine Gefühlsverwirrung.

Pat.: Und vorher noch die Sache mit meinem Freund, deswegen hatte ich ja auch die Auseinandersetzungen mit meinem Vater und wusste gar nicht, inwieweit das jetzt auch dazu geführt hat, dass er Selbstmord begangen hat.

Th.: Genau, diese Sache mit dem Freund, der Sie mehr oder minder überrumpelt hat, mit ihm zu schlafen, obwohl Sie es nicht wollten, hat Sie auch in ein ziemliches Gefühlschaos versetzt.

Pat.: Ja, da hab' ich dann ja auch die Schwierigkeiten mit dem Glauben bekommen, weil ich es ja nicht hätte tun dürfen.

Th.: In solchen Situationen, wenn man starke Gefühle hat und verwirrt ist, geht einem alles Mögliche durch den Kopf, unter anderem auch haufenweise unsinnige Gedanken. Das ist im Prinzip ganz sinnvoll, denn man ist ja in Bedrängnis und da können einem viele, zunächst mal auch unsinnig scheinende Gedanken unter Umständen nutzen, Lösungsideen für das Problem zu entwickeln. In Ihrem Kopf war natürlich das Thema Tod ganz wichtig, aber Sie wollten andererseits nicht weiter darüber nachdenken, weil es so schrecklich für Sie war. Dann kamen unsinnige Gedanken wie „Das Telefon ist schwarz und schwarz bedeutet Tod". Auf diese Gedanken haben Sie mit einer speziellen Art der Bewertung reagiert. Sie haben sich nämlich gesagt: „Pass lieber auf und geh kein Risiko ein usw." Das hat Ihnen Angst gemacht, und um die Angst zu bewältigen, haben Sie angefangen, sich nach der Benutzung des Telefons vorsichtshalber die Hände zu waschen, um dieses komische Gefühl wieder loszuwerden. Dieses Schema kennen Sie schon. Das Neutralisieren hat dazu geführt, dass das unangenehme Gefühl kurzfristig geringer wird, aber langfristig von immer mehr Dingen ausgelöst wird, weil immer mehr aufdringliche Gedanken kommen und entsprechend beachtet und bewertet werden. Dieser

Bewertungsprozess nun hat damit zu tun, welche Bewertungsmaßstäbe Sie als Kind gelernt haben, und damit sind wir bei den prädisponierenden Bedingungen oder auch Vorbedingungen. Eine wichtige Vorbedingung ist die Lerngeschichte. Menschen, die unter Zwängen leiden, haben oft eine Erziehung, in der sehr viel Wert auf die Einhaltung von Regeln gelegt wurde oder dass man sich so benimmt, wie es sein soll. Bei Ihnen war das, glaube ich, ähnlich, oder?

Pat.: Ja, das fällt einem dann alles erst im Nachhinein auf. Wir mussten uns zum Beispiel, wenn wir aus der Schule kamen, immer erst die Hände waschen, bevor wir zum Mittagstisch kommen durften. Das war wie eine richtige Umleitung von der Haustüre geradewegs ins Bad und dann erst an den Esstisch (lacht). Oder einmal, da war ich in der dritten Klasse, da war meine beste Schulfreundin mit ihren Eltern in Mexiko gewesen und meine Eltern sagten zu mir, als sie zurückkam: „Geh lieber nicht zu nah an sie heran. Wer weiß, ob sie von da nicht irgendwas mitgebracht hat." Als Kind hab ich das natürlich geglaubt und mich daran gehalten.

Th.: Was Sie eben beschrieben haben, nennen wir Modelllernen, weil Ihre Eltern Ihnen das zwanghafte Denken und Verhalten regelrecht vorgemacht haben. Das hängt auch damit zusammen, dass wir in unserer Gesellschaft zum Teil viel in dieser Richtung eingeredet bekommen. Zum Beispiel die Werbung für Desinfektionsmittel, die uns immer einzureden versucht, wir wären ständig von lebensgefährlichen Bakterien bedroht.

Pat.: Ja, der Hammer ist ja diese neue Werbung für Spülmittel, das antibakteriell sein soll. Da stellt man sich dann vor, wenn man das nicht benutzt, wie der ganze Spüllappen voller Keime ist. Oder die Werbung mit dem kleinen Kind, das auf den Klositz greift, und die Mutter nur beruhigt ist, weil sie vorher so einen scharfen Reiniger benutzt hat. Dabei steht auf allen diesen scharfen Putzmitteln ja drauf, dass man sie nicht auf die Haut bringen soll, also kann das doch kaum gesund sein.

Th.: Genau, der Hygienewahn führt nur dazu, dass die Allergien immer häufiger werden. Aber wir werden durch die Medien beeinflusst und bestimmte Schlagwörter wie zum Beispiel auch AIDS bleiben dann im Bewusstsein haften und werden wahrscheinlicher zum Inhalt aufdringlicher Gedanken als andere.

Pat.: Ich weiß noch genau, wie das damals über Rock Hudson überall stand. Er war ja der erste richtig berühmte AIDS-Tote. Da hatten wir Flaschendrehen gespielt, und ich wollte nicht mitmachen, weil ich Angst vor AIDS hatte. Ich wusste damals ja noch überhaupt nichts darüber, wie es übertragen wird und dachte, ich könnte es von einem Kuss bekommen.

usw.

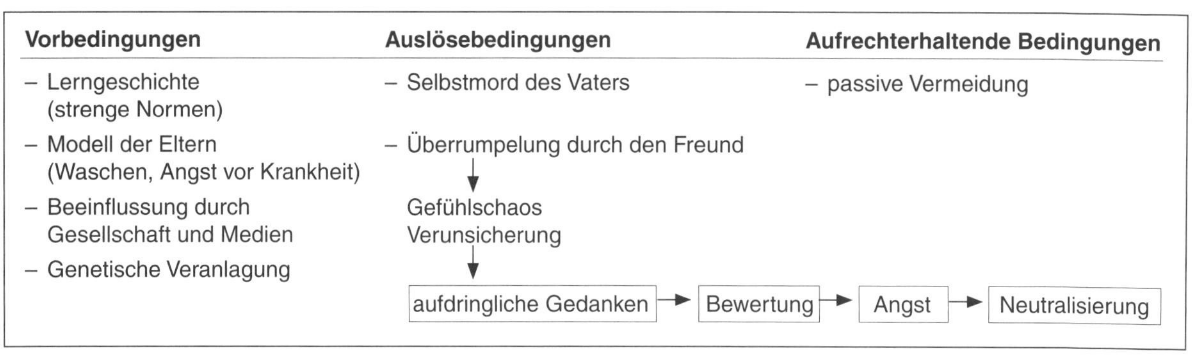

Abbildung 11: Beispiel für ein Erklärungsmodell für die Genese der Störung

8.3 Exposition mit Reaktionsmanagement

8.3.1 Entschluss zur Exposition und Planung der Übungen

> **Merke:**
>
> Die Kunst bei der Durchführung der Exposition ist sicherlich, sich so feinfühlig zu verhalten, dass man mit Ermutigung und Anleitung der Zögerlichkeit und Vermeidungstendenz des Patienten etwas entgegensetzt, aber die Angst vor Fremdbestimmung nicht triggert und in die entsprechend aufgestellten Fallen tappt, wenn die Patienten sich selbst nur schwer entscheiden können (vgl. auch Hoffmann, 1994, 1998 und Hoffmann & Hofmann, 2012).

Diese Feinfühligkeit betrifft den richtigen Zeitpunkt und die Art und Weise des Vorschlagens der Exposition sowie die richtige Balance zwischen Änderungsdruck und Akzeptanz. Wenn die Patienten das plausible Modell vorgestellt bekommen haben, gibt man ihnen ausdrücklich die Entscheidungsfreiheit, ob sie es machen möchten oder nicht. Die richtige Haltung des Therapeuten dazu ist:

- Der Patient ist vollkommen frei in seiner prinzipiellen Entscheidung für oder gegen Exposition.
- Er kann jederzeit während der Exposition selbstbestimmt entscheiden, ob er weitermachen möchte oder nicht.
- Aber er trägt, wenn er sich dagegen entscheidet, auch die Verantwortung dafür, dass sich die Zwänge ggf. nicht verringern.

In der Regel bitten wir die Patienten, sich dies sorgfältig und bis zur nächsten Woche zu überlegen.

> **Fragen von Workshop-Teilnehmern**
>
> *Frage:* Was tut man, wenn die Patienten die Exposition grundsätzlich verweigern?
>
> *Antwort:* Das Risiko dafür kann man vorab minimieren, indem man erstens die Exposition nicht vorschlägt, bevor nicht eine gute vertrauensvolle Beziehung aufgebaut wurde, und zweitens, indem man sich vorab um eine Verschiebung der Problemdefinition bemüht.

Gemeinsame Planung der Übungen mit dem Patienten

Wenn die Patienten sich für die Exposition entschieden haben, stellt man die Möglichkeiten dar.

Theoretisch sind massierte und graduierte Expositionen bezüglich der Effektivität vergleichbar, doch letztere sind schonender und deshalb auch mit einer geringeren Abbruchgefahr verbunden, weshalb sie von den meisten Autoren empfohlen werden (vgl. Hoffmann & Hofmann, 2004; Neudeck & Wittchen, 2005). Im Sinne des Selbstmanagement-Konzeptes halten wir es für am günstigsten, den Patienten beide Optionen darzustellen und ihnen die Entscheidung selbst zu überlassen. Dadurch erhöht sich die wahrgenommene Kontrolle über die Situation, was sich positiv auf den gesamten Prozess auswirkt. Erfahrungsgemäß fällt die Wahl zwischen „dem Sprung ins kalte Wasser" oder „dem schrittweisen Vorgehen" bei den meisten Patienten so aus, dass sie graduiert vorgehen möchten. Man führt dann am besten eine Angstskala von 0 bis 100 % ein und sucht gemeinsam nach einer *mittelschweren* (50 %) Situation, *die gut kontrollierbar* und wenn möglich im Therapiesetting herstellbar ist (z. B. Berühren der Schuhsohlen, des Teppichbodens, Aufsuchen der Toilette), weil dies für die Patienten eine sichere Umgebung ist, die den entscheidenden Schritt erleichtert. Wenn im Rahmen dessen immer noch mehrere Auslöser zur Verfügung stehen, sucht man diejenigen Übungen, deren Bewältigung für die Patienten die höchste praktische Relevanz haben. Gleiches gilt, wenn die Patienten sich für die massierte Variante entschieden haben und daher meist eine ganze Palette an denkbaren Übungssituationen zur Verfügung steht.

> **Entscheidungshierarchie, nach der die Expositionssituationen ausgesucht werden**
>
> 1. Von dem Patienten präferierte Schwierigkeit.
> 2. Wenn möglich gut kontrollierbar durch die Therapeutin.
> 3. Praktische Relevanz für den Betroffenen.

Zumindest die ersten Expositionsübungen sollten unbedingt therapeutengeleitet sein, später wird man es den Patienten sukzessive im Selbstmanagement überlassen. Generell ist die Exposition in der Realität der Exposition in der Vorstellung immer vorzuziehen, es sei denn die speziellen Inhalte des Zwangs (z. B. vorgestellte Katastrophenbilder) legen dies nahe. Wenn die Probleme ausschließlich im häuslichen Bereich auftreten (z. B. Kontrollzwänge bezüglich Herd, Kaffeemaschine etc.), ist es unumgänglich, mit in die Wohnung der Patienten zu gehen. Selbstverständlich muss man bei Übungen, die die Intimsphäre der Patienten berühren, immer eine gleichgeschlechtliche Therapeutin bzw. einen Cotherapeuten hinzuziehen.

Wie die Exposition nach der ersten Übung weiter verläuft, ist im Einzelfall sehr verschieden. Bei einigen Patienten kann man sehr schnell fortschreiten, manche können sogar in der ersten Expositionssitzung zur Konfrontation mit den schwierigsten Auslösern ermutigt werden. Andere brauchen Monate, bis sie zu diesem Punkt gelangen. Die erste Planung ist bewusst nur sehr grob gehalten und umfasst in der Regel nicht mehr als fünf oder sechs Hauptsituationen, denn die Schwierigkeitseinschätzung verbleibender Situationen verändert sich durch vorangegangene Erfolge ohnehin und die Fülle der möglichen Auslöser bzw. auch die Unschärfe, mit der diese z. T. definiert sind (z. B. Schmutz), bringt es mit sich, dass man während der Übungen immer wieder neue geeignete Expositionsmittel identifizieren kann. Vor allem sollen die Patienten sich auch selbst in die Planung und Organisation der weiteren Übungen einbringen, sie werden ausdrücklich dazu angehalten, selbstständig immer Ausschau zu halten nach weiteren geeigneten Übungsmöglichkeiten. Sie müssen also eine zu ihrem bisherigen Denken konträre Haltung einnehmen, nach passenden Reizen suchen, selbstständig überprüfen, ob dies zwangsbezogene Auslöser sind und dann den bewussten Entschluss fassen, dass diese Situation für sie zwar schlimm, aber objektiv gesehen als ungefährlich einzustufen ist. Dadurch wird ein Perspektivenwechsel eingeleitet, der auf kognitiver Ebene eben jene entscheidenden Bestandteile der Angst verändert (vgl. Meyer, 1966).

Im Folgenden findet sich ein Beispiel für eine vorab gemeinsam erstellte Übungshierarchie bei Frau K., die im vorhergehenden Abschnitt bereits vorgestellt wurde.

Fallbeispiel:

Frau K. vermeidet aus der Furcht vor AIDS bzw. Schmutz und allem, was für sie mit Tod assoziiert ist, diverse Dinge. Dazu gehören Friedhöfe, alte Möbel, aber auch tote Fliegen, die sie auf ihrem Schreibtisch vermutet und den sie deswegen schon seit längerem nicht mehr benutzen kann. Sie lernt vornehmlich in der Universitätsbibliothek, hat dort aber wiederum Probleme damit, dass sie bei jedem kleinen Fleck auf dem Tisch oder einem der Bücher darüber nachdenkt, um was es sich dabei handeln könnte, worunter ihre Konzentration und Lernfähigkeit leidet. Beispielsweise machen es ihr Radiergummi-Überreste (= unklarer Schmutz) vom Vorgänger unmöglich, sich an dem betreffenden Arbeitstisch niederzulassen. Besondere Schwierigkeiten bereiten ihr rote Flecken, denn dann überlegt sie, ob es sich evtl. um Blut (= AIDS) handeln könnte. Aus demselben Grund vermeidet sie alles, was rot ist, bzw. kann nur damit umgehen, wenn sie sich sofort danach die Hände waschen kann, z. B. Tomaten, rote Aktenordner etc.

Bei der Planung der Exposition entschied sich die Patientin für das graduierte Vorgehen. Nach einer mittelschweren Anfangssituation befragt, meinte sie, tote Fliegen (= tot und schmutzig, ekelig) würden ihr wahrscheinlich etwa 50 % Unruhe bereiten. Eine grobe Hierarchiesierung weiterer geeigneter Übungssituationen ergab folgende nach Schwierigkeit aufsteigende Rangordnung:

Tote Fliegen	50 %
Rote Gegenstände	70 %
Rote Flüssigkeit	90 %
Friedhöfe	100 %

Einbeziehen von Angehörigen

Sofern *Angehörige* in die Zwänge mit einbezogen sind, müssen sie ebenfalls über das Prinzip der Exposition informiert und instruiert werden, wie sie sich zukünftig hilfreicher verhalten können. Zu diesem Zweck lädt man sie in der Regel relativ am Beginn der Expositionssitzungen mit ein. Gemeinsam mit dem Betroffenen wird dann abgesprochen, wann die zuvor stellvertretend übernommenen Aufgaben (z. B. die Wäsche erledigen, das Haus abends abschließen) ganz oder schrittweise wieder in ihre Verantwortung zurückgegeben werden können. Dasselbe gilt, wenn die Angehörigen um Rückversicherungen gebeten wurden oder auf Drängen der Betroffenen ebenfalls Rituale ausgeführt haben, sich beispielsweise nach der Heimkehr umgezogen oder gewaschen haben, um sich zu „dekontaminieren", bevor sie den Wohnbereich betreten. Auch hier wird vereinbart, wann und in welchen Schritten die Angehörigen diese Rituale einstellen werden. Selbstverständlich muss man dies entsprechend feinfühlig anleiten. Die Betroffenen sollen im Gespräch nicht das Gefühl haben, es würde „über sie verhandelt". Am günstigsten ist es, wenn der Therapeut beide Seiten anregt, selbst ins Gespräch darüber zu kommen, wie sie die Sache nun gemeinsam angehen könnten und wo die größten Schwierigkeiten zu erwarten sind etc. Klare Absprachen machen es für beide Partner leichter, im Falle einer Krise, z. B. wenn die Patienten trotz Vereinbarung wieder um Rückversicherungen bitten sollten, durchzuhalten.

Das Einbeziehen von Angehörigen als „Cotherapeuten" sollte man sehr genau überlegen, weil man unter systemischer Perspektive damit unnötigerweise eine Festschreibung der Krank- vs. Gesund-Etikettierung begünstigen würde und auch zuvor nicht konflikthafte Beziehungen durch ein solches von außen legitimiertes Machtgefälle Schaden nehmen könnten (vgl. Hand, 2002).

Fragen von Workshop-Teilnehmern

Frage: Warum legt man als Anfangsschwierigkeit für die Exposition 50 % fest, wäre es nicht besser, die Patienten selbst entscheiden zu lassen, was ihnen bewältigbar erscheint?

Antwort: Nein, weil sie unter bewältigbar verstehen, dass sie mit möglichst wenig Angst durch die Sache kommen und das ist nicht der Zweck der Übung. In ihrem eigenen Interesse muss man sie also schon auf ein Niveau festlegen, auf dem sie wirklich auch Angst erleben. Allerdings ist die Zahl 50 % nur als ein sehr grober Orientierungspunkt gedacht. De facto hängt die Angst immer von so vielen Detailmerkmalen ab, dass man vorher sowieso nie so genau sagen kann, wie stark sie wird. Die Botschaft, die hinter der Zahl 50 steht, ist einfach: „Wir müssen nicht mit dem Allerschlimmsten anfangen, aber Vermeiden gilt auch nicht."

8.3.2 Durchführung der Exposition

Idealerweise beginnt die erste Expositionssitzung damit, dass man sich erkundigt, wie sich die Betroffenen angesichts der bevorstehenden Übungen fühlen, und sie für die bereits ausgestandene und überwundene Erwartungsangst lobt! Die Würdigung ihres Mutes bewirkt auch, sie im Sinne einer erneuten Selbstverpflichtung auf die Übungen vorzubereiten. Die Patienten sollten wissen, dass es keine Überraschungen geben wird (alle Konfrontationen werden vorher abgesprochen) und sie jederzeit auch während der Übungen die Freiheit haben, zu entscheiden, was sie tun möchten und was nicht. Wenn noch Fragen bestehen, beantwortet man diese, aber im Interesse der Betroffenen sollte man den Vorlauf möglichst kurz halten.

Fallbeispiel:

Die erste Exposition mit Frau K. dauerte anderthalb Stunden und umfasste folgende Übungen:
(Das ausführliche Transkript der Sitzung ist im Anhang auf S. 141 abgedruckt).

- Ansehen einer toten Fliege.
- Fliege in die Hand nehmen.
- Mit der „kontaminierten" Hand die eigenen Kleider berühren.
- Mit der „kontaminierten" Hand in die eigenen Haare fassen.

Der Verlauf der Angst/Anspannung während der etwa anderthalbstündigen Sitzung sah bei Frau K. folgendermaßen aus:

Zu Beginn der Übungen war die Angst in etwa so hoch wie erwartet, nämlich auf 60 %. Sie sank dann innerhalb von wenigen Minuten auf 40 %. Das ist außergewöhnlich schnell, und als Therapeutin sollte man wissen, dass dies keineswegs notwendig ist. Eine langsamere oder unvollständige Habituation bedeutet nicht notwendigerweise einen ausbleibenden Erfolg. Die Angst dieser Patientin lag, trotz ihrer schnellen Habituation, dennoch im Schnitt bei 40 %, weil die Patientin sich, wenn sie sich ruhiger fühlte, immer wieder aus eigenem Antrieb heraus erneut mit den Auslösern beschäftigte und sehr schnell bereit war, den Schwierigkeitsgrad zu steigern (Anfassen der Kleider, der Haare etc.).

Für den Übergang von einem zum nächsten Item kommt es also in erster Linie auf das *relative Nachlassen der Anspannung* und vor allem auf die Bereitschaft der Patienten, sich dem nächsten schwierigeren Item auszusetzen, an.

Merke:

Zum Beenden der Expositionssitzungen ist es nicht notwendig, dass die Spannung auf ein sehr niedriges Level sinkt, oft wird das Ausgangsniveau nicht wieder ganz erreicht. Die Spannung sollte sich lediglich auf einem moderaten und stabilen Niveau befinden, und – das ist das Entscheidende – die Patienten müssen sich in der Lage sehen, mit diesem Gefühl gut zurechtzukommen (siehe auch auf S. 75 unter dem Abschnitt zur Emotionsbewältigung).

Auf der Basis des Erreichten wird vereinbart, welche Übungen der Betroffene alleine bis zum nächsten Mal als Hausaufgabe ausführen wird. Günstig ist es, wenn die Patienten sich über ihre Übungen stichwortartige Notizen machen, damit Erfolge und Schwierigkeiten bis zur nächsten Sitzung nicht in Vergessenheit geraten und genau erörtert werden können. Gegebenenfalls kann hierfür auch der „Protokollbogen für die eigenständigen Expositionsübungen" (vgl. Anhang, S. 140) verwendet werden.

Die Nutzung von Befunden aus der modernen Lernpsychologie und der Neurobiologie legt es für die therapeutische Praxis nahe, Übungen speziell zu Beginn der Intervention häufig zu wiederholen, damit ein entsprechender Lerneffekt greifen kann. Hier ist es oft wichtig, mit dem Betroffenen mehrere Übungen während des Verlaufs einer Woche zu planen, weil damit auch stabile „Bahnungen" im neurophysiologischen System etabliert werden können. Man kann sich dies wie die Einrichtung eines neuen Weges in einem unwegsamen Gelände vorstellen: Diese „Wege" verschwinden, wenn sie nicht kontinuierlich begangen werden.

Übungen ins Selbstmanagement übergeben

Günstig ist es, wenn der Patient zum Zeitpunkt, an dem er die Übungen in Eigenregie durchführen soll, mindestens eine der am stärksten angstauslösenden Situationen bewältigt hat. Die Patienten sollten dann weiterhin selbstständig die schwierigsten Situationen üben bzw. diejenigen, bei denen dies noch notwendig ist. In den Sitzungen werden die Hausaufgaben besprochen, die Patienten für ihre Erfolge verstärkt und zur Selbstverstärkung angehalten. In der verbleibenden Zeit kann man dann zu den kognitiven Techniken und anderen Themen übergehen.

Fragen von Workshop-Teilnehmern

Frage: Wie lange dauern Expositionssitzungen im Schnitt?

Antwort: Die Gesamtdauer einer Expositionssitzung ist immer abhängig von der speziellen Problematik. In aller Regel reichen 1,5 bis 2 Stunden reine Übungszeit durchaus, selten bedarf es mehrerer Stunden. Bei längeren Übungszeiten ist allerdings zu bedenken, dass die Auseinandersetzung mit der Angst für die Betroffenen sehr anstrengend ist und sich mit zunehmender Erschöpfung der relative Lerngewinn immer mehr verringert. Wichtig ist, dass man am Ende der Sitzung noch genügend Zeit hat, die Exposition angemessen nachzubesprechen.

Hilfen des Therapeuten während der Exposition

Ermutigung und Anleitung. Das Vertrauen in den Therapeuten und die Zuversicht, mit seiner Hilfe die Angst bewältigen zu können, erleichtert den entscheidenden Schritt in die erste Exposition und macht den ausschlaggebenden Unterschied aus zu den früheren erfolglosen Versuchen, dem Zwang zu widerstehen. Während der Übungen sind die Ermutigung und Verstärkung durch den Therapeuten hochbedeutsam für den Prozess und den Erfolg der Exposition. Durch entsprechende Anleitungen gibt man den Betroffenen den nötigen Impuls und Energieschub, den sie in diesem Moment selbst nicht aufbringen könnten. Insbesondere bei „ erstarrten" Patienten bedarf es eines anderen Menschen, der das Handlungssignal gibt, bis die Patienten wieder dem eigenen Willen gemäß handeln können. Hofmann und Hoffmann haben dafür den Begriff „subjektkonstituierende Hilfen" geprägt, die dazu dienen der Verhaltenshemmung und volitionalen Schwäche ein Gegengewicht entgegenzusetzen mit dem Ziel, das eigentliche Selbst wieder zur Steuerungsinstanz zu machen (siehe Hoffmann & Hofmann, 2012).

Fokussieren auf die emotionalen Prozesse, Anleitung zum Emotionsmanagement. Der Begriff „Reaktionsverhinderung" ist ein wenig unglücklich gewählt und wird heute meist durch Reaktionsmanagement ersetzt, weil es nicht darum geht, etwas zu verhindern.

Merke: Reaktionsmanagement

Es geht um die aktive Unterstützung des Patienten durch den Therapeuten bei zwei Prozessen: Einerseits dem Unterlassen der Neutralisierungen und andererseits der Bewältigung der dabei aufkommenden Emotionen, die keineswegs verhindert werden sollen.

Unterlassen der Neutralisierungen. Im Allgemeinen reicht die Anwesenheit des Therapeuten vollkommen aus, dass die Patienten nicht in ihr altes Zwangsverhalten verfallen oder der Situation entfliehen. In dem höchst seltenen Fall, dass die Patienten dennoch aus der Situation gehen oder unbedingt noch einmal kontrollieren möchten o.Ä., wird der Therapeut alles tun, um sie zu stützen, aber weder psychisch noch physisch auf sie Druck ausüben, d. h. sie ermahnen oder gar versuchen, sie durch körperliche Berührung in der Situation zu halten.

Im Zweifelsfall ist es jedoch besser, die Vermeidung einer zuvor vereinbarten Übung durchgehen zu lassen, als dass eine Übung nur unter Druck durchgezogen werden kann oder gar trotzdem abgebrochen wird. Denn die Patienten lernen durch solche „erzwungene" Übung *nicht*, dass sie selbst in der Lage sind, diese Situation zu bewältigen (problematische Attribution), und für die therapeutische Beziehung kann dies fatale Folgen haben.

Emotionsbewältigung. Ziel der Exposition ist es (unter anderem), dass die Patienten erleben können, wie sich ihre Angst und Unruhe auch ohne die Ausführung der Zwänge auf ein erträgliches Maß reduziert, indem sie sich willentlich und wiederholt mit den gefürchteten Reizen auseinandersetzen. In der Regel nimmt die Angst bei einer erfolgreich ausgeführten Konfrontation dieser Art innerhalb relativ kurzer Zeit automatisch ab, häufig binnen Minuten, es kann aber auch deutlich länger dauern.

Gelegentlich kann es vorkommen, dass durch die Exposition nicht nur Angst oder Anspannung ausgelöst wird, sondern auch ganz andere negative Emotionen, die die Patienten zunächst selbst nicht erwartet hätten. Die Palette dieser negativen Emotionen umfasst *depressive Gefühle wie Traurigkeit, das Gefühl einer inneren Leere ebenso wie Schuldgefühle, Ärger, Wut, Hilflosigkeit, Ausgeliefertsein* etc. Diese Emotionen wurden bislang durch die Zwänge maladaptiv bewältigt und sollen nun ebenfalls nicht mehr unterdrückt, sondern ebenso zugelassen werden wie die Angst, damit die Patienten lernen können, adäquat damit umzugehen. Zu diesem Zweck werden sie ermutigt, *diese Gefühle in aller Intensität aufkommen zu lassen und ihnen Ausdruck zu geben.* Auf diesem Wege lernen sie, dass auch diese Emotion nicht so schlimm ist, dass sie nicht ausgehalten werden könnte. Die Bewältigung der Gefühle geschieht also auch hier, wie bei der Angst, hauptsächlich darüber, dass die Therapeuten durch ihre Nachfragen eine vertiefte Wahrnehmung und Selbstexploration beim Patienten anregen und dabei unterstützen, die Gefühle auszuhalten und zu integrieren. Eine ausführliche Beschreibung dieses Vorgehens findet sich in Kapitel 8.7.

Fallbeispiel:

Die Patientin, deren Putzzwänge auch Ausdruck ihrer unterdrückten Aggression gegen den Lebenspartner waren, spürte bei einer der therapeutenbegleiteten Expositionsübungen, dass sie keineswegs nur Angst fühlte, sondern auch Wut. Im Anschluss an die Übung wurde also mit ihr herausgearbeitet, womit diese Wut zusammenhing, und auf diesem Wege auch die Funktionalität ihrer Zwänge für die Patientin transparent gemacht.

Sofern dies sinnvoll erscheint, kann man derartige Erinnerungen auch gezielt anstoßen, indem man die Patienten bittet, bewusst nach Erinnerungen zu suchen, die mit dem entsprechenden Gefühl verknüpft sind. Derartige Affektbrücken sind sowohl während als auch im Anschluss an die Expositionen in nachfolgenden Sitzungen möglich. Die Szenen, die dann wiedererlebt werden, sind exemplarisch für die Verletzungen ihrer persönlichen Integrität oder Bedürfnisse, die sie in der Kindheit erlitten haben und erklären, warum sich die Leitaffekte wie z. B. Schuldgefühle entwickelt haben und warum deren Unterdrückung von so hoher subjektiver Bedeutung für die Betroffenen ist.

Die Besprechung dieser Erlebnisse kann neben der Veränderung des emotionalen Erlebens in Bezug auf die Bewältigbarkeit des negativen Gefühls auch dazu dienen, im Kontext der Biografie die dysfunktionalen Überzeugungen herauszuarbeiten, die sich aufgrund dieser Lernbedingungen ausgeformt haben (siehe auch Kapitel 8.6).

Fallbeispiel:

Eine Patientin mit Kontrollzwängen erinnerte sich, wie sie als 3- oder 4-Jährige ihre Mutter, die sie generell als sehr leistungsstarke Person kannte, wiederholt tagsüber im Bett oder dem Sofa antraf und auf die Frage: „Mama, was ist denn mit dir?“, keine Antwort erhielt und weggeschickt wurde. Sie erlebte dies dann wie zwei Mütter und suchte die Schuld dafür, dass sie weggeschickt und abgelehnt wurde, bei sich. Sie versuchte, sich durch besonders braves Verhalten die Zuwendung der Mutter wieder zu erarbeiten. „Später erkrankte meine Mutter an Krebs und auch dann bildete ich mir ein, dass ich es, wenn ich mich nur genügend in der Schule anstrenge, bewirken kann, dass sie nicht stirbt. Sie starb nicht und ich wurde in meinen Allmachtsfantasien bestärkt.“

Fragen von Workshop-Teilnehmern

Frage: Kommt es auch vor, dass die Patienten durch die Exposition dann richtige Traumata wieder erinnern z. B. Missbrauchserfahrungen?

Antwort: Nein. Ich habe es noch nie erlebt, dass jemand in der Exposition plötzlich z. B. ein Missbrauchserlebnis erinnert hätte, das zuvor nicht schon bewusst gewesen wäre. Sie brauchen keine Sorge zu haben, dass sie jemanden durch die Exposition in ein negatives Erleben hinein schaukeln, das sie dann nicht mehr auffangen könnten.

8.3.2.1 Besonderheiten bei Kontroll- und Wiederholungszwängen

Bei Kontrollzwängen wird die Durchführung der Exposition oft dadurch erschwert, dass in Anwesenheit des Therapeuten die kritischen Situationen nicht mehr angstauslösend sind, weil die Patienten die *Verantwortung* für die befürchteten Konsequenzen mehr oder minder bewusst an die Therapeutin *abgeben* („Sie würden doch sicher nicht mit mir aus dem Haus gehen, wenn hier tatsächlich noch Kerzen brennen würden, also werden sie schon aus sein“). Man muss deshalb die Betroffenen alleine in die Situation gehen lassen, aber trotzdem unterstützend zu Seite stehen, wie in folgendem Beispiel verdeutlicht:

Fallbeispiel:

Herr D., ein 33-jähriger Ingenieur, wurde durch Kontrollzwänge beim Autofahren stark beeinträchtigt. Sobald eine Straße verengt war, er eine Bodenerhebung spürte oder ein ungewohntes Geräusch hörte, wurde sofort der Gedanke bei ihm ausgelöst, er könne jemanden überfahren haben. Durch mehrfaches und langdauerndes Blicken in den Rückspiegel musste er dann die Straße „absuchen“ und die Reaktion der nachfolgenden Autofahrer überprüfen. Gelang ihm dies nicht zu seiner Zufriedenheit, was häufig vorkam, musste er die Strecke nochmals abfahren. Das Autofahren war allerdings weitgehend unproblematisch, wenn eine andere Person mit im Auto saß, weil er dann davon ausging, diese Person würde es schon bemerken und auch sagen, wenn etwas passiert wäre.

Die Exposition begann dennoch damit, dass Therapeutin und Patient gemeinsam in dem Auto des Patienten fuhren, um im Detail abzuklären, welche Verkehrssituationen der Patient als besonders schwierig erlebt, und zu vereinbaren, welche Blicke in den Rückspiegel notwendig und welche als überflüssige Kontrollen anzusehen und deshalb in der Exposition zu unterlassen wären. Der Patient erlebte hierbei so gut wie keine Angst. Deshalb wurde vereinbart, dass die Therapeutin in ihrem Auto vorausfährt, und der Patient per Lichthupe zu erkennen geben sollte, wenn er Unterstützung benötigt. Beim Hinterherfahren hätte sie die „potenziellen Opfer“ sehen können, daher wäre dies keine geeignete Übung gewesen. Nach etwa 20-minütiger Fahrt vorbei an Baustellen, durch enge Seitenstraßen in der Innenstadt wurde ein Halt eingelegt, damit die Therapeutin mit dem Patienten den bisherigen Verlauf besprechen konnte. Obgleich die bewältigten Verkehrssituationen zu den größten Auslösern für den Patienten zählten, erlebte er zu seiner eigenen Verblüffung nur anfänglich eine moderate Angst (etwa 40 %), die aber sehr schnell wieder bis auf ein sehr geringes Maß zurückging. Durch den Erfolg ermutigt, war er motiviert, gleich weiter zu üben und so wurde als nächste Steigerung vereinbart, dass die Therapeutin in ihrem Auto mit geringem Zeitvorsprung zu einem vereinbarten Punkt fuhr und der Patient folgte. Da auch dies gut klappte, bat die Therapeutin ihn, nun eine halbe Stunde allein kreuz und quer zu fahren (keine Strecke doppelt), während sie in ihrem Büro auf ihn wartete. Im Büro fragte sie den Patienten anschließend, wie es ihm ergangen war, wie hoch seine Angst wurde, ob er sich umgesehen habe, welche besonderen Schwierigkeiten es gegeben hätte usw. Damit verhinderte sie zugleich, dass der Patient im Kopf die abgefahrenen Strecke noch einmal Revue passieren ließ, d.h. seine mentalen Kontrollen durchführte, wie er dies im Normalfall tat.

Wesentlich dabei war, auch dem Patienten gegenüber den Unterschied transparent zu machen zwischen dem kognitiven Neutralisieren und dem Sprechen über die gedanklichen Komponenten seiner Angst: „Es freut mich für Sie, dass die Übung so gut geklappt hat. Gab es denn Situationen, die besonders schwierig waren? (Patient erzählt von einer Baustelle vor einem Kindergarten, bei der seine Angst kurzfristig sehr hoch war, aber bald wieder sank).

Was ging Ihnen denn in dem Moment durch den Kopf? Lassen Sie ruhig all die Befürchtungen in Ihrem Kopf ablaufen, die Ihnen sonst zu Hause auch kommen würden. Dieser gedankliche Teil Ihrer Angst ist der wichtigste Teil und Sie können gleich noch ein bisschen üben, sie zuzulassen, ohne sie zu unterdrücken. Über was machen Sie sich jetzt, wenn Sie so daran zurückdenken, am meisten Sorgen?“

Unterlassen der Neutralisierung bei Kontrollzwängen. In den meisten Fällen ist es nicht schwierig, die Grenze zwischen dem, was normal ist, und dem Punkt, an dem der Zwang beginnt, zu ziehen. Die meisten Patienten sind, wenn man sie entsprechend geschickt fragt (siehe Verschiebung der Problemsicht) auch durchaus in der Lage, für sich selbst als vernünftiges und wünschenswertes Ziel zu definieren, dass sie einmal kurz kontrollieren wollen und nicht öfter. Dies gilt dann auch als Richtlinie in der Therapie. Langfristiges Ziel ist natürlich auch hier, dass alle Kontrollen aufgegeben werden, die von den meisten anderen Leuten unter normalen Umständen auch nicht getätigt werden. Gelegentlich ist die Trennung zwischen „Erforderlichem“ und „Zwanghaftem“ aber nicht ganz so leicht zu ziehen.

Fallbeispiel:

Eine Jurastudentin litt beim Lesen an einem Wiederholungszwang, aus der Befürchtung heraus, etwas Wichtiges überlesen zu haben. Zu Beginn der Therapie war sie nicht mehr imstande, überhaupt noch irgendetwas zu lesen. Durch Expositionsübungen, zunächst an einfachen Texten, dann an Zeitungsartikeln usw., war der Lesezwang binnen weniger Wochen weitgehend überwunden. Als sie dann wieder damit begann, für ihr Examen zu lernen, musste sie sich mit komplizierten Gesetzestexten auseinandersetzen, die in ihr des Öfteren den Wunsch auslösten, einzelne Textpassage noch einmal zu lesen. Sie war sich nun unsicher, inwieweit dies in Ordnung war oder ob sie dadurch erneut neutralisieren würde und evtl. unversehens wieder in ihren Wiederholungszwang rutschen könnte.

Grundsätzlich ist hier eine hilfreiche Richtlinie für die Patienten, dass die besagten Handlungen dann unproblematisch sind, wenn sie nicht absichtlich als Beruhigungsstrategien eingesetzt werden. Im Zweifelsfalle besteht die Möglichkeit, sich nochmal zu *re-exponieren*, indem sie ihre aufdringlichen Gedanken denken. Im obigen Beispiel hätte die Patientin sich also nach der nochmaligen Lektüre einer Passage bewusst wieder denken können: „Ich habe etwas sehr Wichtiges überlesen.“ Dasselbe gilt, wenn die Patienten sich sehr schwer damit tun, ihre Kontrollen zu unterlassen, weil sie zu schnell oder hochautomatisiert ablaufen, z.B. der Blick in den Rückspiegel. Das Re-Exponieren ist dann die beste Strategie, um auch diese Zwänge zu beseitigen.

Der Umgang mit Unvollständigkeitsgefühlen. Bei Unvollständigkeitsgefühlen und leicht dissoziativen Zuständen hilft man als Therapeut dem Patienten wieder in einen assoziierten Zustand zu gelangen, sich der Umgebung wieder voll und ganz bewusst zu werden, sich körperlich wieder zu spüren und seine Wahrnehmungen durch die Sinnesorgane zu beschreiben und nicht durch Interpretationen zu lenken. Die Handlungsimpulse werden zunächst direkt vom Therapeuten gegeben, dann durch Fragen (z.B. „Wie wollen Sie vorgehen?“) und Kommentare, die die Selbstkontrolle des Patienten unterstreichen.

Wenn die Kontrollzwänge zu sinnlosen Automatismen geworden sind. Es gibt Kontrollzwänge, deren Unterbrechung kaum Emotionen auslösen, und die sich soweit verselbstständigt haben, dass sie mehr sinnlose Bewegungsautomatismen, denn zielgerichteten Handlungen zur Verhinderung einer befürchteten Gefahr geworden sind.

Fallbeispiel:

Ein 38-jähriger Wirtschaftsingenieur hatte neben diversen anderen Kontrollzwängen auch große Schwierigkeiten, sich morgens fertig zu machen, weil sich das Anziehen und vor allem das Zähneputzen extrem lange hinzog. Das Zähneputzritual ging so vor sich, dass der Patient mit großem Druck seine Zähne regelrecht schrubbte, bis ihm das Zahnfleisch weh tat. Er konnte keinen Grund oder eine Befürchtung nennen, die ihn daran hinderte, damit aufzuhören, im Gegenteil, ihm war durchaus bewusst, dass sein Verhalten seine Zähne und das Zahnfleisch zerstörte. Doch wenn er erst einmal damit begonnen hatte, lief das Zähneputzprogramm quasi automatisch ab, ohne dass er es willentlich unterbrechen konnte.

Hier ist es sinnvoll, analog zum Vorgehen bei der Therapie von Tic-Störungen, *nicht nur die Unterlassung der problematischen Verhaltensabläufe zu üben, sondern auch die jeweilige motorische Gegenreaktion* gezielt zu trainieren, um so die eingeschliffenen Bahnungen in den Basalganglien wieder aufzubrechen. Für die Gestaltung der Expositionsübungen bedeutet dies, dass das adäquate, dem zwanghaften entgegengesetzte Verhalten wieder aufgebaut und so eingeübt werden muss, als wäre es ein vollkommen neu zu lernendes Verhalten.

Fallbeispiel (Forts.):

In dem oben genannten Beispiel wurde der Patient also angeleitet, sich die Zähne statt mit der rechten nun mit der linken Hand zu putzen, langsam und vorsichtig Zahn für Zahn, von der ungewohnten Seite her anfangend, ohne Wiederholungen oder Kreise etc.

8.3.2.2 Besonderheiten bei Waschzwängen/ Kontaminierungsängsten

Ein Modell geben. Für Patienten mit Kontaminierungsängsten ist es leichter, wenn der Therapeut die Übungen vormacht, z. B. Türgriffe, Geländer, Toilettensitze etc. normal anfasst, um dann die vermeintliche Kontamination schrittweise auf dem ganzen Körper zu verteilen, indem man Arme, Gesicht, Haare und alle anderen wichtigen Körperteile berührt. Die Patienten wissen zwar, dass es für den Therapeuten keine Gefahr darstellt, sind aber dennoch dankbar dafür, es zu erleben.

Irreversibilität sicherstellen. Man sollte unbedingt dafür Sorge tragen, dass die Patienten nach den Expositionsübungen gar nicht erst die Möglichkeit haben, die bewusst hergestellten Kontaminierungen im Nachhinein wieder rückgängig zu machen. Wenn die Möglichkeit nicht besteht, ist auch die Versuchung nicht gegeben, die sonst für die Betroffenen quälend werden kann. Am günstigsten ist es, wenn man diesen Punkt mit den Patienten explizit bespricht und sie selbst überlegen lässt, wie man dies am besten bewerkstelligen könnte. Eine Patientin kam z. B. auf die Idee, sie könne mit den „verschmutzten" Händen ihren Lieblingsrock anfassen, der aus Leder und deshalb nicht waschbar ist, ebenso wie ihr Sofa und ihre neu gestrichenen Wände.

Aufteilung in „sauber" und „schmutzig" aufbrechen. Kontaminierungsängste führen bei den meisten Patienten dazu, dass sie diverse Strategien haben, um zwischen subjektiv „sauberen" und „verschmutzen" Orten und Gegenständen zu trennen. Oft gibt es im Wohnbereich eine Einteilung in entsprechende Areale, die manchmal sogar durch regelrechte Schleusen getrennt sind. Das Auflösen dieser Trennungen ist ebenfalls ein wichtiger Teil der Exposition. Auch hier haben es die Betroffenen dann am leichtesten, wenn man die *Vermischung gleich so komplett und unumkehrbar wie irgend möglich* macht. Selbstverständlich ist die Freiwilligkeit auch hier wieder oberstes Prinzip, aber wenn man die Beziehung geschickt nutzt, kann man gemeinsam vieles erreichen, was zunächst unvorstellbar für die Patienten schien.

Fallbeispiel:

Herr H. betrat sein Haus immer über die Garage, ging von dort aus in den Keller, der ihm als Schleuse diente, um sich zu säubern. Er zog sich dort komplett aus und warf die „Straßenkleidung" sofort in die Waschmaschine, duschte, zog frische „Innenkleidung" an und war dann erst bereit, sich in den oberen, „sauberen" Teil des Hauses zu begeben. Es war ihm über Jahre hinweg nicht möglich, Fremde in sein Haus zu lassen. Für die erste Übung zu Hause wurde demzufolge vereinbart, dass es ein riesiger Schritt für ihn wäre, wenn die Therapeutin lediglich mit in die Schleuse kommen dürfe. Als dies geschafft war, bemerkte er, dass er durch die Freude darüber und den Stolz, seiner Therapeutin sein Haus zeigen zu können, viel besser in der Lage war, die aufkommenden unangenehmen Gefühle auszuhalten, als erwartet. Nach etwa einer halben Stunde im Keller war es ihm sogar möglich, der Therapeutin Einlass in seine Wohnung zu gewähren. Die Therapeutin durfte also in Straßenkleidern und Schuhen die gesamte Wohnung besichtigen, Herr H. ging (ebenfalls in kontaminiertem Zustand) vorneweg, was eine völlige Durchmischung aller sauberen und kontaminierten Bereiche bedeutete. Anschließend wurde dies, im Wohnzimmer sitzend, entsprechend gewürdigt und besprochen, wie man die fantastische Leistung jetzt am besten unumkehrbar machen könnte. Therapeutin und Patient kontaminierten daraufhin gemeinsam alle Möbelstücke durch Anfassen mit den Händen, mit denen sie zuvor ihre Schuhsohlen berührt hatten.

Hygienehandlungen von den Neutralisierungen trennen. Wenn die Patienten sich nur kurz, aber bei sehr vielen Gelegenheiten am Tag die Hände waschen, ist es kaum möglich, das Verhalten komplett zu unterbinden, andererseits aber auch sehr schwierig, so viele Ein- und Ausschlusskriterien zu vereinbaren, wann es erlaubt sein soll und wann nicht. Die Lösung ist das Verhalten an sich, also das *Händewaschen von der zwangsbedingten Funktion zu trennen, also vom Neutralisieren.* Die Patienten dürfen sich also die Hände waschen so oft sie wollen, aber müssen sich hinterher wieder re-kontaminieren, indem sie z. B. kurz auf den Fußboden fassen. Analoges gilt für Patienten, die lange duschen oder viel Toilettenpapier verbrauchen.

8.3.2.3 Besonderheiten bei Zwangsgedanken

Möglichkeiten der Exposition bei Zwangsgedanken. Bei Zwangsgedanken oder -impulsen ist es für das Gelingen der Exposition besonders bedeutsam, dass die Patienten die Unterscheidung zwischen den *aufdringlichen Gedanken* (den Zwangsgedanken im engeren Sinne) und den *Neutralisierungsgedanken* gut verstanden haben und wissen, dass erstere provoziert und letztere unterlassen werden müssen.

Das wichtigste Prinzip bei der Durchführung der Exposition mit Zwangsgedanken besteht darin, die *Vorhersehbarkeit* und auch *Wiederholbarkeit der flüchtigen Gedanken* herzustellen. Am leichtesten ist dies, wenn es externe Stimuli gibt, die vermieden werden. Bei Tötungsgedanken zum Beispiel kann man durch das Bereitlegen von zuvor vermiedenen Gegenständen wie etwa Messern die Gedanken für die Patienten greifbar machen und leichter bewusst provozieren.

Fallbeispiel:

Ein Student mit aggressiven Zwangsgedanken fürchtete, er könnte jemanden ermordet haben, ohne es bemerkt zu haben (siehe auch ausführliches Fallbeispiel ab S. 102). Besonders angstauslösend waren für ihn Messer, Scheren und andere spitze Gegenstände. Die Exposition ging so vor sich, dass die Therapeutin in Absprache mit dem Patienten ein langes Brotmesser auf den Tisch im Therapieraum legte und der Patient, während er dies ansah, seine aggressiven Gedanken laut äußerte: „Ich bin ein Mörder", „Ich habe zugestochen", etc. Die nächste Stufe der Exposition bestand dann darin, dass der Patient das Messer anfasste, etwas später damit im Beisein der Therapeutin im Gebäude umherging und schließlich allein um den Block geschickt wurde.

Grundsätzlich ist es bei der Exposition wichtig, dass die von den Patienten zunächst als unkontrollierbar erlebten Gedanken auf irgendeine Art und Weise dingfest gemacht werden können. Zu diesem Zweck kann man sie niederschreiben lassen oder – noch besser – eine Tonaufnahme erstellen lassen (z. B. mithilfe des Handys), *damit die Patienten sich diese dann immer wieder anhören können* (vgl. Salkovski, 1983).

Die Patienten sollen ihre aufdringlichen Gedanken dabei in möglichst emotionaler Qualität sprechen, so wie es sich für sie in ihrer Aufregung anfühlt. Im Weiteren kann man die Aufnahmen dann in bisher vermiedenen Situationen anhören.

Fallbeispiel:

Im obigen Beispiel ging der Patient mit seinem MP3-Player zunächst zum Metzger einkaufen, dann durch die Supermarktabteilung mit den Messern. Schließlich setzte er sich mit der von ihm am meisten gefürchteten Situation auseinander: Er begab sich in besonders einsame Gegenden (in denen er am leichtesten unbemerkt zum Mörder hätte werden können).

Unterlassen der Neutralisierungsgedanken. Mentale Neutralisationen sind von den Patienten willentlich noch viel schwieriger zu unterlassen als

Zwangshandlungen. Das ist nicht schlimm, solange sich die Patienten konstant exponieren.

Fragen von Workshop-Teilnehmern

Frage: Sollte man die Patienten ihre Impulse auch mal ausführen lassen, wenn keine reale Gefährdung damit verbunden ist. Sollte z. B. jemand, der Angst hat, im Theater plötzlich loszuschreien, dies einfach mal machen? Das ist zwar peinlich, aber es kann ihm ja nicht wirklich etwas dabei passieren, und Peinlichkeiten auszuhalten gehört ja auch zum Selbstsicherheitstraining?

Antwort: Nein, das sollte man keinesfalls tun, denn das Ziel ist es ja, dass der Patient sein Problem als ein „Gedanken-Problem" ansieht, nicht als ein Problem der „Realität". Er soll lernen, dass sein Problem nicht darin besteht, dass er etwas tun könnte, sondern dass er einen blödsinnigen, aufdringlichen Gedanken hat, was aber nicht bedeutet, dass er das, was er da befürchtet, jemals tun wird. Also wäre es Unsinn, ihn dazu anzuleiten. Diesen Unterschied deutlich zu machen, ist auch deshalb so wichtig, weil die Inhalte der Gedanken ja wechseln, und wenn er sich im nächsten Moment denkt „Ich lasse jetzt die Hosen runter", dann ist klar, dass man ihn dazu wohl besser auch nicht anleiten sollte.

Exposition mithilfe von Vorstellungsübungen. Selten, aber doch hin und wieder kommt es vor, dass sich die Exposition mit den bisher beschriebenen Methoden nicht oder nicht ausreichend durchführen lässt, etwa weil es sich um bildhafte Katastrophenvorstellungen handelt, die nicht mit externen Auslösern gekoppelt sind oder über diese nicht in der entsprechenden Authentizität provoziert werden können.

Fallbeispiel:

Herr L., ein 32-jähriger Fabrikarbeiter, erlebte Schreckensbilder, in denen er seine Schwester bei einem Motorradunfall ums Leben kommen sah. Um die Bilder zu unterdrücken, sagte er sich „positive Sätze" wie „Es ist alles gut". Das Aufnehmen und Abhören einzelner Sätze via Handy, wie oben beschrieben, brachte bei Herrn L. keinen Erfolg. Er berichtete, dass dadurch die Bilder nicht ausgelöst würden; wenn die Bilder ihn spontan überfallen würden, sei dies ganz anders. Die Exposition in sensu erwies sich hierbei als zielführender.

Ein weiterer Indikationsgrund für die Exposition in sensu liegt dann vor, wenn die Exposition in der Realität aus praktischen Gründen schwierig ist. Ein Beispiel hierfür ist ein Patient mit der Angst vor einem Fuchsbandwurm oder eine Patientin mit Kontaminierungsängsten, deren Hauptangst sich auf überfahrene und verwesende Tiere am Straßenrand bezog (ausführliche Verhaltensanalyse siehe Kapitel 6). Bei ihr umfasste die Exposition in vivo das Berühren der Autoreifen, ihrer Schuhsohlen, das Gehen auf dem Fahrradweg, das Anfassen von Taubenfedern und sogar das Herangehen an eine tote Taube im Rinnstein (sie sollte die Taube nicht direkt anfassen). Diese Übungen wurden dann ergänzt durch Vorstellungsübungen, in denen es um überfahrene Tiere am Straßenrand ging.

Durchführung der Exposition in sensu. Entsprechend der Netzwerktheorie (vgl. Kapitel 2.3) ist es für eine ausreichende Aktivation des Angstnetzwerkes notwendig, alle Bestandteile einzubauen: die Beschreibungen der Stimulus-Elemente, der Response-Elemente ebenso wie der individuellen Bedeutungszuschreibungen.

Merke:

Der Therapeut sollte das Geschehen so beschreiben, dass die Wahrnehmungen aller Sinneskanäle angesprochen werden, die gedanklichen Interpretationen des Geschehens durch die Patienten, die entsprechenden emotionalen Reaktionen und auch ihr eigenes Verhalten in der Situation.

Es ist immer günstiger, wenn die Patienten die Szene nicht nur aus der Beobachterperspektive erleben, sondern eine aktive Rolle einnehmen. Schließlich kann man die Aufmerksamkeit auch auf die internen physiologischen Vorgänge lenken, die mit den Emotionen einhergehen (beschleunigter Puls und Atmung, Veränderung der Gesichtsfarbe etc.).

Ein Auszug aus einer Vorstellungsübung mit der oben beschriebenen Patientin Frau N.:

„Bitte stellen Sie sich vor, wie Sie jetzt die Bundesstraße von Bamberg nach Hause fahren. Es regnet und die Scheibenwischer sind an. Sie sehen sie vor Ihren Augen hin- und hergehen, während Sie das Wischgeräusch hören. Können Sie die Scheibenwischer sehen? (Hm.) Hören Sie das Geräusch? (Hm.) Schauen Sie durch die Windschutzscheibe und sagen Sie mir, was Sie sehen.

Aha, Sie sehen also die Bäume, den Straßenrand und die Pfosten. Hören Sie den Regen auf dem Autodach und die Reifen auf der nassen Straße? Sie denken daran, dass Sie es wirklich hassen, wenn es regnet, weil Sie auf der nassen Fahrbahn ein totes Tier nicht so gut sehen und womöglich darüberfahren könnten, und dann sind Ihre Autoreifen völlig kontaminiert. Jetzt merken Sie, wie das Auto anfängt zu schlingern. Das Fahrgeräusch ist auf einmal anders. Es überkommt Sie die Furcht, Sie könnten einen Platten haben. Ihnen wird klar, dass Sie anhalten müssen, um nachzusehen, was passiert ist. Was denken Sie?"

Um die Imaginationsübungen in diesem Sinne durchführen zu können, muss man sich von den Patienten vorab alle wichtigen Informationen über die genauen Inhalte ihrer Vorstellungen geben lassen. Das ist für die Betroffenen manchmal nicht einfach, denn normalerweise produzieren sie die Vorstellungen nicht in einer solchen Elaboriertheit, wie es für die Exposition notwendig ist, und verständlicherweise ist es für sie sehr unangenehm, sich darüber ausführlich Gedanken zu machen. Mit dieser ausführlichen Exploration ist quasi schon ein fließender Übergang zur Exposition in sensu geschaffen. Abgesehen vom groben Inhalt, sollte vorher auch abgesprochen werden, welches Ausmaß an Angst die Patientin zulassen möchte und welche Möglichkeiten es für den Therapeuten gibt, die Neutralisierungsstrategien bei dem Betroffenen zu blockieren. Oft ist es für die Patienten, selbst wenn sie dies wollen, schwierig bis unmöglich, die Neutralisierungen komplett zu unterlassen, da sie quasi automatisch mit den Katastrophenbildern verbunden sind. Das ist dann nicht weiter tragisch, wenn sie sie nicht bewusst zur Angstreduktion einsetzen und sich damit einverstanden erklären, diese spontan auftretenden Beruhigungsmechanismen dem Therapeuten immer gleich mitzuteilen, damit dieser entsprechend wieder exponieren und gegensteuern kann.

Im obigen Beispiel berichtete die Patientin an dieser Stelle, sie würde überlegen, wie sie nicht vollgespritzt werden könnte, daher ließ die Therapeutin sie in der Vorstellung sofort aus dem Auto aussteigen, damit sie keine Zeit hatte, eventuelle Schutzvorkehrungen zu treffen. Die Vorstellungsübung wurde dann so fortgeführt, dass die Patientin im Regen ihren Reifen wechselte und, nach dem sie damit fertig war und der Regen weniger wurde, auf der Straße ein totes Tier entdeckte. Da es mitten auf der Straße lag, musste sie mit dem Reifen, den sie gerade gewechselt hatte darüber gefahren sein. Das war das Top-Item für die Patientin.

„So, jetzt sind Sie also komplett beschmutzt von diesem Wasser und dem Dreck des Reifens, mit dem Sie über das tote Tier gefahren sind. Sie können das tote Tier sehen, wahrscheinlich ein Hase oder ein Marder. Möglicherweise ist er schon vor ein paar Tagen von einem anderen Auto überfahren worden, denn er sieht ziemlich zerquetscht aus. Und Sie haben nun das Schmutzwasser von diesem toten Tier durch den Reifen auch auf sich gebracht. Sie haben es nicht nur auf Ihren Kleidern und Ihren Händen, sondern auch im Gesicht und im Haar, weil Sie sich die Haare aus dem Gesicht streifen mussten, als Sie den Reifen gewechselt haben. Was denken Sie? Was fühlen Sie?"

Um dem inneren Erleben der Patienten zu folgen, muss man sie immer wieder befragen, doch sollten sie vorher instruiert werden, ruhig auch nur mit einem Wort oder einem Murmeln zu antworten, damit sie möglichst wenig aus der Vorstellung aussteigen müssen. Für die Beschreibung des Angstlevels genügt wieder eine ungefähre Prozentangabe. Wichtig dabei ist, dass die Patienten wissen, dass es um die Angst geht, die sie jetzt hier aufgrund der Vorstellung fühlen und nicht um die Angst, die sie haben würden, wenn es denn tatsächlich passieren würde. Ähnlich wie bei den Übungen in der Realität sollte man für die Durchführung einer solchen Imaginationsübung schon eine bis anderthalb Stunden Zeit veranschlagen, da es eine ganze Weile dauern kann, bis die Patienten die Szene vor Augen haben und man die Vorstellungsübungen nicht beenden sollte, bevor sich die Angst wieder auf einem moderaten und stabilen Level eingepegelt hat. Zu diesem Zweck muss man die Szene entsprechend lange ausdehnen, was im Allgemeinen nicht weiter schwierig ist, weil die Zeit für die Patienten in der Vorstellungsübung anders vergeht, und man einfach zwischen den Beschreibungen sensorischer Wahrnehmungen, emotionaler Reaktionen, Gedanken, offenem Verhalten und physiologischen Reaktionen abwechseln kann.

Auch hier empfiehlt es sich, die gesamte Vorstellungsübung aufzunehmen, damit die Patienten sich zu Hause selbstständig exponieren können, bis die Vorstellung nur noch moderate Gefühle auslöst.

Hilfen zum Habituieren. Gerade bei solchen Vorstellungsübungen ist es für die Patienten oftmals nicht so einfach zu habituieren, sodass es sinnvoll sein kann, hierfür Hilfen einzubauen, indem man den *Bewältigungsaspekt betont*, ohne jedoch von den ängstigenden Seiten der Vorstellung abzulenken. Im obigen Beispiel etwa hätte die Patientin stolz darauf sein können, wie es ihr gelungen ist, trotz der extrem schwierigen Bedingungen zum ersten Mal in ihrem Leben einen Reifen alleine zu wechseln.

Fragen von Workshop-Teilnehmern

Frage: Ist es sinnvoll, Entspannungsübungen mit einzubauen?

Antwort: Am Anfang kann es sehr sinnvoll sein, um den Patienten zu helfen, ihre Aufmerksamkeit zu fokussieren und dadurch die Klarheit und Lebendigkeit der Vorstellungen zu erhöhen. Wenn man während der Vorstellungsübungen Entspannungsübungen zwischenschalten würde, wäre es technisch gesehen keine Exposition mehr, sondern eine Systematische Desensibilisierung. Von Forschungsseite her wird das nicht empfohlen und ich würde es auch nicht machen, weil mir die Entspannung als „Gegenmittel" zu ähnlich den Neutralisierungsbemühungen der Patienten wäre. Es hat sich besser bewährt, sie die Angst aushalten zu lassen.

8.3.2.4 Besonderheiten bei Hort- und Sammelzwängen

Die Exposition sieht im Falle von Hortzwängen so aus, dass Dinge weggeworfen werden, die der Patient bisher aufgehoben hat. Der Therapeut hilft dabei vor Ort die *Entscheidungsschwierigkeiten zu überwinden,* aus der Handlungsunfähigkeit in eine Aktion zu kommen. Wichtig ist dabei das Entrümpeln zunächst nicht als Selbstzweck anzusehen, sondern auch hier wieder das *Sich-Entscheiden-Lernen* und das *Wegwerfen als Mittel zur Emotionsprovokation* herauszustellen. Oftmals ist die Emotionsunterdrückung der Patienten ausgeprägter als bei den anderen Varianten der Störung, daher wird das Bewusstmachen der Emotionen mehr beharrliches Weglenken der Aufmerksamkeit von den Dingen hin zu den Körperempfindungen erfordern und ggf. die Verknüpfung mit biografisch bedeutsamen Erlebnissen. Die Bearbeitung der damit verbundenen Verlusterlebnisse oder verstörenden Erfahrungen macht einen wesentlichen Teil der Therapie aus, jedoch ist der Zugang dazu verstellt und erst im Zuge der Exposition bzw. der anderen störungsspezifischen Elemente werden die bisher vermiedenen Emotionen zum Vorschein kommen.

Erst im zweiten Schritt geht es dann beim Horten um die Entwicklung von Entscheidungsheuristiken, was im Weiteren weggeworfen und was behalten werden soll. Der Therapeut hilft dabei, *Regeln zu finden und umzusetzen* (z. B. ein Karton für die Dinge, die weggeworfen werden sollen, einer für die Dinge, die bleiben sollen und einer für die Dinge, bei denen der Patient jetzt noch nicht entscheiden kann, dies aber spätestens am Ende der Übung tun muss). Die Entscheidungen selbst trifft immer der Patient, der Therapeut hilft mit klärenden Fragen, emotionalem Beistand und Ermutigung, ggf. Informationen wie andere Menschen damit umgehen.

Beim *Sammeln* respektive *Beschaffen von Dingen* (im DSM-5 wird dies ausgeweitet auch auf das exzessive Kaufen und Klauen von Dingen) kommt noch die Verstärkung durch positive Emotionen hinzu. Hier bestehen die Expositionen bzw. Verhaltensübungen darin, *sich den Situationen auszusetzen und auf das Beschaffen zu verzichten,* z. B. keine Kartons beim Altpapier einzusammeln, durch das Kaufhaus zu gehen oder im Internetshop zu surfen ohne zu kaufen.

Eine weitere störungsspezifische Interventionsmöglichkeit ist das *Identifizieren von Kernüberzeugungen bezüglich des Behaltens oder Beschaffens,* z. B. sentimentale Gründe (z. B. „Ich habe nie das bekommen, was mir zusteht, daher nehme ich mir das jetzt.") oder instrumentelle (z. B. „Das kann ich vielleicht irgendwann mal brauchen") oder narzisstische (z. B. „Das ist das Einzige, was ich mir gönne, das habe ich mir jetzt verdient.").

Wenn eine starke Desorganisation des Alltags auffällt, sind ein *Training im Organisieren bzw. im allgemeinen Problemlösen sinnvoll.* Horten und Sammeln wird mit steigendem Lebensalter häufiger und bei den Betroffenen extremer. Im höheren Alter sind auch kognitive Beeinträchtigungen diagnostisch abzuklären.

Da das Horten und Sammeln nicht nur für den Betroffenen selbst, sondern auch für die Angehörigen eine große Belastung darstellen, wird der *Einbezug der Angehörigen unverzichtbar sein.* Im Aufklärungsgespräch wird den Familienangehörigen verständlich gemacht, wieso der Betroffene die Zwänge entwickelt hat, was im günstigsten Falle die Toleranz für die damit verbundenen Einschränkungen erhöht. Und umgekehrt sollte seitens des Patienten mehr Verständnis wachsen, dass seine Selbstverwirklichung in Bezug auf das Sammeln und Behalten von zu vielen Dingen die anderen Familienmitglieder destabilisiert und in deren Autonomie beschneidet, was in der Vergangenheit oft zu wütenden Interaktionen geführt hat. Die Beobachtung der Familie in der Auseinandersetzung darüber ermöglicht auch eine bessere Einschätzung der Beziehungsqualitäten (ggf. der Funktionalität der Zwänge) innerhalb des Systems, so dass man entsprechend intervenieren und entscheiden kann, ob die Angehörigen unterstützend bei der Therapie sein könnten. Was die Rolle von Angehörigen als Cotherapeuten betrifft, sind Angehörige nur dann einsetzbar, wenn der Patient Vertrauen haben kann, dass sie, wie der Therapeut, nur gemäß der Absprache unterstützen und nichts hinter seinem Rücken wegwerfen oder Konten sperren oder Ähnliches.

Weitere Details zur Therapie des Hortens und Sammelns kann man bei Steketee & Frost (2014) nachlesen.

8.4 Mögliche Schwierigkeiten

Wenn die aufkommenden Emotionen zerredet werden. Weitschweifiges Ablenken und ein Zerreden der Emotionen sind nicht ungewöhnlich. Man sollte dann behutsam wieder auf die Körperempfindungen und erlebten Gefühle fokussieren, aber den Patienten nicht das Wort abschneiden.

Wenn die Angst ausbleibt. Den paradoxen Effekt, wie man ihn von Panikpatientinnen her kennt, nämlich dass die Angst gänzlich ausbleibt, weil man sich ihr bewusst stellt, findet man bei Patienten mit Zwängen nicht. Wenn hier in der ersten Exposition gar keine oder so gut wie keine Angst erlebt wird, deutet dies darauf hin, dass die Exposition entweder nicht richtig durchgeführt wird oder die Patienten kognitiv vermeiden. Im ersten Fall kann es daran liegen, dass die Angst bei Zwängen viel weniger direkt an die Situation gebunden ist, sondern die eigentlichen angstauslösenden Stimuli v. a. in den Gedanken liegen, die während oder nach der Situation auftreten.

Fallbeispiel:

Eine 23-jährige Patientin, die fürchtete, beim Autofahren jemanden verletzt zu haben, deshalb vielfache Kontrollen ausübte und das Autofahren schließlich ganz vermied, formulierte dies einmal so: „Wissen Sie, es ist überhaupt kein Problem für mich, jetzt alleine Auto zu fahren, aber was tue ich hinterher, wenn ich die ganze Nacht wach liege und mir noch tagelang überlege, ob ich vielleicht doch jemanden erwischt habe? Beim Autofahren selber bin ich noch ganz ruhig und sicher, dass nichts passiert ist, je länger es aber her ist, desto unsicherer und aufgeregter werde ich."

Hier würde die eigentliche Exposition also erst nach der Autofahrt beginnen, indem man die Patientin dazu anregt zu erzählen, welche Befürchtungen jetzt in ihr hochkommen.

Bei der Behandlung von Patienten mit Kontrollzwängen ist noch viel stärker als bei Waschritualen zu beachten, dass die Verantwortung für die Handlung strikt beim Patienten bleiben sollte. Viele Betroffene erleben bei der Übung nur ein geringes Ausmaß an Erregung und Unruhe, weil sie sich durch die Begleitung des Therapeuten beruhigt fühlen („Sie haben doch auch nachgesehen, dass ich den Schalter umgelegt habe?"). Hier ist es wichtig, den Kontakt mit dem Patienten nur soweit aufrechtzuerhalten, dass er selbst die Angst, Erregung und Unruhe spürt, die mit dem Unterlassen einer nochmaligen Kontrolle verbunden ist. Nur so kann er selbst erleben, dass die Emotion bei ihm zwar auftritt, nach einer gewissen Zeit aber auch abklingt.

Wenn die Patienten kognitiv vermeiden bzw. neutralisieren, ist das zumeist keine bewusste Unterwanderung. Man kann dies am besten eruieren, indem man danach fragt, ob die Patienten eher froh sind, dass die Angst ausbleibt, wenn ja, dies als sehr verständlich akzeptiert und auch erklärt, dass die Neutralisierungen manchmal zu automatisiert ablaufen, als dass man sie gänzlich unterlassen könnte. Dies ist aber nicht schlimm ist, wenn man sich die aufdringlichen Gedanken immer wieder herholt ggf. laut ausspricht. Dann ermutigt man erneut dazu.

Wenn die Angst/Emotionen sich nicht wie gewünscht reduzieren/ ändern. Auch hierfür ist vermutlich die Vermeidung verantwortlich. Man kann dann nochmals darauf hinweisen, dass es für eine erfolgreiche Exposition entscheidend ist, dass die Patienten (mithilfe der Therapeutin) lernen, dass es nicht notwendig ist, die Angst oder andere negative Gefühle zu unterdrücken, sondern dass sie damit umgehen können.

Wenn die therapeutischen Regeln zwanghaft umgesetzt oder zu Ritualen gemacht werden. Unter Umständen kann es passieren, dass die Patienten die therapeutischen Regeln selbst zu Zwängen/ Neutralisierungen machen. Ein Beispiel dafür ist eine Patientin, die die therapeutischen Aussagen zu Neutralisierungen machte: „Ich darf diesem Gedanken keine Bedeutung beimessen". Auf dem Boden einer guten Therapiebeziehung kann man die Patienten von ihrem Perfektionismus bezüglich der richtigen Ausführung der Exposition entlasten, indem man betont, dass es in erster Linie auf die Auslösung von Emotionen ankommt und nicht auf das „richtige" Vorgehen.

Schwierigkeiten beim Transfer von einer Situation auf die andere. Eine weitere Eigenheit, die spezifisch ist für die Zwangsstörung, betrifft die Schwierigkeit der Patienten, den Transfer ihrer Erfahrungen von einer Situation auf die andere zu vollziehen.

Dies ist ein Phänomen, das für Therapeuten äußerst irritierend sein kann, wenn sie zum ersten Mal damit konfrontiert sind.

Fallbeispiel:

Frau S., eine 45-jährige Hausfrau, litt unter schwersten Waschzwängen verbunden mit der Angst vor einer Kontamination mit Bakterien. Zu den Sitzungen wurde sie aus einer anderen Stadt zunächst jedes Mal von ihrem Ehemann mit dem Auto gebracht. Nach fünf Sitzungen fand die erste Exposition im unmittelbaren Therapiekontext statt und beinhaltete die üblichen Auslöser (Teppichboden, Türgriffe, Treppengeländer, Schuhsohle etc.). Die Exposition verlief sehr erfolgreich, die Patientin habituierte relativ schnell und war auch anschließend fähig, sich zu Hause die Hände wie vereinbart nicht zu waschen. Kurz nachdem die nächste Therapiestunde hätte beginnen sollen, meldete sich der Ehemann vom Bahnhof aus und berichtete Folgendes: Nachdem man es gemeinsam geschafft hatte, mit dem Zug nach Bamberg zu kommen, war die Patientin von einem Passanten versehentlich gestreift worden. Daraufhin, so der Ehemann, sei sie derartig in Panik geraten, dass es ihr nicht mehr möglich gewesen wäre, noch weiterzugehen. Der verwirrte Ehemann wollte nun von der Therapeutin wissen, wie dies möglich sei. Nachdem seine Frau doch bereits ihre Schuhsohle angefasst hatte, hätte es ihr doch ein leichtes sein müssen, mit dieser Berührung des Mannes fertig zu werden, oder?

Entgegen der Annahme des Ehemannes ist das Verhalten der Patienten durchaus typisch für Zwangspatienten. Selbst bei inhaltlich gleichen Befürchtungen (Kontamination mit Bakterien) bedeutet das Bewältigen eines Auslösers noch lange nicht, dass damit auch die anderen Auslöser als weniger gefährlich begriffen würden.

Auf Erfahrungen der Art, wie man sie bei Agoraphobikern machen kann, nämlich dass sich nach der ersten vollständig und absichtlich durchlebten Panikattacke ein regelrechtes Flow-Erlebnis einstellt und der Rest des Vermeidungsverhaltens sehr leicht aufzulösen ist, wird man bei Zwangspatienten eher vergeblich warten.

Deshalb ist es von enorm großer Bedeutung (und ein wesentlicher Unterschied zur Therapie bei Phobikern), dass die Therapeutin diesen Transfer von einer Situation auf die andere sehr bewusst unterstützt.

8.5 Optimale Nutzung der Erfahrungen aus der Exposition

Die Exposition geht in einem Zustand höchster Erregung vonstatten und deshalb auch mit einer eingeschränkten Informationsverarbeitungsmöglichkeit. Durch eine anschließende *bewusste Reflexion und Einordnung der Erfahrungen und des eigenen Verhaltens während der Exposition* möchte man die Möglichkeiten zum Transfer auf andere Situationen und zur kognitiven Umstrukturierung bezüglich einer realistischeren Gefahreneinschätzung und der eigenen Handlungskompetenzen voll ausschöpfen (vgl. Hofmann & Hoffmann, 2014).

Mögliche Fragen des Therapeuten:

- „Welche Schlüsse ziehen Sie aus dem, was Sie eben erlebt haben?"
- „Wie schätzen Sie, wird sich Ihr Gefühl bei neuerlichen Expositionen mit diesem Stimulus verändert haben?"
- „Wie schätzen Sie die Gefährlichkeit der Stimuli jetzt generell ein?"
- „Wie möchten Sie sich zukünftig in ähnlichen Situationen verhalten können?"

Fallbeispiel:

Frau K. berichtete, dass sie auf dem Friedhof am Grab ihres Verwandten gewesen ist (Schwierigkeit 100 %), und es gut geklappt habe. Die Angst war nur gering und sie konnte die eigentlichen Gefühle, die Trauer und den Schmerz um den Verlust des Vaters, zulassen.

Th.: Es freut mich für Sie, dass Sie wieder zum Grab Ihres Verwandten gehen konnten, das war sicher sehr bewegend für Sie. Was hat sich dadurch jetzt für Sie verändert? Was können Sie alles wieder tun?

Pat.: Ja, das Telefon (schwarz = Tod) ist kein Problem mehr und ich kann jetzt auch alle Wörter, die mit Tod zu tun haben, wieder benutzen.

Th.: Sicher ist das für Ihre Mutter auch eine große Erleichterung, Sie haben ja deswegen auch vieles im Kontakt mit ihr vermieden.

Pat.: Das ist auch viel besser, nur die Ringe, die meine Mutter von verstorbenen Tanten geerbt hat und vor allem eine Uhr, die sie öfter trägt, die sind noch ein großes Problem für mich.

Th.: Aha, was ist denn der Unterschied zwischen diesen Dingen und dem Friedhof? Der Friedhof war doch in Ihrer subjektiven Schwierigkeit schon die Stufe 100?

Pat.: Tja, ich weiß nicht. Wahrscheinlich liegt es an der Gewohnheit. Die Friedhöfe konnte ich total vermeiden und musste mich nicht mehr damit auseinandersetzen. Die Uhr trägt meine Mutter oft, und wir haben dann beide immer aufgepasst, dass sie mich nicht berührt. Sie wusste ja, wie viele Probleme mir das bereitet. Es ist halt eine viel stärkere Gewohnheit.

Th.: Verstehe. Von Ihrem Verstand her wissen Sie zwar, dass die Uhr Ihnen ebenso wenig gefährlich werden kann wie der Friedhof, aber die Vermeidung ist so eingeschliffen, dass es Ihnen schwerer fallen wird, sich zu überwinden, anders damit umzugehen.

Pat.: Wenn ich jetzt so darüber nachdenke, ist es doch anders als vorher.

Th.: Es erscheint Ihnen gar nicht mehr so gefährlich?

Pat.: Vielleicht muss ich es auch einfach mal ausprobieren.

Th.: Was meinen Sie denn, wie schlimm Ihre Angst jetzt noch werden würde, wenn Sie zu Ihrer Mutter gehen würden und sagen: „Mama, Du musst mir diese Uhr leihen. Ich brauche sie zum Üben."

Pat.: Wenn ich hier so sitze, denke ich, es wird wahrscheinlich gar nicht so schlimm werden. Wenn man es dann tut, merkt man erst, was man sich vorher angetan hat (mit der Vermeidung). Es ist schon so, wie Sie es mir aufgezeichnet haben. Erst durch das Waschen oder Aufpassen kommt dieses blöde Gefühl.

Th.: Das hört sich so an, als ob Sie fest entschlossen sind, die Sache anzugehen?

8.6 Die kognitiven Interventionen

Eine internationale Forschergruppe hat im Konsens sechs dysfunktionale Überzeugungen benannt, die typisch sind (Taylor, Abramowitz, McKay & Cuttler, 2012):

- Eine Gefahrenüberschätzung,
- eine übertriebene Verantwortlichkeitsüberzeugung,
- eine Überschätzung der Bedeutung von Gedanken,
- die Notwendigkeit der Gedankenkontrolle,
- Perfektionismus und
- mangelnde Ungewissheitstoleranz.

Die kognitive Umstrukturierung dieser problematischen Grundannahmen geschieht über *Informationsvermittlung* und *Disputation*. Im Unterschied zum Standardvorgehen bei Depressionen empfiehlt es sich aber hierbei, nicht mit Tagebüchern oder Gedankenprotokollen zu arbeiten, weil dies mit der Reduktion der subjektiven Wichtigkeit von Gedanken im Widerspruch stehen würde. Auch bei den Bezügen zur Biografie, die prinzipiell natürlich sehr sinnvoll sind, ist es wichtig, eine Besonderheit bei Zwangspatienten zu beachten: Sie sind gerade aufgrund der Normorientierung den

Eltern gegenüber *besonders loyal* und möchten diese nicht in ein schlechtes Licht stellen. Daher ist es immer sinnvoll zu betonen, dass es darum nicht geht, die Eltern nach bestem Vermögen und in bester Absicht gehandelt haben, die erworbenen kritischen Einstellungen damals Sinn gemacht haben und überlebenswichtige Strategien waren, heute allerdings nicht mehr nötig bzw. eher belastend als sinnhaft für die Patienten sind.

8.6.1 Die kognitive Umstrukturierung in Bezug auf die Überschätzung der Gefahr

Paradoxe Überlegungen. Während die meisten Menschen denken, dass beim Fehlen von Anzeichen der Gefahr die Situation als sicher anzusehen ist, haben Zwangspatienten die genau umgekehrte Denkweise. Sie wollen absolute Sicherheit, die nie zu erreichen ist, was man ihnen sehr schön anhand paradoxer Überlegungen vermitteln kann, z. B.:

> „Stellen Sie sich doch einmal vor, Sie würden die Sache umgekehrt betrachten und Sie wollten sich mit Bakterien selber umbringen, z. B. weil Sie eine Lebensversicherung abgeschlossen haben, die Ihre Kinder erhalten sollen, es also weder Selbstmord noch Fahrlässigkeit gewesen sein darf. Wie würden Sie das anstellen?“

Gedankliche Risiken eingehen. Eine andere Möglichkeit, den Patienten zu einer veränderten Gefahrenwahrnehmung zu führen, besteht darin, kleine Gedankenexperimente (z. B. gedankliche Risiken eingehen), anzustellen.

> **Fallbeispiel:**
>
> *Th.:* Wie sicher sind Sie sich, dass Ihr Haus tatsächlich abbrennen wird, nur weil Sie den Herd nicht noch einmal kontrolliert haben?
>
> *Pat.:* 50 %
>
> *Th.:* Ihr Haus ist schätzungsweise 250 000 Euro wert. Wenn Sie mir jetzt 50 000 Euro dafür geben müssten, um noch einmal zurückgehen zu dürfen, würden Sie das tun?

Über naive Irrtümer bei Wahrscheinlichkeitseinschätzungen sprechen. Es ist normal, dass man bei negativen Ereignissen emotional beteiligter ist und daher die Wahrscheinlichkeit überschätzt. Zur Untermauerung kann man gleich unwahrscheinliche, aber positiv konnotierte Ereignisse vergleichen lassen.

> „Sie fürchten, Sie könnten jemanden gegen Ihren ausdrücklichen Willen verletzen. Stellen wir uns doch mal vor, Sie würden jemanden gegen Ihren ausdrücklichen Willen aus dem Moment heraus einen Heiratsantrag machen. Für wie realistisch halten Sie das?“

Auf diese Weise kann man die übertriebenen Wahrscheinlichkeitseinschätzungen für das befürchtete Ereignis relativieren, ohne sich auf eine inhaltliche Diskussion über die Wahrscheinlichkeit des Eintretens verwickeln zu lassen. Hier wäre man bald auf verlorenem Posten, denn die Patienten sind hier argumentativ kaum schlagbar. Statt unfruchtbarer Diskussionen sollte man es also besser als gegebene Tatsache hinstellen, dass die Patienten die Wahrscheinlichkeit überschätzen, weil es sich um befürchtete Ereignisse handelt und wir als Menschen hier immer naive Irrtümer begehen.

Das folgende Beispiel ist aus dem Gespräch mit einer Patientin entnommen, die befürchtete, es könnte einen Wasserschaden bei ihr zu Hause geben, wenn sie nicht sicherstellt, dass der Wasserzulauf der Waschmaschine ganz zugedreht ist. Dies war in der Wohnung ihrer Eltern schon einmal passiert, was sie als Beweis dafür anführte, dass sie die Wahrscheinlichkeit, auch ihr könne das jederzeit passieren, nicht überschätzen würde.

> **Fallbeispiel:**
>
> *Th.:* Unser naives Verständnis von Wahrscheinlichkeiten geht meistens völlig daneben. Sie haben doch sicher von diesem schrecklichen Eisenbahnunglück gehört, das sich kürzlich ereignet hat, oder? In einem Fernsehbericht habe ich gesehen, wie Reisende auf dem Bahnhof, den der Unglückszug zwei Stunden vorher passiert hatte und die mit dem nachfolgenden IC fahren wollten, befragt haben. Das war sehr interessant. Sie wurden gefragt, ob sie denn jetzt keine Angst hätten, mit dem IC zu fahren? Ein Passant sagte: „Nein, denn ich habe ja sowieso keine Alternative, ich muss ja mit dem Zug fahren.“ Bemerkenswert nicht wahr? Weil er es tun muss, hat er keine Angst! Ein anderer sagte: „Jetzt, wo es gerade den Zug vor uns getroffen hat, wird es den Zug hier ja wohl nicht mehr treffen.“

Mit anderen Worten, dieser Passant meinte also, dass die Wahrscheinlichkeit, für diesen Zug zu verunglücken, geringer geworden ist, weil der vorausfahrende Zug gerade schon verunglückt ist. Was denken Sie? Ist die Wahrscheinlichkeit für den nächsten Zug jetzt höher oder geringer?

Pat.: Naja, es ist doch schon sehr unwahrscheinlich, dass das zweimal hintereinander passiert, oder?

Th.: Sie meinen also auch, dass für diesen Zug die Wahrscheinlichkeit jetzt geringer sei? Das ist interessant, denn bei dem Wasserschaden haben Sie eben umgekehrt argumentiert. Sie haben die Tatsache, dass es schon mal bei Ihren Eltern passiert ist, als Beweis dafür genommen, dass es noch einmal, nämlich bei Ihnen, passieren wird.

Pat.: (Lacht) Ja, stimmt.

Eine weitere, allerdings sehr formale Möglichkeit, eine Veränderung der Wahrscheinlichkeitseinschätzung zu erzielen, besteht darin, eine *Analyse der einzelnen Handlungssequenzen* zu machen, die zu der Katastrophe führen würden.

Zu diesem Zweck wird der Patient zunächst befragt, wie häufig sie mit der Situation, die das zwanghafte Verhalten triggert, konfrontiert ist. Dann muss die Betroffene einschätzen, wie häufig ihrer Meinung nach eine Katastrophe passieren würde, wenn sie ihr Zwangsverhalten nicht ausführen würde. Anschließend wird eine detaillierte Analyse der einzelnen Sequenzen, die zu der Katastrophe führen würden, durchgeführt. Bei jeder Handlungssequenz muss der Patient erneut einschätzen, wie hoch die Wahrscheinlichkeit dieses Ereignisses ist. Schließlich wird die kumulierte Chance mit der ursprünglichen Wahrscheinlichkeitseinschätzung des Patienten verglichen, um diese zu korrigieren.

In Abbildung 12 ist diese Technik am Beispiel eines Installateurs verdeutlicht, der fürchtete, bei einem von ihm reparierten Gasboiler könnte eine Leitung undicht sein, sodass Gas entweichen und jemand durch eine Explosion ums Leben kommen könnte.

8.6.2 Die Umstrukturierung in Bezug auf die Überschätzung der persönlichen Verantwortung

Bei Zwängen besteht die katastrophale Qualität der Konsequenzen weniger in dem Ereignis selbst (z. B. dem Einbruch, dem Hausbrand etc.), als vielmehr darin, dass man es hätte verhindern können und sich deshalb dafür verantwortlich fühlt und mit dem antizipierten Schuldgefühl nicht umgehen zu können meint.

Fallbeispiel:

Th.: Nehmen wir an, es würde tatsächlich passieren und Sie würden jemanden überfahren. Was wäre das Schlimmste daran für Sie? Dass Sie vielleicht eine Straftat begangen hätten und dafür ins Gefängnis müssten oder Schadenersatz leisten müssten?

Pat.: Das Schlimmste daran ist für mich, dass ich es nicht genau weiß. Wenn ich es genau wüsste, dann könnte ich aussteigen und die Verantwortung übernehmen und etwas tun.

Was müsste alles passieren, damit es zu der befürchteten Katastrophe kommt?

Handlungssequenz	Chance	kumulierte Chance
1. Ich habe die Schrauben nicht fest genug angezogen	1:1000	1:1000
2. Routinekontrolle mit Seife zeigte kein Loch.	1:1000	1:1 000 000
3. Ich habe das Loch weder gerochen noch gehört.	1:1000	1:1 000 000 000
4. Trotz (2) und (3) und der obligatorischen Ventilation entweicht das Gas schnell genug für eine explosive Konzentration.	1:1000	1:1 000 000 000 000
5. Niemand riecht das Gas und reagiert.	1:1000	$1:10^{14}$
6. Offenes Feuer oder elektrischer Funke.	1:100	$1:10^{16}$
7. Es ist jemand zu Hause, der das Gas aber nicht riecht oder reagiert.	1:1000	$1:10^{20}$

Abbildung 12: Analyse einzelner Handlungssequenzen zur Veränderung der Gefahreneinschätzung (nach Arntz, 1992)

Merke:

Die Korrektur der übertriebenen bzw. falschen Verantwortlichkeitsüberzeugung geschieht im Wesentlichen dadurch, dass man es für die Betroffenen transparent macht und von ihnen selbst infrage stellen lässt.

Fallbeispiel:

Ein Patient kam traurig wirkend in eine Therapiestunde; nach dem Grund gefragt, berichtet er, dass er beobachtet habe, wie jemand seinen Aschenbecher vom Auto einfach auf die Straße gekippt habe.

Th.: Ja, das ist wirklich nicht schön. Aber Ihnen bereitet das richtiggehend großen Kummer, nicht wahr?

Pat.: Ja, es ist dann, als würde sich alles in eine schwarze Wolke tauchen. Dann ist mir der ganze Tag irgendwie verdorben, aus der Stimmung komme ich dann nur noch schwer raus. Mir fallen solche Dinge, glaube ich, auch viel mehr auf als anderen.

Th.: Ja, das kann gut sein. Es berührt etwas in Ihnen, das Ihnen sehr wichtig ist.

Pat.: Ja, oder zum Beispiel, wenn ich sehe, dass jemand sein Baby im Auto ohne Kindersitz transportiert. Dann geht es mir genauso, das macht mich regelrecht verzweifelt, wie man so etwas überhaupt tun kann.

Th.: Verstehe, es hängt damit zusammen, wenn andere sich in Ihren Augen verantwortungslos benehmen, oder?

Pat.: Ja, das stimmt. Ich kann nicht begreifen, wie man sich so verhalten kann...

Th.: Das ist Ihr Thema, nicht wahr? Wenn ich an die Zwänge zurückdenke, die Ihnen am meisten Probleme gemacht haben, so ging es dabei ja auch darum, verantwortlich dafür zu sein, möglicherweise einen Menschen überfahren zu haben. Allein der Gedanke daran hat Sie furchtbar leiden lassen.

usw.

Im weiteren Verlauf des Gesprächs wurde dann die hinter den intensiven Gefühlen von Herrn D. stehende Grundannahme herausgearbeitet: „Alle Menschen müssen sich unbedingt verantwortungsbewusst verhalten und falls nicht, ist das furchtbar.“ Als funktionalere Alternative wurde dann erarbeitet: „Es wäre schön, wenn alle Menschen sich verantwortungsbewusst verhalten würden, aber das ist nicht zu erwarten.“ Herrn D. gefiel diese neue Sichtweise sehr gut. Am Ende der Stunde stellte er von sich aus noch einmal heraus, dass ihm diese „positive“ Formulierung sehr viel besser gefalle und er derartige Vorfälle damit sicher viel leichter nehmen könne.

„Pie-chart“-Technik. Zwangspatienten setzen „Einfluss auf etwas haben“ gleich mit „verantwortlich dafür sein“. Um dies zu verändern und die Betroffenen zu einer realistischeren Einschätzung ihrer Einflussmöglichkeiten zu führen, eignet sich besonders die „Pie-chart“-Technik (vgl. Abbildung 13). Hierbei werden zunächst alle möglichen Einflussfaktoren aufgelistet und entsprechend ihrer Bedeutung als Segmente in einem Kreis dargestellt. Erst am Schluss wird der Verantwortungsanteil des Patienten eingefügt, für den erfahrungsgemäß nur noch wenig Raum bleibt. Dies führt dann in der Regel zu einer deutlichen Veränderung der Verantwortlichkeitsüberzeugung.

Doppelte Standards offenlegen. Eine andere Methode, die Überschätzung des Ausmaßes der Verantwortung zu korrigieren, besteht darin, die doppelten Standards offenzulegen. Zwangspatienten, die einen Einbruch in ihr Haus fürchten, geben dem Einbrecher bezeichnenderweise in der Regel überhaupt keine Schuld. Fragt man sie aber, wie ein Gericht die Schuldfrage hier beurteilen würde, sieht ihre Einschätzung der Verantwortlichkeit völlig anders aus. Dieses „Messen mit doppeltem Maß“ lässt sich also am besten korrigieren, indem

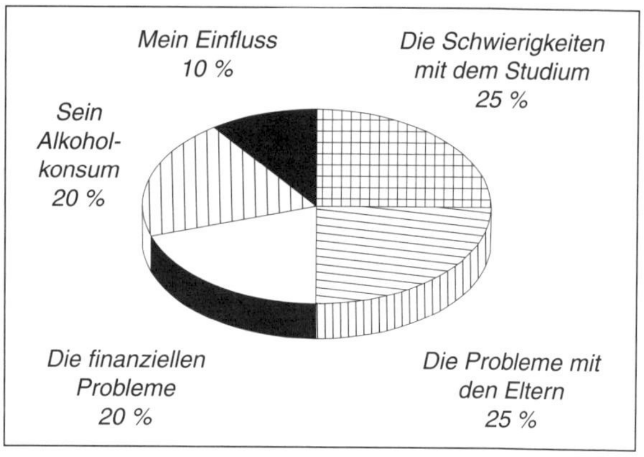

Abbildung 13: Beispiel für die Anwendung der „Pie-chart“-Technik bei einer Patientin, die fürchtete, ihr Freund könne Suizid begehen, wenn sie diesen Gedanken hat und nicht dagegen angeht (in Anlehnung an Arntz, 1992)

man externe Beurteilungsinstanzen zum Vergleich heranzieht oder die Betroffenen bittet, in eine andere Rolle zu schlüpfen:

> „Nehmen wir an, Ihrer Freundin würde so etwas passieren, z. B. dass sie jemanden versehentlich anfährt? Was würden Sie ihr sagen? Was würden Sie ihr raten? Warum gilt das nicht auch für Sie?"

Gegebenenfalls kann man auch sich selbst als Vergleichsinstanz benutzen, aber natürlich muss man dabei sehr vorsichtig sein, nicht den Anschein zu erwecken, als wolle man sich irgendwie über die Betroffenen erheben.

> „Ehrlich gesagt, habe ich mir selbst noch nie so groß Gedanken darüber gemacht, ob ich beim Autofahren ein Kind überfahren könnte. Halten Sie mich jetzt für verantwortungslos?
>
> Lassen Sie uns für einen kurzen Moment die Rollen tauschen. Wie würden Sie mir als Patientin gegenüber argumentieren, wenn ich Folgendes sagen würde: ,Sollte mir ein Kind ins Auto rennen, dann ist das ganz allein meine Schuld.'?"

8.6.3 Umstrukturierung weiterer typischer dysfunktionaler Grundannahmen

> **Merke:**
>
> Patienten mit Zwängen überschätzen nicht nur das Ausmaß ihrer persönlichen Verantwortung für negative Ereignisse, sie unterschätzen gleichzeitig auch ihre Fähigkeiten, damit umgehen zu können, wenn ihnen denn tatsächlich die Verantwortung für etwas sehr Negatives zukommt, sie also Schuld auf sich geladen haben

Das Thema Schuld/Ablehnung durch andere. „Damit könnte ich nicht leben" ist ein typischer Ausdruck dieser Denkhaltung. Schuld oder sich schuldig fühlen ist letztlich die internalisierte Vorwegnahme der Ablehnung durch andere. Deshalb geht die Bearbeitung dieses Themas auch sehr stark einher mit der Veränderung der dysfunktionalen Grundannahmen, die sich um die Furcht davor drehen, von anderen Menschen abgelehnt zu werden. Typische Grundmuster sind:

- „Wenn andere Menschen mich ablehnen würden, (weil ich gegen ein Tabu verstoßen habe), dann wäre das schrecklich."
- „Andere dürfen um keinen Preis ein schlechtes Bild von mir haben."
- „Wenn mir das... passieren würde, dann wäre dies ein Beweis meiner Wertlosigkeit."

An diesen Einstellungen können verschiedene Aspekte infrage gestellt werden. Die extreme Angst vor der Ablehnung durch andere drückt die *absolutistische Forderung aus, von allen anerkannt und gemocht zu werden*, ein Ziel, das unerreichbar ist. Es wird immer Menschen geben, die einen aus irgendeinem Grund ablehnen. Hier ist es hilfreich, die Patienten zu fragen, ob sie denn alle Personen ihrer Bekanntschaft mögen und wen sie aus welchem Grund nicht mögen.

Ebenso kann man fragen, wen sie persönlich sympathischer finden, jemanden, der allen Ansprüchen zu genügen versucht, oder jemanden, der sich spontan verhält. Vielen Patienten wird dadurch deutlich, dass das Einhalten sehr hoher Moral- und Verhaltensmaßstäbe nicht unbedingt zu ihrem Ziel „nicht abgelehnt werden" führen muss.

Zum anderen kann auch dieser Aspekt wieder unter dem mehr hedonistischen Blickwinkel diskutiert werden.

> „Was wäre die Konsequenz für Ihr weiteres Leben, wenn Sie das Streben, von niemandem abgelehnt zu werden, in den Mittelpunkt stellen?"

Perfektionismus. Das Messen mit doppeltem Maß wie es beim Thema der Verantwortung angeschnitten wurde, zeugt davon, dass die Patienten anderen Menschen Fehler zugestehen, sich selbst aber nicht. Letztlich steht dahinter also die unerfüllbare Forderung danach, *perfekt sein zu wollen*. Mit dieser an sich selbst gestellten, unerfüllbaren Forderung, kann man die Patienten auf verschiedene Arten (sanft) konfrontieren:

> - „Sie stellen an sich selbst eine unerfüllbare Forderung, nämlich unfehlbar zu sein, und Sie übersehen dabei, dass jeder Mensch von Natur aus fehlbar ist, einfach weil er ein Mensch ist."
> - „Warum sind Sie so erpicht darauf, sich von allen anderen abzuheben, sind Sie mehr als ein Mensch – ein Übermensch?"

Zum anderen kann man diese absolutistische Forderung ebenfalls unter dem hedonistischen Aspekt infrage stellen:

„Was wäre die Konsequenz für Ihr weiteres Leben, wenn Sie an der Forderung festhielten: ‚Mir darf kein Fehler passieren?'" (ständige Angst, Druck etc.)

Diese Art von Fragen müssen selbstverständlich sehr dosiert und einfühlsam gestellt werden.

Das Thema der Unsicherheit bzw. die absolutistische Forderung nach 100 % Sicherheit. Zwangspatienten möchten am liebsten kein Risiko eingehen. Alle potenziellen Gefahren müssen, sofern man Einfluss darauf hat, ausgeschlossen werden. Dieser Wunsch nach absoluter Sicherheit ist dysfunktional insofern, als dass Leben immer auch mit Risiken verbunden ist, und gerade unter dem hedonistischen Gesichtspunkt zu disputieren:

- „Was kostet es Sie in Ihrem Leben, diesem unerfüllbaren Wunsch nach absoluter Sicherheit nachzustreben?"
- „Wie viel schlimmer kann es im Vergleich zu Ihrer jetzigen Lebensweise werden, wenn Sie sich dem Leben, so gefährlich wie es nun einmal ist, stellen?"

Wenn der absolutistische Sicherheitsanspruch sich auch auf andere Personen bezieht, z. B. Kinder, kann man auch die Kosten-Nutzen-Relation herausstellen:

„Trägt der Gedanke ‚Ich muss meine Kinder stets vor allen Risiken bewahren' dazu bei, dass Sie wirklich gefahrloser leben und sich vor allem gut entwickeln, um beispielsweise mit einer optimistischen Einstellung an Probleme heranzugehen oder sich als kompetent erleben zu können?"

8.6.4 Verhaltensexperimente zur Veränderung kritischer Grundannahmen

Verhaltensexperimente sind eine sehr gute Ergänzung zu den kognitiven Techniken. Gegen die eigenen Grundannahmen zu handeln, wird auch in den kognitiven Therapien als der effektivste Weg zu deren Veränderung gesehen.

Bei der Planung und Entwicklung solcher Verhaltensexperimente sind der Kreativität von Therapeuten und Patienten keine Grenzen gesetzt. Prinzipiell eignen sich viele Übungen aus dem ATP dafür (Ullrich de Muynck & Ullrich, 1990). Ziel dieser Übungen ist es, die Patienten im konkreten Handeln erleben zu lassen, wie sie sich bewusst entgegen ihrer früheren Einstellungen verhalten können.

Anhand von Risikoübungen etwa, die objektiv gesehen ungefährlich sind, sollen die Patienten lernen, dass sie durchaus in der Lage sind mit einem gewissen Maß an Unsicherheit zu leben.

Beispiele für Risikoübungen:
- Den Kofferraum über Nacht unversperrt lassen.
- Eine Einkaufstüte vor der Haustür stehen lassen.

Wenn die Patienten besondere Angst vor Ablehnung haben, sind Übungen, in denen es darum geht, in der Öffentlichkeit aufzufallen, die Missbilligung anderer auszuhalten (sogenannte shame attacking exercises) sehr nützlich.

Beispiele:
- An der Kasse im Supermarkt den Geldbeutel vergessen haben.
- Im Restaurant das Getränk umschütten.
- Sehr auffällig gekleidet durch die Stadt gehen.

Ganz generell eignen sich alle Verhaltensexperimente, die den Patienten zu einer Lockerung und Korrektur ihrer dysfunktionalen Standards verhelfen.

8.6.5 Spezielle Techniken für Zwangsgedanken

Aufdringliche Gedanken jeglichen Inhalts, auch unsinnige, sind an sich nichts Unnormales. Zu Zwangsgedanken werden sie erst, wenn sie aufgrund dysfunktionaler Bewertungsprozesse als relevant und bedeutungsvoll erlebt werden. Beispiele:
- „Ich darf so etwas nicht denken, sonst passiert es auch (sonst tue ich es auch)."
- „Ich bin nicht normal, werde verrückt."
- „Ich verliere die Kontrolle über meine Gedanken und das heißt evtl. auch über mich."
- „Solche Gedanken zeigen, dass ich gefährlich bin."

Merke:

Das wichtigste Ziel in der Therapie von Zwangsgedanken besteht darin, die subjektive Bedeutung zu reduzieren, die den aufdringlichen Gedanken gegeben wird, sie als das bewertet werden, was sie sind, nämlich einfach nur Gedanken, sodass sie für die Betroffenen wieder unwichtig werden, im Strom der Gedanken untergehen und keine triggernde Funktion mehr für Emotionen haben.

Konsequenterweise wird auch nicht das Verschwinden der Zwangsgedanken angestrebt (sonst würde man in der Therapie dasselbe versuchen, was die Patienten ohnehin angestrengt und erfolglos probieren), sondern ein veränderter Umgang mit den Gedanken. Der Zwangsgedanke soll *so nebensächlich für die Betroffenen werden*, als würden sie denken: „Das Gras ist grün". Erwartungsgemäß sinkt damit langfristig auch die Frequenz der Gedanken, aber dies wird zunächst nicht als explizites Ziel definiert.

8.6.5.1 Informationen über die Natur von Zwangsgedanken

Bereits in der ersten Stunde sollten die Patienten über die Natur von Zwangsgedanken informiert werden. Nahezu *jeder Mensch hat Gedanken, die er selbst als unsinnig oder aufdringlich erlebt. Der Inhalt dieser Gedanken unterscheidet sich nicht wesentlich von dem klinischer Zwangsgedanken.* Letztere treten nur häufiger auf und werden als störender erlebt. Beispiele normaler aufdringlicher Gedanken erweisen sich hier als nützlich. Gegebenenfalls kann man zur Untermauerung den Patienten eine Liste typischer klinischer und nicht klinischer aufdringlicher Gedanken geben, wie sie im Anhang (vgl. S. 121) abgedruckt ist.

Ungeheuer wichtig und beruhigend ist es für die Betroffenen zu erfahren, dass *zwanghafte Impulse so gut wie nie ausagiert werden*. Diese Information allein und die Auseinandersetzung mit den aversiv besetzten Inhalten im Gespräch mit dem Therapeuten bieten bereits die Möglichkeit für einen ersten Schritt hin zu einer weniger abwehrenden Haltung den Zwangsgedanken gegenüber.

Bei einem Patienten, der unter dem Zwangsgedanken litt, er könne jemanden mit einem Messer ermordet haben, sah dies folgendermaßen aus:

„Wahrscheinlich ist es sehr interessant für Sie zu erfahren, dass Zwangsgedanken wissenschaftlich gut erforscht sind. Wir wissen zum Beispiel, dass aggressive Zwangsgedanken niemals ausagiert werden. Ich würde mir von niemandem mit so ruhigem Gefühl ein Messer an die Kehle setzen lassen wie von Ihnen, denn ich weiß, Sie könnten mir niemals etwas tun. Die Tatsache, dass Sie diesbezüglich einen Zwangsgedanken haben, beweist es mir. Bei irgendjemand x-Beliebigem auf der Straße weiß ich das nicht und würde es auch nicht tun. Ihr Problem ist auf der gedanklichen, nicht auf der Handlungsebene."

8.6.5.2 Nutzung der Prinzipien Metakognitiver Therapie

In der Metakognitiven Therapie geht es nicht um die konkreten (zumeist dysfunktionalen) Gedanken der Person selbst, sondern um die Bedeutung, die die Person den Gedanken verleiht. Gerade dies trägt zur besonderen Relevanz der Gedanken bei („Warum habe ich nur so schlimme Gedanken?" – „Eine Mutter darf so etwas gar nicht denken!").

In der Metakognitiven Therapie werden die *Gedanken über die Gedanken zum Gegenstand der Analyse und Intervention* (vgl. Fisher & Wells, 2008). Eine besondere Rolle spielen u. a. Gedanken wie die Frage, ob man Gedanken zu jedem Zeitpunkt kontrollieren muss oder ob allein schon das Denken als inakzeptabel anzusehen ist. In der konkreten Intervention wird der Patient angeleitet, eine Differenzierung von Gedanken und Handlungen zu leisten, vor allem in Richtung der Frage, welche Einflüsse in der Umgebung allein durch Gedanken bewirkt werden können.

Reduktion der subjektiven Bedeutung der Zwangsgedanken

Die Gedanken positiv konnotieren als Ausdruck der persönlichen Werte. Die Inhalte der Zwangsgedanken sind natürlich nicht zufällig, sondern *abhängig von dem persönlichen Wertesystem* der Betroffenen. Um dies deutlich zu machen, kann man die Patienten bitten, einen aufdringlichen Gedanken zu nennen, den sie als trivial und wenig beunruhigend empfinden (z. B. einen Ohrwurm oder den Gedanken an einen bestimmten Konsumgegenstand, den man gerne besitzen würde) und ihn mit einem Gedanken zu vergleichen, der für sie hohe Bedeutung hat. Inhalte klinischer Zwangsgedanken betreffen gemeinhin drei Themenbereiche: Aggressionen, Blasphemie und Sexualität (unnatürliche oder unakzeptable Handlungen). Nachdem man festgestellt hat, in welche dieser Kategorien die Zwangsgedanken der Patienten fallen, kann man fragen, weshalb die anderen Themen keine Rolle spielen. Im Allgemeinen erkennen die Patienten dadurch, dass die Entstehung der Zwangsgedanken etwas mit ihren persönlichen Wertvorstellungen zu tun hat. Von diesem Punkt aus ist es dann einfach, die bisherige Logik der Patienten umzukehren und die Angst und Bestürzung, die sie durch den Zwangsgedanken erleben, als positiv zu konnotieren, indem man sie als Beweis dafür interpretiert, was für ein friedfertiger bzw. religiöser Mensch der Betroffene ist. Das folgende Beispiel einer Mutter mit aggressiven Gedanken gegenüber ihrem Kind soll dies verdeutlichen.

Fallbeispiel:

Pat.: Wieso habe ich denn diese Gedanken überhaupt? Es ist doch nicht normal, dass man auf die Idee kommt, sein Kind zu töten, oder?

Th.: Es ist wichtig für Sie zu wissen, dass gerade diejenigen Menschen, die von solchen Gedanken geplagt werden, dies am allerwenigsten tun würden. Ich möchte es Ihnen an einem Beispiel verdeutlichen: Denken Sie bitte einmal an jemanden, der sich gerne herumprügelt. Glauben Sie, dass so einem Menschen aggressive Gedanken Angst einjagen?

Pat.: Nein. Dem würden solche Gedanken wahrscheinlich eher Spaß machen.

Th.: Genau. Umgekehrt handelt es sich bei jemandem, der es als sehr schlimm ansieht, blasphemische Gedanken zu haben, wohl eher um einen sehr religiösen Menschen als um einen Atheisten.

Pat.: Ja, ich verstehe, was Sie meinen, aber wenn Sie nun von jemandem erfahren, dass er ständig daran denkt, seinem Kind etwas anzutun, würden Sie ihm das Kind dann nicht wegnehmen?

Th.: Das hängt ganz davon ab, wie derjenige auf diese Gedanken reagiert. Wenn ich jemanden vor mir habe, der allein schon durch den Gedanken daran sehr erschreckt wird, dann würde ich es für äußerst unwahrscheinlich halten, dass er dies tun würde. Ich möchte es Ihnen einmal demonstrieren: Versuchen Sie doch einmal, in der nächsten Minute nicht an einen Elefanten zu denken.

Pat.: Nicht zu denken? (Lacht). Das geht nicht.

Th.: Was ist passiert?

Pat.: Ich habe einen Elefanten vor mir gesehen.

Th.: Das passiert, wenn Sie versuchen, einen Gedanken nicht zu denken, der Sie nicht beunruhigt. Umso schwieriger bzw. unmöglich ist es, einen Gedanken zu unterdrücken, der Sie ängstigt. Um nun auf Ihre Frage zurückzukommen. Würden Sie jemandem sein Kind wegnehmen, der versucht nicht einmal daran zu denken, dass er ihm etwas antun könnte, und deshalb Probleme hat?

Pat.: Ich glaube nicht. Das ist ja auch, was ich ständig versuche. Ich möchte die Gedanken wegdrängen, aber es gelingt mir nicht.

Den paradoxen Effekt der Gedankenunterdrückung demonstrieren. In dem Beispiel wurde gleichzeitig auch noch der *paradoxe Effekt der Unterdrückung* von Gedanken demonstriert, der dazu führt, dass die aufdringlichen Gedanken sich erst zu Zwangsgedanken entwickeln konnten. Man kann diesen Effekt ruhig mehrmals vorführen, natürlich nicht jedes Mal mit dem Elefanten, sondern z. B. indem man die Patienten bittet, in der folgenden Woche zu beobachten, was bei den Gelegenheiten passiert ist, in denen sie versucht haben, einen anderen, für sie milde beunruhigenden Gedanken zu unterdrücken oder zu bekämpfen, und welchen Effekt es hatte, als sie nichts gegen den Gedanken getan haben. Wenn es angebracht erscheint, kann man die Patienten auch einmal ausprobieren lassen, was passiert, wenn sie versuchen, den Zwangsgedanken zu unterdrücken vs. einen anderen ebenso negativen Gedanken zu denken.

Grundsätzlich ist wichtig, dass man zwei irrige Überzeugungen in Bezug auf Gedanken korrigiert:

1. „Man kann unerwünschte Gedanken kontrollieren“ → Nein, das kann man nicht, man kann sich nur von ihnen distanzieren.

„Stellen Sie sich Ihren Gedankenstrom wie einen Verkehrsfluss vor. Da gibt es Gedanken, die Ihnen nicht weiter auffallen, die wie normale PKWs sind. Daneben gibt es aber auch LKWs, die Sie je nach Größe und Gewicht sicherlich registrieren werden. Wenn Sie sich nun auf die Straße stellen und versuchen, so einen LKW zu stoppen, dann werden Sie höchstwahrscheinlich überfahren. Was Sie aber tun können, ist, sich an den Straßenrand zu stellen und zu sagen: ‚Aha, da war mal wieder ein LKW.' Also sich von den Gedanken zu distanzieren, anstatt sich ihnen entgegenzustellen."

2. „Gedanken können schlecht und bestrafenswert sein" → Die Gedanken sind frei! Wer kann sie erraten?

Ausnahme:

Bei religiös motivierten Zwangsgedanken muss man systemimmanent argumentieren und darauf hinweisen, dass Gott weiß, was die wirkliche Absicht ist, nämlich so etwas nicht zu denken; das Auftreten der Zwangsgedanken als Beweis für die Religiösität werten (siehe oben).

Gedanken – Handlungen – Konfusion auflösen

Es ist ein allgemein bekanntes Phänomen, dass man bei negativen Gedankeninhalten eher geneigt ist, ihnen Realitätscharakter zuzuschreiben als bei positiven Gedankeninhalten. Bei Zwangspatienten ist dies besonders ausgeprägt und kann den Betroffenen bewusst gemacht werden, indem man *einen vergleichbar unwahrscheinlichen, aber positiv oder neutral bewerteten Gedanken hinsichtlich seines Realitätswertes diskutiert.* Bei magischem Denken etwa könnte man die Chancen abschätzen lassen, die Lottozahlen aufgrund eines Gedankens vorherbestimmen zu können, bei aggressiven Gedanken kann man mit den Patienten besprechen, wie sie es anstellen würden, wenn ihr Lieblingsschauspieler plötzlich käme, diesen dann zu küssen. Bei AIDS-Ängsten könnte man die Möglichkeit diskutieren, bei einem Kinderwunsch ohne Geschlechtsverkehr schwanger zu werden etc.

Auch was die konkreten Zwangsgedanken angeht, ist es wichtig, den Unterschied zwischen Gedanken und Taten herauszuarbeiten, indem die *befürchtete Tat in allen Einzelheiten* und erforderlichen Voraussetzungen gedanklich *durchgesprochen wird.*

„Stellen Sie sich vor, Sie würden einen Mord planen. Was müssten Sie vorab alles bedenken und bereithalten und dann schließlich tun, um mit 100 % Sicherheit jemanden umzubringen?" (Ein Messer besorgen, ein Opfer finden, das Opfer dürfte sich nicht wehren, niemand dürfte dem Opfer helfen, der erste Stich müsste tödlich sein etc.)

Es ist klar, dass sich Patienten auf derartige Erörterungen zunächst nur sehr widerwillig einlassen und eine sehr sensible, gleichzeitig aber auch beharrliche Gesprächsführung erforderlich ist. Doch in der Auseinandersetzung mit den aversiven Gedankeninhalten liegt bereits eine erste wichtige Möglichkeit zur Veränderung der pathologischen Bewertungsmuster. Hierin ist bereits eine Art von mentaler Konfrontation zu sehen, die als fließender Übergang zur Technik der Konfrontation und Reaktionsverhinderung betrachtet werden kann (vgl. Kapitel 8.3).

Mögliche Schwierigkeiten

Gelegentlich kommt es vor, dass die Behandlungssuchenden zunächst Schwierigkeiten haben, ihre Zwangsgedanken überhaupt preiszugeben. Die beste Strategie, damit umzugehen, besteht darin, zunächst aus der *Metaperspektive* darüber zu sprechen, welche *Konsequenzen* ihrer Meinung nach mit dem Aussprechen verbunden sein könnten.

Wenn die Patienten real negative Konsequenzen befürchten (z. B. rechtlicher Art oder dass man ihnen die Kindern wegnehmen, sie für verrückt halten oder in die Psychiatrie einweisen lassen könnte), dann lassen sich diese Bedenken meistens leicht ausräumen.

Oft steckt hinter der Weigerung, die Gedanken preiszugeben, auch die Furcht, dass die Gedanken noch öfter auftreten oder wahrscheinlicher ausgeführt werden, wenn sie laut ausgesprochen werden, oder eben jenes Unglück eintritt, das verhindert werden soll.

Fallbeispiel:

Ein Ehemann fürchtete, seiner Frau könne ein Unglück zustoßen, wenn er etwas Derartiges denken würde. Den Gedanken laut auszusprechen, wäre, seiner Vorstellung nach, fast so, als würde er dies herbeiwünschen.

Sobald man allerdings um die befürchtete Konsequenz weiß, kann man im Allgemeinen indirekt erschließen, um was es inhaltlich geht, ohne dass die Patienten die Gedanken vorerst aussprechen müssen.

8.6.6 Neuere kognitive Ansätze und Selbsthilfeansätze

Assoziationsspaltung

Die Idee der Assoziationsspaltung (Moritz, Jelinek, Klinge & Naber, 2007) basiert auf dem Netzwerkmodell. Der Patient wird dabei *angeleitet, sich zu jeder Zwangskognition neutrale oder positive Assoziationen als Begriffspaare vorzustellen* (z. B. Zwangsgedanke „Krebs": Krebs → Tier, Krebs → Essen, Krebs → Sternzeichen, siehe auch www.uke.de/assoziationsspaltung). Durch die neuen Verknüpfungen sollen die zwangsbedingten Verknüpfungen abgeschwächt werden, da die fächerförmigen Verknüpfungsmöglichkeiten von Assoziationen begrenzt sind.

Als Selbsthilfeansatz wurde das Verfahren von den Autoren im Rahmen einer Pilotstudie an 30 Teilnehmern erprobt, die über einen Zeitraum von drei Wochen täglich 10 Minuten mit einem Manual dazu trainieren sollten. Es erwies sich als wirksam, allerdings ist die langfristige Stabilität noch unklar (vgl. auch Moritz, Jelinek Hausschildt & Naber, 2010; Hauschildt, Moritz & Wittekind, 2014).

Inferenzbasierte Therapie IBT (Inference-Based Approach, IBA)

Inferenz bedeutet Schlussfolgerung, so verfolgt die inferenzbasierte Therapie (O'Connor, Ecker, Lahoud & Roberts, 2012; O'Connor, Aardema & Bouthillier, 2005) einen konstruktionistischen Ansatz. Sie etikettiert die Zuschreibungen von Gefährlichkeit zu bestimmten Reizen als *eine Geschichte (Narrativ), die sich die Betroffenen erzählen und in der hypothetische Möglichkeiten (z. B. „Was ist, wenn …") ihr Vertrauen in ihre Sinneswahrnehmungen erschüttern.* Wird dieser „primäre Zweifel" beseitigt, sind die sekundären dysfunktionalen Überzeugungen (z. B. „Ich wäre verantwortlich, das kann ich nicht aushalten…") nicht mehr relevant.

Die IBT stellt drei essenzielle Postulate auf:
1. Der Zwang beginnt mit einem Zweifel.
2. Der Zweifel ist eine Inferenz (Schlussfolgerungen), keine Intrusion.
3. Kann der Zweifel beseitigt werden, verschwinden auch alle anderen Konsequenzen, Bewertungen und Verhaltensweise.

Erkennbar sind solche Narrative, indem man die Betroffenen bittet, ihre Zweifel zu rechtfertigen, denn diese Begründungen sind durch das Gewicht, das sie den „Vielleichts", den hypothetischen Möglichkeiten geben, gekennzeichnet. Laut O'Connor sorgt eine Reihe von speziellen Denkstrategien (Inferenzen) für die Glaubwürdigkeit dieser Argumentationen. Diese Inferenzen sind z. B.
- Überkategorisierungen (z. B. „Ich könnte die Kontrolle über mich verlieren und über ein Kind herfallen, weil in der Zeitung stand, der Vergewaltiger hatte zuvor auch noch nie sowas getan.");
- aus dem Kontext gerissene Fakten;
- umgekehrte Schlussfolgerungen (inverse Inferenz) (Statt der Annahme „Auf der Türklinke sind Fingerabdrücke, sie ist schmutzig" kommt es zu einer umgekehrten Schlussfolgerung „Weil die Türklinke von vielen Leuten angefasst worden sein könnte, ist sie höchstwahrscheinlich schmutzig, auch wenn ich nichts sehe.").

Der *Kern der Therapie* besteht darin über psychoedukative Maßnahmen und Disputation die Patienten darin zu unterstützen, *diese Denkstrategien zu erkennen und frühzeitig das Überschreiten der Grenze von Realität zu „Geschichten spinnen" (das Eintauchen in die Zwangsblase) zu bemerken.* Es geht darum, den Zweifel zu reduzieren und wieder ihrer Sinneswahrnehmung und ihrem gesunden Menschenverstand zu vertrauen.

Die *Hauptschritte der IBT* sind dabei:
- Das *Wesen zwanghaften Zweifelns zu erkennen* (insbesondere den Gegensatz zu Sinnesinformationen, den subjektiven Ursprung, die Unauflösbarkeit) und *zu veranschaulichen, welche Rolle bestimmte Denkstrategien dabei spielen.*
- Die *subjektiv „gesponnene Geschichte"*, die Rechtfertigung hinter dem Bedrohlichkeitsempfindung *beim individuellen Zwang zu erkennen* (z. B. „Bakterien sind unsichtbar, daher könnten …") und die Macht von Imaginationen im Allgemeinen zu verdeutlichen.

So ermutigt O'Connor in einer Falldarstellung eine Patientin mit Kontaminationsängsten und den entsprechenden komplexen Ideen über die möglichen Verbreitungswege von Bakterien in ihrem Haus, sich analog eine andere „Zweifelgeschichte“ auszudenken, die auf denselben Denkstrategien beruht: „Die Geschichte vom Tiger im Haus: Es gibt einen Zoo in der Nähe. Tiere können ausbrechen. Besucher von Safari Parks sind schon übel zugerichtet worden etc.“ (siehe O'Connor et al., 2012).

- Techniken anzuwenden, die in die Welt der Sinne und des gesunden Menschverstands zurückführen und die Person wieder im Hier- und Jetzt verankern.
- Schließlich den generellen Selbstzweifel zu finden (z. B. das Thema „Ich bin eine schlechte Mutter.“).

Die Wirksamkeit der IBT wurde nachgewiesen (Aardema & O'Connor, 2012; O'Connor et al., 2005). Die Autoren geben an, dass sie die Effektivität der IBT im Vergleich zu KVT und Kognitiver Therapie nachgewiesen haben und sich das Verfahren auch für *Patienten mit überwertigen Ideen eignet.* In einer unkontrollierten Studie, in der sie Patienten hinsichtlich des Grades an „überwertigen Ideen“ in zwei Gruppen mit hohem und niedrigem Überzeugungsgrad einteilten, zeigten beiden Gruppen nach der Therapie eine vergleichbare Abnahme der Symptomatik in der Y-BOCS, in den Depressivitätswerten und hinsichtlich der zwanghaften Überzeugungen (O'Connor, Aardema & Bouthillier, 2005; O'Connor et al., 2012). Auch ein Selbsthilfemanual, das auf der IBT basiert, wurde positiv evaluiert (Friese, 2012).

Metakognitive Therapie, Achtsamkeitsbasierte Ansätze und ACT

Auch die Metakognitive Therapie (Wells, 2011) ist darauf ausgerichtet eine Veränderung des Denkens über das Denken zu erzielen. Wells unterscheidet hier

- Annahmen über das eigene Denken,
- das Erleben von Denken (z. B. „Es liegt mir auf der Zunge- Phänomen“) und die
- Strategien, das Denken zu kontrollieren.

Zwanghafte Gedankeninhalte sollen bewusst als Gedanken angesehen und von der „Wirklichkeit“ unterschieden werden. Wells spricht von einem Zustand der „detached mindfulness“ und meint damit das Gewahrwerden der Gedanken mit Verzicht auf eine Bewertung oder Bewältigung. Das Vorgehen beinhaltet die Standardtechniken der KVT in einer metakognitiven Version, d. h. auch hier wird Exposition gemacht, aber Neutralisierungen sind nicht unbedingt zu unterlassen, Hauptsache ist, dass dabei ein Zustand der „detached mindfulness“ vorherrscht. Ebenso wird bei den kognitiven Umstrukturierungen auf die metakognitiven Aspekte hingewiesen.

Achtsamkeitsbasierte Ansätze und die Acceptance und Commitment-Therapie zielen in ganz ähnlicher Weise auf die wertungsfreie Akzeptanz aufdringlicher Gedanken, aber Unterscheidung von der Wirklichkeit (Kabat-Zinn, 2013; Twohig, Hayes & Masuda, 2006; Twohig et al., 2010). Die ACT unterstützt die Patienten gleichzeitig dabei, das Aushalten negativer Befindlichkeiten als Notwendigkeit zu akzeptieren, um höhere Ziele und selbstbestimmte Werte verfolgen zu können. Wie in der Metakognitiven Therapie wird dabei viel mit Metaphern gearbeitet, z. B. dem Vorüberziehenlassen der aufdringlichen Gedanken wie Wolken am Himmel oder der Busmetapher, in der die aufdringlichen Gedanken als unliebsame Fahrgäste bezeichnet werden, die sich schlecht benehmen, aber irgendwann von selbst wieder aussteigen werden.

Auch für den metakognitiven Bereich gibt es einen Selbsthilfeansatz, nämlich „myMKT“ – Erfolgreich gegen Zwangsstörungen von Moritz und Hauschildt (2011).

Die Wirksamkeit der ACT im Vergleich zu Entspannung wurde bisher in einer Studie nachgewiesen (Twohig et al., 2010). Das Selbsthilfemanual „myMKT“ erwies sich im Vergleich zu reinen Patientenratgebern als kurzfristig wirksamer hinsichtlich der Symptomreduktion, nach 6 Monaten war der Unterschied jedoch nicht mehr signifikant, aber die Denkverzerrungen weniger (vgl. Hauschildt, Moritz & Wittekind, 2014).

8.7 Emotionsfokussierende Techniken

Eine der meistgestellten Fragen von Workshop-Teilnehmern betrifft die therapeutische Bearbeitung von Emotionen, die im Rahmen der Exposition oder unabhängig davon auftreten und nicht Angst sind. *Wie geht man mit Schuldgefühlen, Traurigkeit, Ohnmachtserleben und ähnlichen um?* Obwohl die hierfür geeigneten Techniken nicht zwangsspezifisch sind, erscheint es uns aus diesem Grund dennoch wichtig sie hier darzustellen und mit Exzerpten aus Therapien mit Zwangspatienten zu illustrieren.

Differenzierung von Emotionen

Aus therapeutischer Perspektive ist es wichtig *primäre und sekundäre Emotionen* zu unterscheiden. Weiterhin werden *adaptive und maladaptive Emotionen* differenziert. Die primären Emotionen sind die fundamentalsten Gefühlsreaktionen einer Person in einer Situation, sekundäre Emotionen sind nachgeschaltet und erfüllen nicht selten die Funktion der Abwehr der primären Emotion, wenn diese nicht bewusst gefühlt werden darf. So ist z. B. die sekundäre Emotion Angst, wenn man eigentlich wütend ist auf die Bezugsperson, diese Wut aber nicht gezeigt werden darf, weil sonst die Bindung gefährdet wäre (siehe Greenberg, 2004; 2011).

Ziel der emotionsorientierten Arbeit in der Therapie ist *hinter den sekundären Emotionen die primären adaptiven Emotionen* zu entdecken, da nur sie ein Verständnis der tatsächlichen Situation, Orientierung und Problemlösung implizieren. Es besteht jedoch eine starke menschliche Tendenz, negative Emotionen zu vermeiden. Um diese Vermeidung zu überwinden, auch schmerzhafte Emotionen zu erleben und regulieren zu können, benötigen die Patienten *Unterstützung*, in erster Linie *beim Identifizieren und sprachlichen Etikettieren der Emotion als Gefühl, um sie dann zuzulassen und auszuhalten.*

Physiologisch gesehen sieht die Amygdala, wenn ihre Gefahrennachricht in höheren Hirnregionen (bewusst) angekommen ist, ihre Aufgabe als erledigt an und stellt ihre Signalaktivität ein. Der Zugang zu den Emotionen erfolgt über das *Erleben von auslösenden Erfahrungen.* Mit der Exposition steht uns hierfür ein hervorragendes Mittel zu Verfügung, das *Angst* erlebbar macht und korrektive Erfahrungen ermöglicht. Das Vorgehen bei der Exposition entspricht dem Prinzip des Zulassens und Tolerierens. Die Angst wird als primäre adaptive Emotion angesehen, deren Bewältigung einzig über das *Zulassen und aktive Akzeptieren* vonstattengeht. Ebenso kann man bei allen anderen negativen Gefühlszuständen, die als primäre und adaptiv angesehen werden wie *Trauer, Wut* etc., vorgehen.

> **Merke:**
> Maladaptive Emotionen wie Ohnmachtsempfinden, Wertlosigkeit, Schuldgefühle etc. müssen hingegen verändert und durch adaptive Emotionen ersetzt werden.

8.7.1 Bearbeitung von emotionalen Erinnerungsinhalten

Ein negatives Gefühl, das im Zuge der Exposition oder in einer kürzlich erlebten Situation aufgetreten ist und vom Patienten als sehr intensiv und/oder störend empfunden wurde, kann der Ausgangspunkt sein, um vergangene *biografisch bedeutsame Episoden wiederzuerleben und korrektive Erfahrungen zu machen*, die sich dann auch auf das gegenwärtige und zukünftige Erleben auswirken. Ebenso kann man über *dysfunktionale Befürchtungen oder Erwartungen* die zugrunde liegenden Emotionen sowie Situationen aufspüren und bearbeiten. Das Vorgehen firmiert unter verschiedenen Bezeichnung, etwa als „emotional-imaginativen Umstrukturierung traumatischer Episoden" oder „Bearbeitung von Emotionen mit Affektbrücken" oder „Emotionsarbeit mit Gefühlsreisen" etc. Konkret entspricht das therapeutische Handeln aber immer den gleichen, hier dargelegten Prinzipien (siehe auch Dorrmann, 1995; Zarbock, 1994; www.Krisen-intervention.de).

In der Hypnotherapie wurden diese Strategien zur Bearbeitung von Traumatisierungen entwickelt und eingesetzt. Bei Zwangspatienten sind die im Rahmen dieser Emotionsarbeiten berichteten früheren oder kindlichen Erlebnisse für sich genommen meist wenig spektakulär, aber für die Betroffenen von hoher subjektiver Bedeutung, weil sie exemplarisch für die Verletzungen ihrer persönlichen Integrität oder wichtiger Bedürfnisse stehen.

Therapeutisch erwünscht ist eine gewisse Verarbeitungstiefe, denn emotionale Schemata können dann am besten bearbeitet werden, wenn sie prozessual aktiviert sind (vgl. Grawe, 1998). Die Intensität der Emotion kann hingegen zu schwach oder zu stark sein und bedarf dann der Regulation, wenn die Patienten sie andernfalls nicht tolerieren können. Für die *Emotionsregulation* und ggf. Selbstberuhigung ist die bewusste *Atemsteuerung* eine der wichtigsten Maßnahmen. Daneben werden die *Aufmerksamkeitslenkung* auf innere oder äußere sensorische Gegebenheiten eingesetzt ebenso wie muskuläre An- oder Entspannung und selbstfürsorgliche *Imaginationen,* wie z. B. einen vorgestellten sicheren inneren Ort aufsuchen.

Für die Transformation von sekundären und maladapativen Emotionen ist es sinnvoll, wenn der Therapeut den Erfahrungsprozess in eine bestimmte Richtung lenkt. Der Therapeut kann Empörung, Schmerz, Traurigkeit *stellvertretend für die Patienten ausdrücken* oder durch *veränderte Bedeutungszuschreibungen* die Sichtweise und damit die erlebten Emotionen verändern. Auch *direkte Anweisungen* (z. B. „Sag ihnen, es ist nicht in Ordnung, wie ihr mich behandelt") können genutzt werden. Die Aufmerksamkeit kann auf subdominante Gefühle, die sich im stimmlichen und mimischen Ausdruck zeigen, gelenkt werden. Die Einführung von „Notwendigkeiten" im maladaptiven Zustand (Was braucht das Kind jetzt? Wer kann dem Kind helfen?) öffnet einen Problemraum, in dem neue Lösungen gefunden werden können. *Psychodramatische Anweisungen,* wie z. B. die Ausdruckshaltung bestimmter Emotionen einzunehmen, kann ebenfalls zu den primären Emotionen führen. Schließlich ist durch die dialektische Konfrontation zwischen Teilen des Selbst Veränderung möglich. Die dominante Stimme („Ich bin unfähig"), wird durch die subdominante („Ich bin kompetent und liebenswürdig") herausgefordert (vgl. Greenberg, 2004). Im Folgenden wird das Vorgehen anhand eines Therapieausschnittes verdeutlicht. (Anmerkung: „Shift" meint die Transformationen, d. h. Veränderung einer Emotion in eine andere.)

Beispiel (gekürzt): Bearbeitung von belastenden Emotionen mittels Affektbrücke

Frau B., die im Kapitel 10.2 in einem Gutachten ausführlich vorgestellte Patientin, hatte in der Exposition die emotionale Erkenntnis, dass der Zwang sie gegen alles schütze, was sie „im Griff" haben könnte: Schmutz, aber auch Ansprüche der Mutter und ihres Partners an sie. Das Gefühl, dass irgendetwas sie „im Griff" haben könnte, sei prinzipiell immer da. In der darauffolgenden Sitzung wurde daran anschließend eine „Gefühlsreise" in die Vergangenheit mit der Patientin durchgeführt.

Th.: Wenn Sie die Augen schließen und sich noch mal „im Griff" sagen, was kommt dann? (…)

Pat.: Es kommt das Bild von einer Schraubzwinge, in der mein Kopf steckt.

Th.: Was spüren Sie in Ihrem Körper?

Pat.: Es ist sehr unangenehm.

Th.: Welches Gefühl gehört dazu?

Pat.: (… Lange Pause). Das Gefühl von Hilflosigkeit und Ohnmacht.

Th.: Sie können die Schraubzwinge fester drehen (...) und auch wieder lockern. *(Erl.: Frau B. wird die Möglichkeit gegeben, durch ihre Vorstellung ihre Körperempfindung zu verändern. Dadurch kann sie das maladaptive Gefühl von Ohnmacht in der Intensität regulieren.)* Trauen Sie sich noch mal an dieses alte Gefühl hinzugehen?

Pat.: Ja.

Th.: Dann versuchen Sie, es noch ein bisschen intensiver zu machen. (…) *(Erl.: Zur Bearbeitung wird die Patientin angeleitet, das Gefühl noch mal zu verstärken, um eine ausreichende Tiefe zu ermöglichen.)* Nehmen Sie jetzt das Gefühl und gehen Sie damit in die Vergangenheit. Benutzen Sie das Gefühl wie ein Treppengeländer oder eine Leiter und suchen Sie nach einer Situation, in der Sie ein ganz ähnliches Gefühl schon einmal gespürt haben. (…) Lassen Sie sich Zeit und warten Sie, bis sie eine Situation anspricht. *(Erl.:Die Verbindung zu einer wichtigen vergangenen Episode wird hergestellt.)*

Pat.: Meine ältere Schwester ist einmal über mich hergefallen, hat sich auf mich gelegt. Es sollte wohl Spaß sein, aber es war keiner.

Th.: Was ist das Unangenehmste daran? *(Erl.: Wechsel in Präsens)*

Pat.: Dass sie es gegen meinen Willen gemacht hat und ich mich gequält gefühlt habe.

Th.: Was möchte Ihr Körper jetzt tun? *(Erl.: Durch die Frage nach dem Handlungsimpuls, der mit der Emotion gekoppelt ist, wird die Aufmerksamkeit auf die handlungsleitende Information der Emotion gelenkt und die Emotion genutzt.)*

Pat.: Die Arme bewegen und mich losreißen. Aber ich habe zu wenig Kraft, weil die ja viel größer ist als ich.

Th.: Was brauchen Sie? *(Erl.: Einführung einer Notwendigkeit)*

Pat.: Einen anderen Erwachsenen, meine Mutter oder so.

Th.: Wenn der Erwachsene jetzt reinkommt, was sagen Sie ihm? Der muss ja wissen, dass Sie gequält werden. *(Erl.: Einführung einer Notwendigkeit und Anweisung, sich dem Gefühl entsprechend zu äußern)*

Pat.: Hilf mir! Ich will raus und es tut weh! Der Erwachsene würde meine Schwester wegziehen und sagen: „Hör auf! Das tut doch weh!" *(Erl.: Die eingeführte Hilfsperson verändert die Situation in sensu zu einem positiven Ausgang für die Patientin, worauf sich der Gefühlszustand ändert.)*

Th.: Was hat sich jetzt verändert bei Ihnen?

Pat.: Der Druck auf der Brust ist wieder im Kopf. (Pause...) Ich bin traurig. *(Erl.: Traurigkeit als primäres Gefühl, das zu dem maladaptiven Gefühl der Ohnmacht gehört und von diesem verdeckt wurde.)*

Th.: Traurig worüber?

Pat.: Traurig, dass ich mich wieder nicht alleine wehren konnte. *(Erl.: Es zeigt sich, dass es sich nicht um eine adaptive Traurigkeit handelt, die sich auf die primäre Bezugsperson bezieht, die dieses Gefühl ausgelöst hat, sondern um eine selbstrekursive Traurigkeit, die immer noch der Ohnmacht ähnelt. Deshalb wird die Patientin noch einmal in die Situation geführt.)*

Th.: Bitte lassen Sie Ihre Schwester noch einmal auf sich liegen. (...) Was passiert jetzt innerlich bei Ihnen?

Pat.: Ich spüre Angst, weil ich mich nicht wehren kann. *(Erl.: Angst ist in diesem Fall ein sekundäres maladaptives Gefühl. Sie ist mit Hilflosigkeit gekoppelt.)*

Th.: Ja, Sie möchten sich gerne wehren. *(Erl.: Der eigentlich angemessene Handlungsimpuls, wird noch mal für die Patientin formuliert...)*

Pat.: Ja, weil ich unschuldig bin, ich kann nichts dafür.

Pat.: Jetzt spüre ich Wut. Im Magen und in der Mitte der Körpers. *(Erl.: Die sekundäre, maladaptive Angst verändert sich schnell zur primären, adaptiven Wut.)*

Th.: Und wenn die Wut reden könnte, was würde sie sagen? *(Erl.: Es wird zum Ausdruck und der Akzeptanz der Wut ermutigt.)*

Pat.: Lass mich doch in Ruhe, ich will hier raus. Und ich drücke dagegen, die Hände wollen raus!

Th.: Ja, Ihre Hände machen etwas und die Stimme, und der Bauch bewegt sich auch. *(Erl.: Die Patientin wird in der emotionsinduzierenden Körperhaltung bestärkt.)*

Pat.: Die Hände drücken und schieben und hauen. Ich kriege jetzt wieder Luft.

Th.: Was passiert mit der Schwester?

Pat.: Die sitzt in der Ecke und ist verdutzt.

Th.: Nur Sie und Ihre Schwester sind im Zimmer, sonst braucht es niemanden. Wie fühlen Sie sich jetzt?

Pat.: Ich sitze aufrecht und fühle mich gut. (...) Stark.

Th.: Nehmen Sie die Stärke und ziehen Sie sie hinauf in die Situation, die erst kürzlich war, in der Sie sich unterdrückt gefühlt haben.

Im obigen Beispiel konnte durch die therapeutischen Interventionen das Gefühl von Kraft und Stärke etabliert werden und damit die Möglichkeit eröffnet werden, dieses in zukünftigen Situationen zu erleben. Am Ende der emotionsorientierten Arbeit kann, muss aber kein positives Gefühl stehen. Dies ist weder die Regel noch notwendig. Vielmehr ist es gerade bei Zwangspatienten typisch, *dass hinter den maladaptiven Gefühlen wie Angst, Scham, Ohnmacht etc. die primären adaptiven Gefühle Traurigkeit und/oder Ärger/Wut zum Vorschein kommen.* Sie wurzeln in Kindheitserlebnissen, in denen sich die Betroffenen alleine gelassen oder unterdrückt fühlten. Die therapeutischen Hilfestellungen beim Bewältigen der Traurigkeit bestehen in erster Linie darin, die Patienten zur Selbstberuhigung und Selbstfürsorge anzuspornen. Hinsichtlich der Wut ist es zentral, die mit den primären adaptiven Gefühlen verbundenen Informationen zu extrahieren und Gefühle und Handlungen zu trennen, d. h. die Wut als „altes" Gefühl anzunehmen, aber nicht als handlungsleitend für dysfunktionales Verhalten in der Gegenwart zuzulassen (mögliche Formulierung in der Emotionsarbeit: „Gefühl, ich kenne dich gut, aber du wirst mich nicht dazu bringen, etwas zu tun, was ich nicht möchte"). Dies geht wunderbar konform mit der Strategie, die die Patienten in Bezug auf die Zwänge im Rahmen der Exposition wie auch der kognitiven Interventionen erlernen.

Wenn die Patienten den Umgang mit (negativen) Emotionen als normalen Teil des menschlichen Erlebens erfahren können, bedeutet das für sie nicht nur eine Befreiung von den Zwängen, sondern darüber hinaus auch einen Zugewinn an allgemeiner Lebensqualität. Durch das Bewältigen der negativen Emotionen erleben die Patienten Sicherheit und Selbstwirksamkeit.

Auch Greenberg (2004) fand heraus, dass das Ersetzen von Emotionen signifikant häufiger in Therapien mit einem guten Ergebnis auftrat als in Therapien mit schlechtem Outcome. Im Detail wurden maladaptive Emotionen wie Scham, Schuldgefühle und Angst seltener, auf der anderen Seite dafür Ärger und Traurigkeit häufiger gespürt, die über die Akzeptanz schließlich zu mehr Zufriedenheit und Freude führten.

8.7.2 Die Bewältigung von Schuldgefühlen

Einen prominenten Stellenwert innerhalb der emotionsfokussierenden Arbeit hat die therapeutische Bearbeitung von Schuldgefühlen, denn sie stehen bei sehr vielen Patienten im unmittelbaren oder mittelbaren *funktionalen Kontext mit der Zwangsstörung*. In manchen Fällen sind die antizipierten Schuldgefühle der Grund für die Zwangsrituale etwa bei Kontrollzwänge beim Autofahren (z. B. „Wenn ich ein Kind überfahren hätte, könnte ich mit dieser Schuld nicht mehr weiterleben…"). In anderen Fällen wären die Schuldgefühle zu groß, wenn man den Ansprüchen der Angehörigen offen eine Absage erteilen würde. Der Zwang dient dann als Rechtfertigung.

Während sich bei anderen Patientengruppen Schuldgefühle über die kognitive Bearbeitung von Oberplänen und Anspruchshaltungen relativ gut verändern lassen, ist dies bei Zwangspatienten selten ausreichend. Dies hängt mit der stark normorientierten Erziehung und dem Funktionieren-Müssen in den Herkunftsfamilien zusammen. Die dazugehörigen Schuldgefühle, wenn die vermeint lichen Pflichten den Bezugspersonen gegenüber nicht erfüllt werden, sind nur über eine Veränderung des ganzheitlichen Fühlwissens, sprich der zugehorigen emotionalen Schemata, wirklich zu beeinflussen.

In der emotionsfokussierenden Bearbeitung lassen sich die verinnerlichten Normen und die dazugehörigen Schuldgefühle am besten über die *dialektische Arbeit mit Teilen des Selbst* beeinflussen (z. B. „Ein Teil in Ihnen weiß, dass es nicht in Ihrer Verantwortung liegt, wie Ihre Eltern Ihr Leben meistern und wie sie sich fühlen").

Im Falle von Frau B. war die Bearbeitung der Schuldgefühle der Mutter gegenüber besonders schwierig, weil sie ja von frühester Kindheit an in dem Bewusstsein lebte, sie sei schuld am Elend der Mutter. Für sie war es im Rahmen der oben beschriebenen Vorgehensweise besonders hilfreich, im emotionalen Nacherleben von Kindheitserlebnissen die ganzheitlich gefühlte Erkenntnis zu ermöglichen, wie groß ihre Bedürftigkeit nach Liebe und konsequenterweise die Enttäuschung damals war und wie wenig Zuneigung, Sehnsucht und Liebe zu den Angehörigen heute tatsächlich verspürt wird.

Eine Erkenntnis, die für Außenstehende banal wirken mag, für die Betroffenen aber oftmals einen *umwälzenden Perspektivenwechsel* beinhaltet und die Möglichkeit zu verändertem Verhalten bietet. Im Bewusstsein, seine Pflicht erfüllen zu müssen, war ein Hinterfragen der „wahren Gefühle" für die Angehörigen zuvor gar nicht möglich.

Fragen von Workshop-Teilnehmern

Frage: Haben Sie den Eindruck, dass man durch eine solche Emotionsarbeit die Zwänge nachhaltig beeinflussen kann?

Antwort: Ja, denn die Vermeidung dieser negativen Emotionen ist ja einer der wesentlichen aufrechterhaltenden Mechanismen. Man darf allerdings in der Folge einer solchen Sitzung keine Quantensprünge bei der Reduktion der Zwänge erwarten. Auch erübrigen sich deshalb die Exposition und das selbstständige, direkt auf die Zwänge bezogene Üben nicht.

Kapitel 9

Stabilisierung der Erfolge durch gezielte Maßnahmen zur Rückfallprophylaxe und Beendigung der Therapie

9.1 Gezielte Maßnahmen zur Rückfallprophylaxe

Die Rückfallgefahr ist bei Zwängen relativ groß. Dies hängt zum einen damit zusammen, dass es zwischen der Normalität und dem zwanghaften Verhalten keine scharfe Trennlinie gibt und „das zweite Mal hinsehen oder das zweite Mal einseifen" eben so ungeheuer schnell geschehen kann. Der zweite wichtige Grund liegt darin, dass sich die Fähigkeit zur Toleranz von Angst/Unruhe verringert, wenn die Betroffenen lebensgeschichtlichen Herausforderungen/Belastungen ausgesetzt sind, was ja unvermeidlich ist. Lebensgeschichtlicher Stress führt zu einer Erhöhung des allgemeinen Anspannungsniveaus und der Unsicherheit/Angst. Als Folge davon werden die aufdringlichen Gedanken wieder häufiger, und auch der Aktivitätslevel der dysfunktionalen Schemata erhöht sich (vgl. Abbildung 2), das macht den Rückgriff auf alte Bewältigungsmuster wahrscheinlich.

Vor dem Abschluss der Therapie sollten gemeinsam präventive Strategien diesbezüglich erarbeitet werden. Die wichtigsten Angriffspunkte für eine gezielte Rückfallprävention stellen folgende Maßnahmen dar:

a. Aufklärung über die Gefahr, aber auch die Normalität, eines Rückgriffs auf die Zwänge in Belastungssituationen und der dabei ablaufenden Mechanismen (siehe oben). Damit erfolgt auch Entlastung von Selbstvorwürfen.
b. Identifikation potenzieller Rückfallsituationen.
c. Antizipieren des effektiven Umgangs mit Rückfallsituationen.
d. Erlernen alternativer, gezielter Strategien zum Umgang mit Stress, z. B. Entspannungsübungen, Nutzen der sozialen Ressourcen und ggf. der Kontakte zu Selbsthilfegruppen.
e. Rekapitulation der in der Therapie erlernten Strategien zur Bewältigung der Zwänge.

Zu diesem Zweck werden die einzelnen Schritte der Therapie immer wieder auch aus der Metaperspektive beleuchtet und vor allem vor dem Abschluss der Therapie unter diesem Gesichtspunkt rekapituliert. Dabei steht nicht mehr der konkrete Inhalt im Vordergrund (Was haben wir zur Lösung getan?), sondern der Prozess (Wie sind wir dabei vorgegangen?):

- Woran haben Sie gemerkt, dass Sie auf dem richtigen Weg waren?
- Nach welchen Kriterien haben Sie entschieden, wie Sie weiter vorgehen wollten?
- Gibt es andere Situationen/Bereiche, in denen Sie Wichtiges dazugelernt haben und können Ihnen die dabei angewendeten Strategien hier auch nützlich sein?

9.2 Beendigung der Therapie

Wenn man sich als Therapeut genau überlegt, welche Erfahrungen die jeweiligen Patienten mit dem Abschiednehmen und Loslassen bisher gemacht haben, kann man vielen „Stagnationen oder Rückfällen" vorbeugen, die mit der Angst vor dem Verlust der Beziehung zum Therapeuten zu tun haben.

Fallbeispiel:

Frau F. war das vierte Kind und wurde von ihren Eltern recht bald nach der Geburt zu den Großeltern weggegeben, während alle anderen Kinder, auch das zwei Jahre nach ihr geborene Kind, bleiben durften. Es wurde ihr auch nie erklärt, warum dies so war. Heute sind die Eltern verstorben und sie kann es nicht mehr in Erfahrung bringen. Sie vermutet, dass sie aus einer Affäre der Mutter entstanden ist. Als die Großeltern zu alt wurden, um sie zu versorgen, kam sie wieder in die Ursprungsfamilie zurück, sie war damals sieben Jahre alt und fühlte sich dort fremd und unwillkommen. Die Geschwister lehnten sie als nicht dazugehörig ab, die Mutter erlebte sie als kalt und distanziert, den Vater als bedrohlich. Sie meinte, es müsse an ihr liegen, etwas mit ihr nicht stimmen. Die Zwänge begannen und führten zu noch mehr Andersartigkeit und Ablehnung.

Vor diesem Hintergrund war klar, dass es der Patientin sehr schwerfallen würde, die Therapiebeziehung wieder aufzugeben und die Ablösung sehr bewusst und langfristig vorbereitet werden musste.

Mit der Patientin gemeinsam wurde ihre biografischen Erlebnisse reflektiert und der Wunsch nach einem „ guten und dauerhaft sicheren Platz im Leben" validiert. Gleichzeitig wurde relativ bald immer wieder die Idee gesät und die Frage gestellt: „Was brauchen Sie, um sich im echten Leben einen guten, sicheren Platz einzurichten? Was muss sich in Ihrem Leben dazu noch ändern außer den Zwängen?"

Prinzipiell ist es für eine gute Beendigung der Therapie und zur Stabilisierung der Erfolge immer wichtig, die Patienten in die Entscheidung über die Verlängerung der Intervalle mit einzubeziehen und so ein behutsames Abnabeln einzuleiten, aber auch das Ende der Therapie immer mit anzupeilen (z. B. „Wieweit möchten Sie kommen, welche Veränderungen möchten Sie noch erreicht haben, um das Gefühl zu haben, den Rest des Weges alleine gehen zu können?").

Das Festlegen von Follow-up-Terminen, z. B. nach sechs Monaten, und das Angebot telefonischer Kurzkontakte oder Auffrischungssitzungen für Krisen erleichtern den Schritt aus der Therapie ebenfalls.

Nicht wenige Zwangspatienten bleiben einem in dieser Art über viele Jahre hinweg erhalten und darüber sollte man sich, wenn man sich auf die Behandlung schwerer und schwerster Zwangsstörungen einlässt, im Klaren sein.

Kapitel 10

Zwei ausführliche Beispiele für Therapieverläufe

Angesichts der großen Variationsbreite, was Symptomatik, Schweregrad und Funktionalität der jeweiligen Zwangsstörung betrifft, gestalten sich natürlich auch die Therapieverläufe höchst unterschiedlich. Um trotzdem einen Einblick zu geben, wie die Einbettung und die Abfolge der beschriebenen Techniken in die Therapie aussehen können, schildern wir hier zwei Therapieverläufe von unterschiedlicher Komplexität und Länge. Der erste Fall konnte, obgleich es sich um aggressive Zwangsgedanken handelte und zu Beginn eine Suizidgefährdung bestand, innerhalb einer Kurzzeittherapie erfolgreich abgeschlossen werden. Der zweite Fall hingegen gibt einen Eindruck von einer komplexen und langwierigen Therapie, bei der das maximale Stundenkontingent von 80 Sitzungen ausgeschöpft werden musste.

10.1 Fallbeispiel: Herr M.

Bei dem Patienten handelte es sich um den 24-jährigen Studenten, Herrn M., der unter aggressiven Zwangsgedanken und Kontrollzwängen litt. Inhalt der Zwangsgedanken war die Befürchtung, jemanden mit einem Messer oder den Händen ermordet zu haben oder auch durch die Übertragung gefährlicher Stoffe an den Händen, den Tod eines anderen Menschen verschuldet zu haben. Um diese Gefahr zu bannen, vermied der Patient jeglichen Kontakt mit scharfen Gegenständen, vor allem Messern, und führte diesbezüglich auch umfangreiche Kontrollen seiner Taschen, seines Zimmers etc. durch. Ferner wusch er sich die Finger nach Berührung „gefährlicher Stoffe" (z. B. Benzin, Schimmel, Rost) exzessiv. Daneben gab es noch eine ganze Reihe anderer Kontrollzwänge, die mit den aggressiven Zwangsgedanken zusammenhingen. Zudem zeigte Herr M. zu Beginn der Therapie auch eine deutliche depressive Symptomatik mit starker Niedergeschlagenheit, körperlichen Beschwerden und Suizidideen.

Lebensgeschichtlicher Hintergrund

Der Patient hat eine spezifische Lerngeschichte dahingehend, dass Aggressionen sehr schlecht und intolerabel sind (unerbittlich strenge Mutter, fehlender Ausgleich durch den anderen Elternteil). Dies führte zur Ausbildung entsprechender kognitiver Oberpläne und rigider Bewertungsmaßstäbe. Zum Ausbruch der Zwangssymptomatik kam es im Pubertätsalter durch den Einzug eines neuen Freundes der Mutter, der den Patienten in einen massiven Konflikt zwischen seinen aggressiven Tendenzen dem Rivalen gegenüber und seinen Überlebensregeln brachte. Die Bestätigung dieser Beliefs über eine negative Verstärkung durch Spannungsreduktion (vgl. Modell von Salkovskis) führte zu einer Stabilisierung der Zwangssymptomatik, die in den nachfolgenden Schwellensituationen (Eintritt in die Armee und Aufnahme des Studiums) zum neuerlichen Ausbruch der Zwangsproblematik führte. Zur krisenhaften Zuspitzung der Lage kam es durch den mit der Examensphase verbundenen sozialen Rückzug und insbesondere den eingeschränkten Kontakt zur Mutter. Die Mutter war bestrebt, den Sohn in ihrer Obhut zu belassen. Die Symptomatik verhinderte eine Ablösung von der Mutter und den Aufbau einer eigenen Partnerschaft, bewahrte jedoch gleichzeitig emotionale Sicherheit für den Patienten.

Therapieziele

Die Therapieziele beinhalteten den Abbau der Zwangssymptomatik und des Vermeidungsverhaltens, die Unterstützung der Ablösung von der Mutter sowie den Aufbau sozialer Kompetenzen, vor allem in Bezug auf die Durchsetzung eigener Interessen und selbstsicheren Verhaltens.

Zusammenfassung des Therapieverlaufs

Zu Beginn der Therapie stand neben der Erhebung der anamnestischen Daten vor allem eine rasche Reduktion der depressiven Symptomatik im Vordergrund. Zur Entlastung wurde Herrn M. zunächst erläutert, dass das Auftreten aggressiver Zwangsgedanken keineswegs bedeute, dass er eine solche Tat ausführen würde, sondern im Gegenteil ein Beweis dafür sei, wie wenig er dazu in der Lage wäre, da ihn ja bereits der Gedanke daran zutiefst erschrecke. Diese Umkehrung seiner bisherigen Logik bedeutete für den Patienten eine ungemein große Erleichterung. Weiterhin wurde bereits während der anamnestischen Phase eine Wiederaufnahme angenehmer Freizeitaktivitäten vereinbart. Die Stimmung des Patienten besserte sich daraufhin deutlich, sodass als explizites therapeutisches Ziel direkt die Bearbeitung der Zwangssymptomatik vereinbart werden konnte. Ferner wollte er gerne seine Selbstsicherheit erhöhen und Unterstützung beim Finden einer klaren Lebensperspektive erhalten. Zum Abbau der Zwangssymptomatik wurden in der Vorbereitung der Exposition und Reaktionsverhinderung zunächst einige kognitive Interventionen durchgeführt (Verschiebung der Problemsicht, Herausarbeiten des Unterschiedes zwischen Gedanken und Taten etc.). Dann wurde dem Patienten ein plausibles Erklärungsmodell zur Genese der Störung auf dem Hintergrund seiner Lerngeschichte vermittelt und das Therapierational anhand des kognitiven Modells von Salkovskis erläutert. Bei der Durchführung der Expositionsübungen (Anfassen von Rost und Schimmel, Umhergehen mit einem langen Brotmesser) erlebte der Patient zwar weit weniger Angst als erwartet, konnte sich aber dennoch nur sehr schwer von seinen kognitiven Vermeidungsstrategien lösen, weil er befürchtete, die Zwangsgedanken und die Angst würden ihn nach Beendigung der Sitzung übermannen. Auch die als Hausaufgabe vereinbarte Selbstexposition führte er nicht durch, weil er es nicht riskieren wollte, die Zwangsgedanken bewusst zu provozieren und dann eventuell völlig die Kontrolle über sie zu verlieren. Dies, so berichtete Herr M., sei ihm schon einmal passiert. Er wäre dabei über zwei Wochen hinweg in einem Zustand gewesen, der qualitativ völlig verschieden von „normaler“ Angst gewesen sei, und den er als so unerträglich erlebt habe, dass er meinte, verrückt zu werden oder Selbstmord begehen zu müssen. Diese Befürchtungen wurden aufgegriffen und mittels Wiederholung des Erklärungsschemas von Salkovskis reattribuiert: Das Auftreten des als unerträglich erlebten Zustandes trotz der intensivsten Neutralisierungsmaßnahmen ist der Beweis dafür, dass diese nicht wirksam sind und demzufolge auch keine Gewähr für das Nichtauftreten eines solchen Zustandes bieten. Da man Gedanken prinzipiell nicht kontrollieren kann (Experiment mit dem Elefanten), lässt sich durch das Neutralisieren (z. B. auch der Bemühung, diese gar nicht erst zu provozieren) zwar die Angst kurzfristig reduzieren, das Auftreten der Zwangsgedanken lässt sich dadurch aber nicht unterbinden, sondern wird eher wahrscheinlicher. Herrn M. konnte dies prinzipiell gut nachvollziehen, zog jedoch keine handlungsrelevanten Konsequenzen daraus. Stattdessen erging er sich immer wieder in weitschweifigen Schilderungen seiner „schlimmsten Phase“, sodass sich sein Gesprächsverhalten zunehmend zu einem Therapiehemmnis entwickelte und thematisiert werden musste. Nachdem mit ihm besprochen worden war, dass es in der Therapie nicht um das Erzählen, sondern um die konstruktive Erörterung von Problemen gehe und seine mangelnde Bereitschaft zur Selbstexposition den Erfolg der Therapie gefährden würde, verpflichtete sich der Patient zu einer Änderung seines Verhaltens. Er übte daraufhin selbstständig, mit dem „Therapiemesser“ umherzugehen und gab eine ganze Reihe von Kontrollmechanismen (z. B. seine Taschen auf Messer hin kontrollieren) auf. Anhand kleiner Risikoübungen (jemanden in der Mensa anrempeln) machte er die Erfahrung, dass es ihm nahezu unmöglich ist, sich absichtlich irgendwie aggressiv zu verhalten. Nach zwei vergeblichen Versuchen in dieser Richtung kam der Patient schließlich und berichtete, er habe bei einem Restaurantbesuch einen lauwarmen Kaffee zurückgehen lassen. Dieser Vorfall diente als Aufhänger, um dem Patienten den Unterschied zwischen aggressivem und selbstsicherem Verhalten zu erklären und um mit ihm am Beispiel eines aktuellen Konflikts mit seinem Mitbewohner das angemessene Äußern von Kritik und die Durchsetzung eigener Interessen zu üben. Die Übungen zur sozialen Kompetenz beurteilte Herr M. als sehr hilfreich und nutzte jede Gelegenheit, die neuen Fähigkeiten zu erproben. Auch bei den Konfrontationsübungen zeigte er sich in der Folge engagierter. Die problematischen Gedanken wurden aufgenommen und per Kopfhörer beim Herumgehen in besonders gefährlichen Gebieten (z. B. einsame oder fremde Orte) abgehört, wobei der Patient mehrere Messer bei sich trug. In den Semesterferien machte er erstmals seit mehreren Jahren wieder eine Auslandsreise, für die er sich ein „Päckchen“ aus verschiedenen Messern und Scheren packte. Im Urlaub selbst hatte er wider Erwarten überhaupt keine Probleme mehr mit den Zwangsgedanken. Zurückgekehrt übernahm er die Expositionsübungen weitestgehend im Selbstmanagement (suchte sich beispielsweise mit Bedacht einen Ferienjob bei einem Maler, um mit Farben umgehen zu müssen). Die Zeit in den Therapiesitzungen selbst konnte dann für die kognitive Umstrukturierung bezüglich der dysfunktionalen Beliefs über Aggression, Kontrolle und Verantwortung verwendet werden. Die Zusammenhänge zwischen seiner individuellen Lerngeschichte und der Ausformung der entsprechenden Oberpläne waren für den Patienten gut nachvollziehbar. Bei den Expositionsübungen stellte sich ein Nachlassen der Stimuluswirksamkeit ein, d. h. der Patient konnte mit keiner Übung mehr Angst auslösen und stellte daraufhin fest, dass die ursprünglichen Zwangsgedanken keine beunruhigende Wirkung mehr auf ihn hatten.

Als Thema rückten dann die weitere Lebensplanung und die Ablösung von der Mutter in den Mittelpunkt der Therapie. Bedingungsanalytische Gespräche dienten dazu, ihm den Zusammenhang zwischen der Reduktion der Zwangssymptomatik und den gegensteuernden Bindungsbemühungen der Mutter zu verdeutlichen, dadurch wurde die Ablösung des Patienten von der Mutter unterstützt. Im Zuge seiner stärkeren „Außenorientierung“ fand der schließlich auch eine Freundin.

Nach 24 Sitzungen waren die Therapieziele so weit erreicht, dass die Behandlung im Einvernehmen mit Herrn M. beendet werden konnte.

Ein Follow-Up nach neun Monaten ergab, dass der Therapieerfolg von Dauer war und der Patient sich durch die ursprünglichen Zwangsgedanken nicht mehr beeinträchtigt fühlte.

10.2 Fallbeispiel: Frau B.

Im Folgenden wird der gesamte Verlauf der Therapie bei Frau B. zusammenfassend geschildert. Der lebensgeschichtliche Hintergrund, Therapieziele und Behandlungsplan sind aus Kapitel 7.3 bereits bekannt. Um den Prozess nachzuzeichnen, ist die Darstellung primär thematisch und sekundär chronologisch gegliedert.

Exploration, Motivations- und Zielklärung

Am Beginn der Therapie mit Frau B. stand inhaltlich die Exploration der Zwänge: Die konkreten Ausformungen der Waschzwänge, die auslösenden und aufrechterhaltenden Bedingungen. Dazu wurden Selbstbeobachtungsaufgaben eingesetzt. Die Patientin berichtete, fast nie zwangsfrei zu sein, außer im Bett, das ein Refugium für sie darstelle. Parallel zur detaillierten Erfassung des Zwanges wurden auch die Techniken zur Verschiebung der Problemdefinition eingesetzt. Frau B. konnte mithilfe von Fragen nach ihren Gefühlen, den Gefühlsveränderungen beim Ausführen und Nichtausführen des Zwanges usw. die für sie persönlich hinter dem Schmutz liegende Bedrohung verdeutlicht werden: Nicht die Kontamination stellt das Problem dar, sondern die aufdringliche Gedankenkette „Ich verliere die Kontrolle über den Schmutz, daraufhin verwahrlose ich, alle werden mich abwerten und ich werde ganz alleine dastehen“.

Bei der Besprechung der Lebensgeschichte und der Krankheitsentstehung wurde deutlich, dass die Patientin bereits teilweise Einsicht in die funktionalen Zusammenhänge hatte, zumindest war ihr relativ klar, dass sie den Zwang zur Abgrenzung gegenüber ihrer Mutter benutzte, sie hatte aber keine Idee, wie sie sich selbst daraus befreien könnte. Bei der weiteren Motivations- und Zielklärung wurden mittels der gängigen Fragetechniken, einer Hausaufgabe „Ein Tagesablauf ohne Zwang“, und zirkulären Fragen („Wer wäre am meisten verblüfft, wenn Sie keinen Zwang mehr hätten“) einerseits die funktionalen Zusammenhänge geklärt, andererseits konkrete Zielvorstellungen festgelegt.

Durch die Reduktion des Zwanges erhoffte sich Frau B. mehr Zeit für angenehme Freizeitaktivitäten zu haben, wie z. B. Lesen, Sport und Kochen. Auch beruflich würde es ihr eine Erleichterung verschaffen, da die Zwänge sie in diesem Rahmen stark beeinträchtigten. Neben der Bewältigung der Zwänge waren ihre wichtigsten Ziele, richtige Beziehungen führen zu können mit gegenseitigen Einladungen und gegenseitiger Hilfe, unabhängig davon, ob die Freundin einen sauberen Pullover anhabe. Das Therapieziel sei erreicht, wenn eine Freundin bei ihr in der Wohnung ohne Probleme übernachten könne.

Bearbeitung der Zwänge mittels Exposition und Reaktionsmanagement (ERM) und kognitiven Techniken

Die direkte Bearbeitung der Zwänge mittels ERM begann in der siebten und achten Sitzung mit der Vermittlung des Erklärungsmodells von Salkovskis, der Erläuterung des Expositionsvorgehens und einer Hierarchiebildung möglicher Situationen sowie der expliziten Entscheidung der Patientin dafür. In der ersten Expositionssitzung bestand die

Aufgabe der Patientin zunächst darin, ihre Tasche auf den Boden und anschließend auf ihren Schoß zu stellen, in dem Bewusstsein, ihre Kleidung im Anschluss nicht zu waschen und somit den „Schmutz" zu Hause zu verbreiten (Schwierigkeitsgrad 30 %). Die nächsten Stufen der Übung bestanden darin, barfuß auf dem Boden zu laufen und sich dann auf den Boden zu setzen (70 % Schwierigkeit). Dadurch wurden die relevanten aufdringlichen Gedanken, dass sie den Schmutz nicht mehr in den Griff bekomme und ihre Wohnung unwiederbringlich verseucht würde, ausgelöst. Die Patientin fühlte Anspannung und Scham, die sie in Verbindung mit dem Zwang gut kannte. Der nächste Schritt war, den Boden zu berühren. Die Patientin spürte dabei ein Zusammenziehen in der Brust, was ihr wie eine Lähmung, gepaart mit dem Gefühl allein und hilflos zu sein, vorkam. Das sei das schlimmste Gefühl, das sie kenne. Sie verband dieses Gefühl mit der Einschlafsituation als Kind, in der sie immer das Bedürfnis hatte, dass ihr jemand helfe. Mithilfe von Ermutigungen und Verstärkung seitens der Therapeutin gelang es der Patientin, dieses Gefühl zu akzeptieren. Nach einer Zeit berichtete Frau B., sich etwas sicherer zu fühlen. Es stellten sich Kopf- und Kieferschmerzen ein und statt Angst kam ein Gefühl der Traurigkeit auf, was für die Patientin überraschend war, denn sie hatte immer geglaubt, sie würde Angst bis zur völligen Erschöpfung haben. Die letzten Schritte in der ersten Expositionsübung waren, sich mit den Händen, die zuvor auf dem Boden gelegen waren, über das Gesicht zu fahren und den Finger in den Mund zu stecken. Frau B. wurde heiß im Gesicht, sie schwitzte, aber die Angst war nur mittelmäßig ausgeprägt. Zum Reaktionsmanagement gehörte, neben der Unterstützung die negativen Emotionen zuzulassen und zu akzeptieren, die Klärung und Vereinbarungen dessen, was der Patientin helfen könne, im Anschluss nicht zu neutralisieren: zu Hause die Trennung zwischen sauberer und schmutziger Welt aufbrechen, indem sie die Tasche auf das Sofa stellt, sich erst vor dem Zubettgehen das Gesicht wäscht etc. Außerdem bekam sie von der Therapeutin einen sehr hübschen Stein geschenkt, den sie abends nach dem Waschen noch einmal auf dem Boden wälzen und dann wieder in die Hand nehmen sollte um sich zu „rekontaminieren". Insgesamt dauerte die erste therapeutengeleitete Expositionssitzung anderthalb Stunden.

Als Hausaufgabe sollte sie die in der Stunde gemachten „Bodenübungen" jeden Tag nach dem Duschen wiederholen. Bei den häuslichen Übungen wurde die Angst nicht mehr so groß, wandelte sich in Traurigkeits- und Ohnmachtsgefühle.

Im Weiteren fanden noch fünf therapeutengeleitete Expositionssitzungen statt: In der zehnten Sitzung fand auf Wunsch der Patientin eine Wiederholung der ersten Expositionsübungen statt, in der elften Sitzung wurde eine Expositionssitzung in der häuslichen Umgebung von Frau B. durchgeführt. Hierbei wurde geübt, barfuß draußen zu laufen und mit dem sichtbaren Schmutz an ihren Füßen in die Wohnung, auf ihr Sofa, auf die Stühle und ins Bett zu gehen sowie die Spülmaschine einzuräumen, ohne sich dabei die Hände zu waschen. Während dieser Übung waren die Angst und das Ohnmachtserleben teilweise sehr stark. Im Zusammenhang damit kam der Patientin die Erinnerung, dass sie mit ungefähr zehn Jahren ihr Zimmer abgesperrt und auch ihre Eltern nicht hineingelassen hätte. Diese Erinnerung wurde später als Ausgangspunkt für eine „Gefühlsreise" verwendet.

In der 13. Sitzung und der 27. Sitzung wurde wieder im therapeutischen Setting geübt (unterschiedliche Türklinken mit der ganzen Hand anzufassen und Staub mit dem Finger aufzuwischen, um wahrnehmen zu lernen, wann Hände tatsächlich schmutzig sind und was als Kriterium für die Entscheidung zum Händewaschen sein kann). In der 37. Sitzung fand eine Exposition auf einem Spielplatz statt. Die Übungen waren: Sand in die Hände nehmen, Sand in den Haaren und auf den Kleidern verteilen, nassen Sand in die Hände nehmen und eine sichtbare Beschmutzung der Jacke. Es wurde vereinbart, dass sie die Jacke (sichtbarer Schmutz) waschen dürfe, die anderen Kleidungsstücke jedoch am nächsten Tag wieder anziehen solle.

Nach und zwischen diesen therapeutengeleiteten Expositionen führte die Patientin die vereinbarten Übungen im Selbstmanagement durch. In den Sitzungen wurden jeweils am Anfang die erreichten Fortschritte besprochen und neue Verpflichtungen zum eigenständigen Üben eingegangen.

Beispielhaft seien folgende Übungen genannt:

- beim Zähneputzen nicht das Gesicht waschen;
- Geschirrspülmaschine ein- und ausräumen, ohne sich danach die Hände zu waschen;
- Verkürzung der Duschzeit;
- Türklinken mit der ganzen Hand anfassen;
- Arbeitskleider nach der Arbeit nicht sofort, sondern erst nach einer Stunde ausziehen;

- Tasche an verschiedenen Orten auf den Boden stellen;
- nicht jeden Tag Staubsaugen;
- Waschbecken nicht täglich putzen;
- bestimmte Wiederholungen und Abhandlungen beim Duschen weglassen;
- säubern der Fingernägel beim Duschen weglassen;
- Frequenz des Händewaschens reduzieren;
- Essen mit in die Arbeit nehmen;
- Kleider länger als einen Tag tragen;
- Badezimmer nur teilweise putzen (z. B. Waschbecken und Toilette, nicht aber den Boden);
- Zeiträume zwischen dem Putzen vergrößern;
- Putzwasser in die saubere Toilette schütten;
- nur noch jede zweite Woche wischen.

Bezüglich der Aufhebung der Trennung von „sauber" und „schmutzig" führte sie zudem die „Kontaminationsübung" durch, Kleider und andere Gegenstände auf den Boden zu legen und damit zu „kontaminieren".

Im Laufe der eigenständigen Expositionsübungen machte Frau B. folgende Erfahrungen: Sie merkte, dass die Angst bei wiederholtem Üben immer geringer wurde und schneller zurückging. Andere Gefühle, wie Traurigkeit, Resignation, Hilflosigkeit und das Gefühl, abgelehnt zu werden, stellten sich dann ein, hielten deutlich länger an und resultierten teilweise auch in einer gedrückten Tagesstimmung. Diese Gefühle kannte sie aus ihrer Kindheit. Nach wiederholtem Üben veränderten sich auch diese Gefühle in der Dauer und Intensität. Dadurch erlebte die Patientin wiederum Zuversicht, dass auch bei anderen Gelegenheiten in ihrem Alltag oder im Kontext emotionsfokussierenden Übungen die negativen Gefühle durch Akzeptanz nachlassen würden.

Die freie Zeit, die die Patientin durch die Reduktion der Zwangsrituale gewann, nutzte Frau B. für angenehme Freizeitaktivitäten. Sie fand nun Zeit zum Lesen, Joggen und Essen kochen.

Veränderung der dysfunktionalen Einstellungen und des negativen Selbstbildes, Abbau der Diskrepanz zwischen Selbst- und Weltbild

Bei der Besprechung der Hausaufgaben und ihren sonstigen Themen fiel auf, dass Frau B. fast ausschließlich von dem berichtete, was ihr nicht gelungen war, und ihren Defiziten, hingegen kaum positive Äußerungen zu sich selbst machte. Auf einer Skala hinsichtlich ihres Selbstbildes von 0 (= verachtenswürdig) bis 10 (= in Ordnung) stufte die Patientin sich auf der 1 ein. Der Unterschied zur 0 sei, dass es gelegentlich Momente gäbe, in denen sie „das Gefühl habe, etwas richtig gemacht zu haben" (z. B. wenn sie sich etwas zu Essen koche). Um dieses negative Selbstbild zu verändern, wurden immer wieder biografische Bezüge hergestellt, der Zusammenhang zwischen ihrer Lerngeschichte und den abwertenden Selbstgesprächen erarbeitet. Im Anschluss wurde Selbstlob explizit eingeübt. Eine Übung hierzu bestand beispielsweise darin, sich nach den Expositionsübungen innerlich „auf die Schultern zu klopfen", so wie sie es auch den Kindern in der Arbeit sage, wenn diese etwas geschafft hätten. Dies fiel Frau B. sehr schwer, da direkt eine Gegenstimme kam im Sinne von „Das war doch nichts, andere machen das mit links". Zudem wurde eine Matrix für die Wertschätzung ihrer Leistungen bei den Hausaufgaben eingeführt, bei der die Schwierigkeit der Übung (leicht = 0 bis sehr schwer = 5) in Relation gesetzt wurde zur jeweiligen Tagesverfassung der Patientin (sehr schlecht = 0 bis sehr gut = 5) um durch die Multiplikation dieser Zahlen einen objektiveren Maßstab für ihre Leistungen zu erhalten.

Während die Patientin die Expositionsübungen selbstständig zwischen den Sitzungen ausführte, konnte in den Stunden der Focus auf die kognitiven Techniken zur Umstrukturierung ihrer dysfunktionalen Überzeugungen gelegt werden. Thematisch ging es dabei um die übertriebene Angst vor Ablehnung/den Wunsch nach Liebe, die Überschätzung der Bedrohlichkeit ihrer sozialen Umwelt, ihr übertriebenes Bedürfnis nach Kontrolle, ihre Furcht vor Fehlern bzw. den Wunsch nach Perfektionismus/Schönheit, ihr übertriebenes Schuldbewusstsein u. a. Die dysfunktionalen Oberpläne wurden identifiziert, in Bezug zu den biografischen Ursprüngen gesetzt, die daraus entstandene Erlebens- und Verhaltensstrategien geklärt und Alternativen, die sich die Patientin aus der heutigen Sicht wünscht, besprochen. Auf diese Weise konnte die Patientin Übersicht und Klarheit in die Hierarchie der ihr Erleben und Verhalten steuernden Glaubenssätze bringen und sie so verändern, dass sie ihr Leben weniger behinderten, sondern förderten. Dies waren alternative Lebenseinstellungen ebenso wie konkrete Selbstverbalisationen, mit denen sie ihr Handeln innerlich begleitete. In der 35. Sitzung zum Beispiel berichtete die Patientin, dass sich die Einstellung ihr selbst gegenüber insofern verändert habe, als sie sich auch Fehler zugestehen könne.

In Punkto Selbstwirksamkeit wurde herausgearbeitet, dass Frau B. eine fatalistische Einstellung habe, der zufolge ihr Ereignisse „zufliegen“ würden oder sie in Sachen „hineingerate“. Hierzu sollte sie einen Satz finden, der die von ihr gewünschte Lebenshaltung besser ausdrückt. Die Patientin berichtete davon, den Satz „Ich bin stark und wertvoll und ich kann was bewirken“ für sich gefunden zu haben. Die kognitiven Techniken zur Veränderung ihres hohen Verantwortungs-/ Schuldbewusstseins waren besonders hinsichtlich ihrer Pflichten gegenüber ihrer Mutter sehr hilfreich. Hier konnte die Patientin durch eine aus der Disputation gewonnene, veränderte Perspektive die Diskrepanz zwischen dem, wozu sie sich verpflichtet fühlt und dem, was sie für sich wünscht und für angemessen hält, verringern. Dadurch gelang es ihr, ihrer Mutter (ohne Berufung auf den Zwang) zu sagen, dass sie Weihnachten nicht mir ihr verbringen wollte. Parallel zu den kognitiven Techniken wurden Verhaltensexperimente, Risikoübungen und shame attacking exercises angeregt. Einmal ging Frau B. beispielsweise mit verschmierter Wimperntusche durch die Stadt, dies war eine besonders schwierige Übung für sie, da sie stets versuchte, ihre fehlenden Leistungen und Talente, welche in ihrem Wertesystem eine große Bedeutung hatten, durch eine attraktive äußere Erscheinung auszugleichen, um nicht von anderen verachtet zu werden. Ein andermal nutzte die Patientin eine Besprechung mit Kollegen dazu, sich gedanklich nicht nur auf sich selbst und ihre vermeintlichen Defizite zu konzentrieren, sondern sich auch die Unzulänglichkeiten der anderen bewusst zu machen. Derartige Übungen nahmen im Laufe der Therapie immer mehr Platz ein. Die Patientin erkannte zunehmend, dass sie diese Probleme in sozialen Kontakten genauso oder noch stärker belasteten als die Zwänge. Folglich rückte das Thema Beziehungsgestaltung, in dem Maße wie die Zwänge im Selbstmanagement bearbeitet wurden, immer mehr in den Mittelpunkt der Therapiegespräche.

Aufbau von sozialen Kompetenzen hinsichtlich der Beziehungsgestaltung

Zunächst glaubte Frau B., ihre Freunde jonglieren und manipulieren zu müssen, um nicht alleine zu sein, wenn sie einmal Hilfe bräuchte. Sie unterteilte ihre „soziale Welt“ in feindliche Personen, die ihr Schaden zufügen könnten, und Menschen, die weniger feindlich seien. Sie und ihre Freundinnen befänden sich im sicheren Kern, ebenso wie ein kleiner Zwang als Beschützer. Bei ihren Freunden fühlte sich die Patientin für deren emotionale Versorgung verantwortlich. Ein besonders eklatantes Beispiel hierfür waren die Geburtstagsessen der Patientin. Sie berichtete, dabei selbst kaum etwas essen zu können und übermäßig angespannt zu sein, weil sie sich dafür verantwortlich fühle, dass die Unterhaltung gut laufe und jeder zufrieden sei.

In der Therapie wurde die Handlungstendenz der Überanpassung wieder mit Rückgriff auf ihre Biografie für die Patientin verstehbar gemacht. Unbefriedigend verlaufene Kontakte wurden erörtert und Handlungsalternativen überlegt. Dazu wurden in den Sitzungen gelegentlich Rollenspiele durchgeführt, meist ging es jedoch darum, mithilfe der Therapeutin die eigenen Bedürfnisse und Interessen klarer wahrzunehmen und den vorgestellten Handlungsspielraum in der Diskussion zu erweitern. Dazu gehörte auch, sich der inneren Dilemmata bewusst zu sein, sie mit sich selbst auszumachen bzw. ambivalente Gefühle aushalten zu können. Es schlossen sich immer kleine Verhaltensexperimente und Risikoübungen an, in denen die Patientin erprobte, etwas zu wagen auch auf die Gefahr hin abgelehnt zu werden oder die Kontrolle über die anderen zu verlieren. Sie übte beispielsweise, einer Freundin ohne Umschweife und „Lügengeschichten“ eine Absage zu erteilen, im beruflichen Kontext Dinge mit weniger Umwegen und Begründungen zu sagen und sie traute sich ihrem Vermieter gegenüber eine Forderung zu formulieren usw. Oft ging die Bearbeitung der Angst, abgelehnt zu werden und isoliert zu sein, auch mit der Anwendung emotionsfokussierten Techniken einher. Ferner kamen Körperwahrnehmungsübungen zum Einsatz, weil Frau B. in Anwesenheit anderer immer stark angespannt war.

Auch auf den Therapieprozess bezogen, zeigte die Patientin zunehmend weniger Unterwürfigkeit und mehr Eigeninitiative, sagte z. B. wenn sie Übungen als zu schwer empfand, kleinere Schritte machen wollte oder berichtete ihrerseits von selbst initiierten Experimenten, die sie gerade durchführte.

Die Partnerbeziehungen der Patientin sollten ursprünglich auf ihren Wunsch hin kein Thema sein.

Im Verlauf der Therapie jedoch merkte die Patientin selbst, dass sich dies nicht durchhalten ließ. Die Schwierigkeiten mit den jeweiligen Partnern waren grundsätzlich von den gleichen Defiziten getriggert, nur extremer ausgeprägt, sodass sie zwischen Überanpassung und wütenden (indirekten) Behauptungsversuchen hin und her schwankte. Es kam immer wieder zu starken negativen Emotionen, die sich auch hinderlich auf die Bewältigung der Zwänge auswirkten. Zudem wurde der Patientin auch immer klarer, wie stark sie den Zwang als Machtmittel und Abgrenzungshilfe in der Partnerschaft benutzte. Mithilfe der biografischen Arbeit wurde der Patientin transparent, inwiefern es ihr aufgrund ihrer Sozialisation sehr schwerfiel, überhaupt echte Wertschätzung für Männer zu empfinden, denn in der Kindheit war es ihr aufgrund der Koalition mit der Mutter nicht möglich, die Verachtung der Mutter für den Vater nicht zu imitieren. Die therapeutische Strategie zur Lösung bestand darin, die Aufrechterhaltung der Bindung zur Herkunftsfamilie mittels destruktivem Verhalten (Partner verachten) durch adaptive Verbindungsherstellung zu ersetzen. Konkret bedeutete dies, es musste eine innere wertschätzende Verbindung zum Vater (der inzwischen verstorben ist) aufgebaut werden. Dies geschah durch das emotional-imaginative Nacherleben von Episoden mit dem Vater, in denen die Patientin ihre Sehnsucht und Liebe dem Vater gegenüber ausdrücken konnte. Dann wurden Wege besprochen, diese innere Verbindung heute weiter zu kultivieren. So besuchte die Patientin erstmals das Grab ihres Vaters (was sie ihrer Mutter aber nicht erzählte), stellte sich ein Foto von ihm auf den Nachttisch und begann, mit diesem zu sprechen. Zwangsläufig war damit auch eine Klärung und Akzeptanz der Gefühle für die Mutter verknüpft. Die Patientin spürte Wut ebenso wie Traurigkeit und erkannte, dass eine weitere Funktion des Zwangs darin bestand, genauso einsam, allein und am Leben gescheitert zu sein wie die Mutter. Es wurde herausgearbeitet, dass die passive Lebenshaltung der Patientin den Zweck hat, eine innere Loyalität und somit Bindung zur Mutter aufrechtzuerhalten. Die Lösung dieser Verbindung leitet die Therapeutin ein, indem sie die Patientin einen Satz fortführen ließ: „Das Schuldgefühl ihrer Mutter bringt Sie nicht dazu...?“ Die Patientin beendet den Satz mit: „...bringt mich nicht dazu, nicht weiterzukommen und mein Leben in die Hand zu nehmen und immer auf das zu warten, was kommt.“ Die therapeutische Erlaubnis, der Mutter nicht von Besserungen oder Erfolgen berichten zu müssen, befreite die Patientin und erleichterte ihr die Loslösung von den Zwängen ebenso wie die innere Ablösung von der Mutter. Entscheidend war dabei auch eine Bearbeitung ihrer Schuldgefühle auf direktem Weg.

Veränderung der maladaptiven Gefühle wie übermäßige Angst vor Ablehnung, Schuldgefühle, Ohnmachtsempfinden, Unzulänglichkeit, Scham, Eifersucht und Wut

Anlass für die emotional-imaginative Bearbeitung von Erinnerungsinhalten waren entweder die Gefühle, die in der Exposition auftraten, nachdem die Angst in den Hintergrund trat oder die im Zuge dessen aufgetretenen subjektiv bedeutsamen Kindheitserinnerungen. Exemplarisch kann man aus der ersten Expositionssitzung schildern, wie die Patientin das Gefühl des „Überschwemmtseins“ mit ihrer Einschlafangst als Kind in Verbindung brachte. Sie erinnerte sich an eine Situation im Kleinkindalter, bei der sie wie gelähmt im Bett lag und sich machtlos fühlte. Durch entsprechende therapeutische Fragen konnte die Patientin ihre damaligen kindlichen Bedürfnisse nach Unterstützung, Verständnis und Zuwendung nachempfinden und erstmals auch äußern. Durch das „Wiedererleben“ veränderte sich das Gefühl der Angst bzw. das Ohnmachtserleben in das primäre adaptive Gefühl von Traurigkeit, welches die Patientin zulassen und annehmen konnte. Die Therapeutin bestärkte die Selbstfürsorge und regte die Selbstberuhigung durch Trösten der eigenen Person an.

In ähnlicher Weise dienten oft aktuell erlebte Schwierigkeiten im sozialen Kontext als Aufhänger um Gefühle, die die Patientin selbst als zu intensiv oder unangemessen empfand zu bearbeiten und zu modifizieren. Die hier angewandten therapeutischen emotionsfokussierten Techniken zielten darauf, die maladaptiven Gefühlszustände zu regulieren, adaptive Gefühle zu evozieren und die damit verbundenen Informationen zu extrahieren. Die maladaptiven Gefühle waren oftmals Ohnmacht (bzw. Unzulänglichkeit), aber auch Angst vor Ablehnung, Eifersucht und Verachtung sowie Ärger und Schuldgefühle. Angst war in einigen Zusammenhängen tertiäres Gefühl zur Ohnmacht, in anderen sekundär zur Wut. Die primären Gefühle waren Wut und Traurigkeit. Die Patientin konnte die Erfahrung machen, dass die Akzeptanz der Gefühle zu positiven Veränderungen führte; das Zulassen führte häufig zu Erleichterung, Stärke, Entschlossenheit und Sicherheit. Zur Unterstützung dieser Prozesse spielten Körperwahrnehmungen eine entscheidende Rolle, um die entsprechenden Gefühle auszudrücken, Veränderungen zu beschreiben und Emotionen differenzierter zu erleben.

Die therapeutischen Anregungen enthielten Anweisungen, das Einführen anderer Personen, Atem- und Körperregulationstechniken, Ruhebilder, Unterstützung der Selbstfürsorge u. a. Besonders in Bezug auf die Angst vor Ablehnung (respektive umgekehrt der Sehnsucht nach Bindung und Liebe) war die zentrale Strategie, das Gefühl anzunehmen, aber nicht als handlungsleitend für dysfunktionales Vermeidungsverhalten zuzulassen (Innerer Dialog: „Gefühl, ich kenne dich gut, aber du bringst mich nicht dazu, dieses oder jenes zu tun.“).

Dies wurde für die Patientin ein Universalsatz, den sie bezogen auf die Zwänge, aber auch bei allen anderen negativen Gefühlen wie Hilflosigkeits- oder Einsamkeitsgefühlen, anwenden konnte. In der abschließenden Betrachtung beschrieb die Patientin das Lernen, mit negativen Emotionen umzugehen, als einen Schritt in Richtung Sicherheit.

Schuldgefühle

Schuldgefühle und Schamgefühle nahmen im emotionalen Erleben der Patientin viel Raum ein und wurden zu Beginn der Therapie von ihr als das aversivste unter allen negativen Gefühlen erlebt, beeinträchtigender sogar als der Zwang. Die therapeutische Bearbeitung der Schuldgefühle basierte einerseits auf kognitiven Techniken, mittels derer geklärt wurde, welche Normen (z. B. wie sich eine gute Tochter zu verhalten habe) hinter diesen Schuldzuweisungen stehen und wer in der Ursprungsfamilie sie vermittelt hatte. Die Distanzierung von diesen Normen gelang auf der kognitiven Ebene nur sehr eingeschränkt. Durch das emotional-imaginative Nacherleben hingegen war es der Patientin möglich zu spüren, dass sie diese von früher stammenden Vorgaben nicht übernehmen konnte und wollte. In Bezug auf die Mutter etwa konnte sie sich die fehlende Zuneigung eingestehen und sich selbst die Erlaubnis geben, die Ansprüche der Mutter nicht erfüllen zu können und zu wollen. Zudem konnte sie die überhöhte Verantwortungsübernahme in Beziehungen allgemein aus ihrer Angst vor Ablehnung heraus reflektieren.

Bearbeitung weiterer Problembereiche

Frau B. erklärte in der 27. Sitzung, dass sie ihr unkontrolliertes Essverhalten, welches sie schon seit der Pubertät habe, zunehmend belaste. Vor allem, wenn es ihr schlecht gehe, esse sie große Mengen, um durch ein Völlegefühl ihre Stimmung zu betäuben. In der Vergangenheit habe sie Appetitzügler genommen und sei davon eine Zeit lang abhängig gewesen. Die Therapiestrategie war hier, das Essverhalten nicht über Kontrolle, sondern über das Erleben von Genuss zu regulieren. Parallel zur Therapie wurde hierzu ab der 27. Sitzung ein Genusstraining, welches fünf Termine umfasste, von einer Praktikantin durchgeführt.

Rückfallprophylaxe

Während der Therapie gab es zwei Einbrüche, in denen es zu Rückschritten kam. Beide hatten mit längeren Therapiepausen zu tun und gaben Gelegenheit, aus der Metaperspektive über potenzielle Rückfallsituationen nach Ende der Therapie zu reflektieren, die bisher als hilfreich erlebten Strategien zu rekapitulieren und Lösungsmöglichkeiten vorweg zu denken. In der Ablösephase ging es darum, die Patientin dabei zu unterstützen, auch außerhalb des Therapiesettings Vertrauen aufzubauen, Kontrolle und Manipulation aufzugeben und stattdessen wirklich offene und intimere Beziehungen mit ihren Freundinnen bzw. dem Partner zu führen, um daraus Sicherheit und Freude zu gewinnen.

Evaluation

Die zu Beginn der Therapie mittels Y-BOCS als extrem eingestuften Zwänge waren nach 80 Sitzungen nur noch in geringem Ausmaß vorhanden, aber nicht vollständig abgebaut. Subjektiv bedeutete dies für die Patientin, ihr Ziel zu 90 % erreicht zu haben. Auch die Lebenszufriedenheit verbesserte sich in wichtigen Bereichen markant. Vor allem im Bereich der sozialen Beziehungen zu Freunden, dem Partner und Arbeitskollegen waren deutliche Veränderungen zu bemerken. Die Patientin hatte sich während der Therapie von ihrem

Partner getrennt und lebte am Ende der Therapie mit einem neuen Mann zusammen, bei dem erstmals in ihrem Leben nicht schon von vorneherein klar war, dass er sowieso nicht „der Richtige“ sei. Hinsichtlich der inneren Loslösung von der Mutter meinte die Patientin jedoch, ihr Ziel nur zu 30 % erreicht zu haben und noch einen weiten Weg vor sich zu haben.

Literatur

Aardema, F. & O'Connor, K. (2012). Dissolving the tenacity of obsessional doubt: Implications for treatment outcome. *Journal of Behavior Therapy and Experimental Psychiatry, 43,* 855-861. http://doi.org/10.1016/j.jbtep.2011.12.006

Abramowitz, J. S. (1997). Effectiveness of psychological and pharmacological treatments for obsessive-compulsive disorder: A quantitative review. *Journal of Consulting and Clinical Psychology, 65,* 44-52. http://doi.org/10.1037/0022-006X.65.1.44

Abramowitz, J. S. & Foa, E. B. (2000). Does comorbid major depression influence outcome of exposure and response prevention for OCD? *Behavior Therapy, 31,* 795-800. http://doi.org/10.1016/S0005-7894(00)80045-3

Abramowitz, J. S., Franklin, M. E., Street, G. P., Kozak, M. J. & Foa, E. B. (2000). Effects of comorbid depression on response to treatment for obsessive-compulsive disorder. *Behavior Therapy, 31,* 517-528. http://doi.org/10.1016/S0005-7894(00)80028-3

American Psychiatric Association (APA). (2015). *Diagnostisches und Statistisches Manual Psychischer Störungen DSM-5.* (Deutsche Ausgabe herausgegeben von P. Falkai und H.-U. Wittchen). Göttingen: Hogrefe.

Arntz, A. (1992). *Cognitive therapy for obsessive-compulsive disorder: A theoretical basis and practical application.* Paper presented at the 2nd World Congress of Cognitive Therapy. Toronto, Canada.

Backenstrass, M. (2014). Krankheitseinsicht bei Zwangskranken. Ein obsoletes Kriterium? *Psychotherapie im Dialog, 2,* 42-45.

Ball, S. G., Bear, L. & Otto, M. W. (1996). Symptom subtypes of obsessive-compulsive disorder in behavioural treatment studies: A quantitative review. *Behaviour Research and Therapy, 34,* 47-51. http://doi.org/10.1016/0005-7967(95)00047-2

Baxter, L. R., Schwartz, J. M., Bergman, K. S., Szuba, M. P., Guze, B. H., Mazziotta, J. C. et al. (1992). Caudate glucose metabolic rate changes with both drug and behavior therapy for obsessive-compulsive disorder. *Archives of General Psychiatry, 49,* 681-689. http://doi.org/10.1001/archpsyc.1992.01820090009002

Bogetto, F., Venturello, S., Albert, U., Maina, G. & Ravizza, L. (1999). Gender-related clinical differences in obsessive compulsive disorder. *European Psychiatry, 14,* 434-441. http://doi.org/10.1016/S0924-9338(99)00224-2

Boschen, M. J. & Drummond, L. M. (2012). Community treatment of severe, refractory obsessive-compulsive disorder. *Behaviour Research and Therapy, 50,* 203-209. http://doi.org/10.1016/j.brat.2012.01.002

Bowlby, J. (1973). *Separation: Anxiety and anger.* New York: Basic Books.

Bowlby, J. (1995). *Elternbindung und Persönlichkeitsentwicklung. Therapeutische Aspekte der Bindungstheorie.* Heidelberg: Dexter.

Byerly, M., Goodman, W., Acholonu, W., Bugno, R. & Rush, A. J. (2005). Obsessive compulsive symptoms in schizophrenia: Frequency and clinical features. *Schizophrenia Research, 76,* 309-316. http://doi.org/10.1016/j.schres.2005.02.004

Byerly, M. J., Goodman, W. K. & Cuadros, C. (2000). Comorbid schizophrenia: Implications for treatment of obsessive-compulsive disorder. In W. K. Goodman, M. V. Rudorfer & J. D. Maser (Eds.), *Obsessive-compulsive disorder. Contemporary issues in treatment* (pp. 69-83). Mahwah, NJ: Erlbaum.

Chambless, D.L., Gillis, M.M., Tran, G.Q. & Steketee, G. (1996). Parental bonding reports of clients with obsessive-compulsive disorder and agoraphobia. *Clinical Psychology and Psychotherapy, 3,* 77-85. http://doi.org/10.1002/(SICI)1099-0879(199606)3:2<77::AID-CPP89>3.0.CO;2-J

Chambless, D. L. & Steketee, G. (1999). Expressed emotion and behavior therapy outcome: A prospective study with obsessive-compulsive and agoraphobic outpatients. *Journal of Consulting and Clinical Psychology, 67,* 658-665. http://doi.org/10.1037/0022-006X.67.5.658

Cherian, A., Narayanaswany, J. & Reddy, Y. (2012). Does insight have specific correlations with symptom dimension in OCD. *Journal of Affective Disorder, 138,* 352-359. http://doi.org/10.1016/j.jad.2012.01.017

Clark, D. A. & O'Connor, K. (2005). Thinking is believing: Ego-dystonic intrusive thoughts in obsessive-compulsive disorder. In D. A. Clark (Ed.), *Intrusive thoughts in clinical disorders* (pp. 145-174). New York: Guilford.

Coffey, B. J., Miguel, E. C. Savage, C. R. (1994). Tourette's disorder and related problems: A review and update. *Harvard Reviews of Psychiatry, 2,* 122-132. http://doi.org/10.3109/10673229409017128

Constans, J. I., Foa, E. B., Franklin, M. E. & Mathew, A. (1995). Memory for actual and imagined events in OC checkers. *Behaviour Research and Therapy, 33,* 665-771. http://doi.org/10.1016/0005-7967(94)00095-2

Cooper, J. (1970). The Leyton Obsessional Inventory. *Psychological Medicine, 1,* 48-64. http://doi.org/10.1017/S0033291700040010

Crombach, G. (1994). Die Behandlung von Zwängen in der psychiatrischen Praxis – ein integrativer Ansatz. *Praxis der klinischen Verhaltensmedizin und Rehabilitation, 26,* 89-93.

Crombach, G. (2002). Persönlichkeitsstörungen, Rang- und Bindungsdefizite bei Zwangsstörungen. In W. Ecker (Hrsg.), *Die Behandlung von Zwängen: Perspektiven für die klinische Praxis* (S. 101-112). Bern: Huber.

Demal, U., Lenz, G., Mayrhofer, A., Zapotoczky, H. & Zitterl, W. (1992). Zwangskrankheit und Depression. Retrospektive Untersuchung über den Zeitverlauf. *Verhaltensmodifikation und Verhaltensmedizin, 13,* 71-85.

De Silva, P. & Rachman, S. (2004). *Obsessive-compulsive disorder. The facts.* New York: Oxford University Press.

Döpfner, M. & Breuer, B. (1997). Zwangsstörungen. In F. Petermann (Hrsg.), *Fallbuch der klinischen Kinderpsychologie* (S. 85-107). Göttingen: Hogrefe.

Dorrmann, W. (1995). *Psychotherapie bei traumatischen Erlebnissen.* Zugriff am 11.05.2015. Verfügbar unter http://www.krisen-intervention.de/info-trau1.html

Dowling, F., Pato, M., & Pato, C. (1995). Comorbidity of Obsessive-Compulsive and Psychotic Symptoms: A Review. *Havard Review of Psychiatry, Vol. 3,* Issue 2, 55-112. http://doi.org/10.3109/10673229509017170

Duron, G. & Kyrios, M. (2005). Obsessive-compulsive disorder: A review of possible specific internal representations within a broader cognitive theory. *Clinical Psychology Review, 25,* 415-432. http://doi.org/10.1016/j.cpr.2005.02.002

Ecker, W. (2014). Die Behandlung von Zwängen in der kognitiven Verhaltenstherapie. Ausgewählte neuere Entwicklungen. *Psychotherapie im Dialog, 2,* 16-22.

Eddy, K. T., Dutra, L., Bradley, R. & Westen, D. (2004). A multidimensional meta-analysis of psychotherapy and pharmacotherapy for obsessive-compulsive disorder. *Clinical Psychology Review, 24,* 1011-1030. http://doi.org/10.1016/j.cpr.2004.08.004

Fiedler, P. (2001). *Persönlichkeitsstörungen* (5. Aufl.). Weinheim: Beltz.

Fiedler, P. (2007). Zwang und anankastische Persönlichkeit aus verhaltenstherapeutischer Sicht. *Persönlichkeitsstörungen: Theorie und Therapie, 2,* 75-85.

Fisher, P. L. & Wells, A. (2008). Metacognitive therapy for obsessive-compulsive disorder: A case series. *Journal of Behavior Therapy and Experimental Psychiatry, 39* (2), 117-132. http://doi.org/10.1016/j.jbtep.2006.12.001

Foa, E. B., Grayson, J. B., Steketee, G. S., Doppelt, H. G., Turner, R. M. & Latimer, P. R. (1983). Success and failure in the behavioral treatment of obsessive-compulsives. *Journal of consulting and clinical psychology, 51,* 287-297. http://doi.org/10.1037/0022-006X.51.2.287

Foa, E. B., Ilai, D., McCarthy, P., Shoyer, B. & Murdock, T. (1993). Information processing in obsessive-compulsive disorder. *Cognitive Therapy and Research, 17,* 173-189. http://doi.org/10.1007/BF01172964

Foa, E. B. & Kozak, M. J. (1986). Emotional processing of fear: Exposure to corrective information. *Psychological Bulletin, 99,* 20-35. http://doi.org/10.1037/0033-2909.99.1.20

Foa, E. B. & Kozak, M. J. (1996). Psychological treatment for obsessive-compulsive disorder. In M. R. Mavassakalian & R. F. Prien (Eds.), *Long-term treatment of anxiety disorders* (pp. 285-309). Washington, DC: American Psychiatry Press.

Foa, E. B., Steketee, G., Grayson, J. B. & Doppelt, H. G. (1983). Treatment of obsessive-compulsives: When do we fail? In E. B. Foa & P. M. Emmelkamp (Eds.), *Failures in behavior therapy* (pp. 10-34). New York: Wiley.

Freeston, M. H., Ladouceur, R., Thibodeau, N. & Gagnon, F. (1991). Cognitive intrusions in a non-clinical population. Response style, subjective experience and appraisal. *Behaviour Research and Therapy, 29,* 585-597. http://doi.org/10.1016/0005-7967(91)90008-Q

Fricke, S., Moritz, S., Andresen, B., Hand, I., Jacobsen, D., Kloss, M. & Rufer, M. (2003). Einfluss von Persönlichkeitsstörungen auf den Erfolg einer multimodalen Verhaltenstherapie bei Zwangserkrankungen. Teil II: Ergebnisse einer empirischen Studie. *Verhaltenstherapie, 13,* 172-182. http://doi.org/10.1159/000074023

Friese, C. (2012). *Online-Evaluation des Selbsthilfemanuals „Zweifeltherapie" für Zwang.* Unveröffentlichte Masterarbeit, Universität Bremen.

Frost, R. O. & Steketee, G. (Eds.). (2002). *Cognitive approaches to obsessions and compulsions: Theory, assessment, and treatment.* Oxford: Elsevier Science.

Gava, I., Barbui, C., Aguglia, E., Carlino, D., Churchill, R., De Vanna, M. & McGuire, H. (2007). Psychological treatments vs. treatment as usual for obsessive compulsive disorder (OCD). *Cochrane Database of Systematic Reviews, 2.* http://doi.org/10.1002/14651858.CD005333.pub2

Gilliam, C. M., Diefenbach, G. J., Whitting, S. E. & Tolin, D. F. (2010). Stepped care for obsessive-compulsive disorder: An open trial. *Behaviour Research and Therapy, 48,* 1144-1149. http://doi.org/10.1016/j.brat.2010.07.010

Goodman, W. K., Rasmussen, S. A., Price, L. H., Mazure, C. Heninger, G. R. & Charney, D. S. (1989). TheYale-Brown-Obsessive Compulsive Scale: Development, use, reliability. *Archives of General Psychiatry, 46,* 1006-1016. http://doi.org/10.1001/archpsyc.1989.01810110054008

Grawe, K. (1998). *Psychologische Therapie.* Göttingen: Hogrefe.

Greenberg, L. (2004). Emotion-focused therapy. *Clinical Psychology and Psychotherapy, 11,* 3-16. http://doi.org/10.1002/cpp.388

Greenberg, L. (2011). *Emotionsfokussierte Therapie.* München: Ernst-Reinhardt-Verlag.

Guidano, V. F. & Liotti, G. (1983). *Cognitive processes and emotional disorders.* New York: Guilford.

Hand, I. (2002). Systemische Aspekte in der Verhaltenstherapie von Zwangsstörungen. In W. Ecker (Hrsg.), *Die Behandlung von Zwängen: Perspektiven für die klinische Praxis* (S. 81-100). Bern: Huber.

Hand, I., Peter, H. & Rufer, M. (2001). Kombinationsbehandlung mit VT und Pharmakotherapie bei Zwangsstörungen. Forschungsstand und Behandlungspaxis. *Verhaltenstherapie, 11,* 206-215. http://doi.org/10.1159/000056665

Hand, I. & Zaworka, W. (1981). Entwicklung der Zwangsneurose über die Zeit: Ergebnisse einer Quasi-Längsschnittuntersuchung und deren Implikationen für die Neurosentheorie und -therapie. In U. Baumann (Hrsg.), *Indikation zur Psychotherapie* (S. 67-88). München: Urban & Schwarzenberg.

Hauschildt, M., Moritz, S., & Wittekind, C. (2014). Neue Selbsthilfeverfahren gegen Zwangsgedanken. *Psychotherapie im Dialog, 2,* 65-69.

Hegerl, U. & Mavrogiorgou, P. (2002). Biologische Grundlagen von Zwangsstörungen. In M. Zaudig, W. Hauke & U. Hegerl (Hrsg.), *Die Zwangsstörung. Diagnostik und Therapie* (S. 43-63). Stuttgart: Schattauer.

Hodgson, R.J. & Rachman, S. (1977). Obessional-compulsive complaints. *Behavior Research and Therapy, 15,* 389-395. http://doi.org/10.1016/0005-7967(77)90042-0

Hoffmann, N. (1994). Die therapeutische Beziehungsgestaltung in der Verhaltenstherapie bei Zwangsstörungen. *Praxis der klinischen Verhaltensmedizin und Rehabilitation, 26,* 94-98.

Hoffmann, N. (1998). Therapeut-Patient-Beziehung bei Menschen mit Zwangsstörungen. In H. Ambühl (Hrsg.), *Psychotherapie der Zwangsstörungen* (S. 158-164). Stuttgart: Thieme.

Hoffmann, N. & Hofmann, B. (2012). *Expositionen bei Ängsten und Zwängen.* Weinheim: Beltz/PVU.

Hofmann, B. & Hoffmann, N. (2014). *Subjektkonstituierende Hilfen bei in-vivo-Expositionen von Zwangskranken, Psychotherapie im Dialog, 2,* 46-50.

Hohagen, F. & Ebert, D. (1997). *Neue Perspektiven in der Grundlagenforschung und Behandlung der Zwangsstörungen.* Freiburg: Solvay.

Hollander, E. (2005). Obsessive-compulsive disorder and spectrum across the life span. *International Journal of Psychiatry in Clinical Practice, 9,* 76-86. http://doi.org/10.1080/13651500510018347

Hoogduin, C. A., Duivenvoorden, H., Schaap, C. & de Haan, E. (1989). Outpatient treatment of obsessive-compulsives: Outcome, prediction of outcome and follow-up. In P. M. Emmelkamp, W. T. Everaerd, F. Kraaimaat & M. J. v. Son (Eds.), *Fresh perspectives on anxiety disorders* (pp. 173-186). Amsterdam: Swets & Zeitlinger.

Jacobi, F., Höfler, M., Strehle, J., Mack, S., Gerschler, A., Scholl, L. et al. (2014). Mental disorders in the general population: Study on the health of adults in Germany and the additional module mental health (DEGS1-MH). *Nervenarzt, 85,* 77-87.

Jakubovski, E., Pittenger, C. & Bloch, M. (2011). Dimensiona correlates of poor insight in obsessive-compulsive disorder. *Progress in Neuro-Psychopharmacology and Biological Psychiatry, 35,* 1677-1681

Jenkins, R., Meltzer, H., Bebbington, P., Brugha, T., Farrell, M., McManus, S. & Singleton, N. (2009). The British Mental Health Survey Programme: Achievements and latest findings. *Social Psychiatry Epidemiology, 44,* 899-904. http://doi.org/10.1007/s00127-009-0112-7

Kabat-Zinn, J. (2013). *Gesund durch Meditation. Das große Buch der Selbstheilung mit MBSR.* München: Knaur.

Kanfer, F., Reinecker, H. & Schmelzer, D. (2011). *Selbstmanagement-Therapie* (5. Aufl.). Berlin: Springer.

Karno, M. & Golding, J. M. (1991). Obsessive compulsive disorder. In L. N. Robins & D. A. Regier (Eds.), *Psychiatric disorders in America: The epidemiologic catchment area study* (pp. 204-219). New York: Free.

Kayahan, B., Ozturk, O., Veznedaroglu, B. & Eraslan, D. (2005). Obsessive compulsive symptoms in schizophrenia: Frequency and clinical features. *Psychiatry and Clinical Neuroscience, 59,* 291-295. http://doi.org/10.1111/j.1440-1819.2005.01373.x

Kegan, R. (1986). *Die Entwicklungsstufen des Selbst: Fortschritte und Krisen im menschlichen Leben.* München: Kindt.

Klinger, E. (1987). Current concerns and disengagement from incentives. In F. Halisch & J. Kuhl (Eds.), *Motivation, intention, and volition* (pp. 337-347). Berlin: Springer.

Kohls, S., Bents, H. & Pietrowsky, R. (2002). Prädiktoren für Erfolg und Misserfolg in der verhaltenstherapeutischen Behandlung von Zwangspatienten. *Verhaltenstherapie, 12,* 98-106. http://doi.org/10.1159/000064373

Kordon, A., Lotz-Rambaldi, W., Muche-Borowski, C. & Hohagen, F. (2015). *S3-Leitlinie Zwangsstörungen erstellt von der Steuergruppe S3-Leitlinien Zwangsstörungen im Auftrag der DGPPN.* Göttingen: Hogrefe.

Kozak, M. J., Foa, E. B. & McCarthy, P. R. (1988). Obsessive-compulsive disorder. In C. G. Last & M. Hersen (Eds.), *Handbook of anxiety disorders* (pp. 87 108). New York: Pergamon.

Kringlen, E., Torgersen, S. & Cramer, V. (2001). A Norwegian psychiatric epidemiological study. *American Journal of Psychiatry, 158,* 1091-1028. http://doi.org/10.1176/appi.ajp.158.7.1091

Külz, A. (2014). Neurobiologie des Zwangs. *Psychotherapie im Dialog, 2,* 74-77.

Lakatos, A. (1997). *Kognitiv-behaviorale Therapie für Zwangsstörungen. Eine Therapievergleichsstudie.* Regensburg: Roderer.

Lakatos, A. & Schneider, T. (2014). Beziehungsgestaltung in der Therapie mit Zwangskranken. *Psychotherapie im Dialog, 2,* 30-34.

Lavy, E., Oppen, P. v. & Hout, M. v. den (1994). Selective processing of emotional information in obsessive compulsive disorder. *Behaviour Research and Therapy, 32,* 243-246. http://doi.org/10.1016/0005-7967(94)90118-X

Leckman, J. F. (1993). Tourette's syndrome. In E. Hollander (Ed.), *Obsessive-compulsive-related disorder* (pp. 113-137). Washington, DC: American Psychiatry Press.

Lensi, P., Cassano, G. B., Correddu, G., Ravagli, S., Kunovac, J. L. & Akiskal, H. S. (1996). Obsessive compulsive disorder: Familial-developmental history, symptomatology, comorbidity and course with special reference to gender-related differences. *British Journal of Psychiatry, 169,* 101-107. http://doi.org/10.1192/bjp.169.1.101

Leplow, B. (2004). Neuropsychologie der Zwangsstörung. In S. Lautenbacher & S. Gauggel (Hrsg.). *Neuropsychologie psychischer Störungen* (S. 199-222). Berlin: Springer.

Liebler, A. (2001). „Ich sitz' in meiner Burg und draußen tobt der Krieg". Abgrenzungsbedürfnis und sozialer Rückzug als relevante Aspekte bei Zwangsstörungen. *Psychotherapeut, 46,* 182-187.

Lochner, C., Hemmings, S. M. J., Kinnear, C. J., Niehaus, D. J. H., Nel, D. G., Corfield, V. A. et al. (2005). Cluster analysis of obsessive-compulsive spectrum disorders in patients with obsessive-compulsive disorder: Clinical and genetic correlates. *Comprehensive Psychiatry, 46,* 14-19. http://doi.org/10.1016/j.comppsych.2004.07.020

MacDonald, P. A., Antony, M. M., Mac Leo, C. M. & Richter, M. A. (1997). Memory and confidence in memory judgements among individuals with obsessive compulsive disorder and non-clinical controls. *Behaviour Research and Therapy, 35,* 497-505. http://doi.org/10.1016/S0005-7967(97)00013-2

Maki, W. S., O'Neill, H. K. & O'Neill, G. W. (1994). Do nonclinical checkers exhibit deficits in cognitive control? Tests of an inhibitory control hypothesis. *Behaviour Research and Therapy, 32,* 183-192. http://doi.org/10.1016/0005-7967(94)90111-2

Mataix-Cols, D., Rauch, S. L., Baer, L., Eisen, J. L., Shera, D. M., Goodman, W. K. et al. (2002). Symptom stability in adult obsessive-compulsive disorder: Data from a naturalistic two-year follow-up study. *American Journal of Psychiatry, 159,* 263-268. http://doi.org/10.1176/appi.ajp.159.2.263

McNally, R. J. (2000). Information processing abnormalities in obsessive-compulsive disorder. In W. K. Goodman, M. V. Rudorfer & J. D. Maser (Eds.), *Obsessive-compulsive disorder. Contemporary issues in treatment* (pp. 105-116). Mahwah, NJ: Erlbaum.

McNally, R. J. & Kohlbeck, P. A. (1993). Reality monitoring in obsessive-compulsive disorder. *Behaviour Research and Therapy, 31,* 249-253. http://doi.org/10.1016/0005-7967(93)90023-N

Meyer, V. (1966). Modification of expectations in cases with obsessional rituals. *Behaviour Research and Therapy, 4,* 273-280. http://doi.org/10.1016/0005-7967(66)90023-4

Micallef, J. & Blin, O. (2001). Neurobiology and clinical pharmacology of obsessive-compulsive disorder. *Clinical Neuropharmacology, 24,* 191-207. http://doi.org/10.1097/00002826-200107000-00002

Minichiello, W. E., Baer, L., Jenike, M. A. & Holland, A. (1990). Age of onset of major subtypes of obsessive-compulsive disorder. *Journal of Anxiety Disorders, 4,* 147-150. http://doi.org/10.1016/0887-6185(90)90006-U

Moritz, S. & Hauschildt, M. (2011). *Erfolgreich gegen Zwangsstörungen. Ein Metakognitives Training. Denkfallen erkennen und entschärfen.* Heidelberg: Springer.

Moritz, S., Jelinek, L., Hauschildt, M. & Naber, D. (2010). How to treat the untreated: effectiveness of a self-help metacognitive training program (myMKT) for obesessive-compulsive disorder. *Dialogues of Clinical Neuroscience, 12,* 209-220.

Moritz, S., Jelinek, L., Klinge, R. & Naber, D. (2007). Fight fire with fireflies! Association splitting. A novel cognitive technique to reduce obsessive thoughts. *Behavioral and Cognitive Psychotherapy, 35,* 31-635. http://doi.org/10.1017/S1352465807003931

Nakatani, E., Nakgawa, A., Oharar, Y., Goto, S., Uozumi, N., Iwakiri, M., et al. (2003). Effects of behavior therapy on regional cerebral blood flow in obsessive-compulsive disorder. *Journal of Psychiatric Research, 124,* 113-120. http://doi.org/10.1016/S0925-4927(03)00069-6

Neudeck, P. & Wittchen, H.-U. (Hrsg.). (2005). *Konfrontationstherapie bei psychischen Störungen.* Göttingen: Hogrefe.

O'Connor, K., Aardema, F. & Bouthillier, D. (2005). Evaluation of an inference-based approach to treating obsessive-compulsive disorder. *Cognitive Behavior Therapy, 34,* 148-163. http://doi.org/10.1080/16506070510041211

O'Connor, K., Ecker, W., Lahoud, M. & Roberts, S. (2012). Der inferenzbasierte Ansatz bei Zwangsstörungen. *Verhaltenstherapie, 22,* 47-55. http://doi.org/10.1159/000333414

Poyurovsky, M. & Koran, L. M. (2005). Obsessive-compulsive disorder (OCD) with schizotypy vs. schizophrenia with OCD: Diagnostic dilemmas and therapeutic implications. *Journal of Psychiatric Research, 3,* 399-408. http://doi.org/10.1016/j.jpsychires.2004.09.004

Rachman, S. J. (1993). Obsessions, responsibility and guilt. *Behaviour Research and Therapy, 31,* 149-154. http://doi.org/10.1016/0005-7967(93)90066-4

Rachman, S. (1998). A cognitive theory of obsessions: Elaborations. *Behaviour Research and Therapy, 36,* 385-401. http://doi.org/10.1016/S0005-7967(97)10041-9

Rachman, S. J. & de Silva, P. (1978). Abnormal and normal obsessions. *Behaviour Research and Therapy, 16,* 233-248. http://doi.org/10.1016/0005-7967(78)90022-0

Rachman, S. J. & Hodgson, R. J. (1980). *Obsessions and compulsions.* Englewood Cliffs, NJ: Prentice Hall.

Rachman, S., Radomsky, A. S., Elliott, C. M. & Zysk, E. (2012). Mental contamination: The perpetrator effect. *Journal of Behavior Therapy and Experimental Psychiatry, 43,* 587-593. http://doi.org/10.1016/j.jbtep.2011.08.002

Radomsky, A. S. & Rachman, S. (1999). Memory bias in obsessive-compulsive disorder (OCD). *Behaviour Research and Therapy, 37,* 605-618. http://doi.org/10.1016/S0005-7967(98)00151-X

Rasmussen, S. A. & Eisen, J. L. (1992). The epidemiology and differential diagnosis of obsessive compulsive disorder. *Journal of Clinical Psychiatry, 53,* 4-10.

Regier, D., Narrow, W., Rae, D. & Manderscheid, R. (1993). The de facto US mental and addictive disorders service system: Epidemiological Catchment Area prospec tive 1-year prevalence rates of disorders and service. *Archives of Gerneral Psychiatry, 50,* 85-94.

Reinecker, H. (1994). *Zwänge. Diagnose, Theorien und Behandlung (2. Aufl.).* Bern: Huber.

Reinecker, H., Erlbeck, R.,Gokeler, I. & Zaudig, M. (1993). *Long term follow-up in the treatment of OCD patients.* Paper presented at the 23rd European Congress on Behavioural and Cognitive Therapies. London.

Reinecker, H. & Zaudig, M. (1995). *Langzeiteffekte bei der Behandlung von Zwangsstörungen.* Lengerich: Pabst.

Reinecker, H. (2005). Zwangserkrankungen im verhaltenstherapeutischen Kontext. In W. Senf & M. Broda (Hrsg.), *Praxis der Psychotherapie* (3. Aufl.) (S. 412-426). Stuttgart: Thieme.

Reynolds, M. & Salkovskis, P. M. (1992). Comparison of positive and negative intrusive thoughts and experimental investigation of differential effects of mood. *Behaviour Research and Therapy, 30,* 273-281. http://doi.org/10.1016/0005-7967(92)90073-P

Rheaume, J., Ladouceur, R., Freeston, M. & Letarte, H. (1995). Inflated responsibility in obsessive compulsive disorder: A validation of an operational definition. *Behaviour Research and Therapy, 33,* 159-169. http://doi.org/10.1016/0005-7967(94)E0021-A

Röper, G. (2001). Chronische innere Unsicherheit und ihre Bedeutung für die Entstehung der Zwangsstörung – ein klinisch-entwicklungspsychologisches Störungsmodell. In G. Röper, C. von Hagen & G. Noam (Hrsg.), *Entwicklung und Risiko. Perspektiven einer klinischen Entwicklungspsychologie* (S. 286-305). Stuttgart: Kohlhammer.

Rowa, K., Purdon, C., Summerfeldt, L. J. & Antony, M. M. (2005). Why are some obsessions more upsetting than others? *Behaviour Research and Therapy, 43,* 1453-1465. http://doi.org/10.1016/j.brat.2004.11.003

Ruhmland, M. & Margraf, J. (2001). Effektivität psychologischer Therapien von spezifischer Phobie und Zwangsstörung: Meta-Analysen auf Störungsebene. *Verhaltenstherapie, 11,* 14-26. http://doi.org/10.1159/000050322

Ruppert, S., Zaudig, M., Hauke, W., Thora, C. & Reinecker, H. (2001). Komorbidität und Zwangsstörung. Teil I: Achse-I-Komorbidität. *Verhaltenstherapie, 11,* 104-111. http://doi.org/10.1159/000056647

Ruppert, S., Zaudig, M. & Konermann, J. (2007). Zur Frage der Komorbiditäten von Zwangsstörung und zwanghafter Persönlichkeitsstörung. *Persönlichkeitsstörungen: Theorie und Therapie, 2,* 98-110.

Salkovskis, P. M. (1983). Treatment of an obsessional patient using habituation to audiotaped ruminations. *British Journal of Clinical Psychology, 22,* 311-313. http://doi.org/10.1111/j.2044-8260.1983.tb00618.x

Salkovskis, P. M. (1985). Obsessional-compulsive problems: A cognitive-behavioural analysis. *Behaviour Research and Therapy, 23,* 571-583. http://doi.org/10.1016/0005-7967(85)90105-6

Salkovskis, P. M. (1989). Cognitive-behavioural factors and the persistence of intrusive thougts in obsessional problems. *Behaviour Research and Therapy, 27,* 677-682. http://doi.org/10.1016/0005-7967(89)90152-6

Salkovskis, P. M. (1996). The cognitive approach to anxiety. Threat beliefs, safety-seeking behavior and the special case of health anxiety and obsessions. In P. M. Salkovskis (Ed.), *Frontiers of cognitive therapy* (pp. 48-74). New York: Guilford.

Salkovskis, P. M. & Campbell, P. (1994). Thought suppression induces intrusion in naturally occurring negative intrusive thoughts. *Behaviour Research and Therapy, 32,* 1-8. http://doi.org/10.1016/0005-7967(94)90077-9

Salkovskis, P. M. & Harrison, J. (1984). Abnormal and normal obsessions – a replication. *Behaviour Research and Therapy, 22,* 549-552. http://doi.org/10.1016/0005-7967(84)90057-3

Salkovskis, P. M. & Warwick, H. M. (1985). Cognitive therapy of obsessive-compulsive disorder: Treating treatment failures. *Behavioural Psychotherapy, 13,* 243-255. http://doi.org/10.1017/S0141347300011095

Schmitz, B., Schuhler, P., Handke-Raubach, A. & Jung, A. (2001). *Kognitive Verhaltenstherapie bei Persönlichkeitsstörungen und unflexiblen Persönlichkeitsstilen.* Lengerich: Pabst.

Schwartz, J. M., Stoessel, P. W., Baxter, L. R., Martin, K. M. & Phelps, M. E. (1996). Systematic changes in cerebral glucose metabolic rate after successful behavior modification treatment of obsessive-compulsive disorder. *Archives of General Psychiatry, 53,* 109-113. http://doi.org/10.1001/archpsyc.1996.01830020023004

Shafran, R., Ralph, J. & Tallis, F. (1995). Obsessive-compulsive symptoms and the family. *Bulletin of the Menninger Clinic, 59,* 472-479.

Skoog, G. & Skoog, I. (1999). A 40-year follow-up of patients with obsessive-compulsive disorder. *Archives of General Psychiatry, 56,* 121-127. http://doi.org/10.1001/archpsyc.56.2.121

Steketee, G. (1990). Personality traits and disorders in obsessive-compulsives. *Journal of Anxiety Disorders, 4,* 351-364. http://doi.org/10.1016/0887-6185(90)90032-5

Steketee, G. (1993). Social support and treatment outcome of obsessive compulsive disorder at 9-month follow-up. *Behavioural Psychotherapy, 21,* 81-95. http://doi.org/10.1017/S014134730001805X

Steketee, G., Eisen, J., Dyck, I., Warshaw, M. & Rasmussen, S. A. (1999). Predictors of course in obsessive-compulsive disorders. *Psychiatry Research, 89,* 229-238. http://doi.org/10.1016/S0165-1781(99)00104-3

Steketee, G. S. & Frost, R. O. (2014). *Hoarding and acquiring. Therapist guide and workbook.* New York: Oxford University Press.

Strauß, B. (Hrsg.). (2006). *Bindung und Psychopathologie.* Stuttgart: Klett-Cotta.

Swinson, R. P., Antony, M. M., Rachman, S. & Richter, M. A. (Eds.). (1998). *Obsessive-compulsive disorder: Theory, research, and treatment.* New York: Guilford.

Tata, P. R., Leibowitz, J. A., Prunty, M. J., Cameron, M. & Pickering, A. D. (1996). Attentional bias in obsessional compulsive disorder. *Behaviour Research and Therapy, 34,* 53-60. http://doi.org/10.1016/0005-7967(95)00041-U

Taylor, S. (2011). Early versus late onset obsessive-compulsive disorder: Evidence for distinct subtypes. *Clinical Psychology Review, 31,* 1083-1100. http://doi.org/10.1016/j.cpr.2011.06.007

Taylor, S., Abramowitz, J., McKay, D. & Cuttler, C. (2012). Cognitive approaches to understanding obsessive-compulsive and related disorders. In: Steketee, G. (Ed.). *The Oxford handbook of obsessive-compulsive and spectrum disorders.* New York: Oxford University Press, 233-250.

Torres, A., Prince, M., Bebbington, P., Bhugra, D. K., Brugha, T. S., Farrell, M. et al. (2007). Treatment seeking by individuals with obsessive-compulsive disorder from the British Psychiatric Morbidity survey of 2000. *Psychiatric Services, 58,* 977-982. http://doi.org/10.1176/ps.2007.58.7.977

Trautmann, D. (2004). *Kognitive Verhaltenstherapie bei Persönlichkeitsstörungen.* Stuttgart: Klett-Cotta.

Tükel, R., Polat, A., Ozdemir, O., Aksüt, D. & Türksoy, N. (2002). Comorbid conditions in obsessive-compulsive disorder. *Comprehensive Psychiatry, 43,* 204-209. http://doi.org/10.1053/comp.2002.32355

Twohig, M., Hayes, S. & Masuda, A. (2006). Increasing willingness to experience obsessions. Acceptance and commitment therapy as a treatment for obsessive-compulsive disorder. *Behavior Therapy, 37,* 3-13. http://doi.org/10.1016/j.beth.2005.02.001

Twohig, M., Hayes, S., Plumb, J. C., Pruitt, L. D., Collins, A. B., Hazlett-Stevens, H. & Woidneck, M. R. (2010). A randomized controlled trial of acceptance and commitment therapy vs. progressive relaxation training for obsessive compulsive disorder. *Journal of Consulting and Clinical Psychology, 78,* 705-716. http://doi.org/10.1037/a0020508

Ullrich de Muynck, R. & Ullrich, R. (1990). *Das Assertiveness-Training-Programm ATP. Einübung von Selbstvertrauen und sozialer Kompetenz.* München: Pfeiffer.

Ulrike, S. & Reinecker, H. (2006). *ABC für Zwangskranke.* Göttingen: Vandenhoeck & Ruprecht.

van Balkom, A. J., van Oppen, P., Vermeuten, R., van Dyck, M., Nauta, M. & Vorst, H. (1994). A meta-analysis on the treatment of obsessive-compulsive disorder. A comparisons of antidepressants behavior and cognitive therapy. *Clinical Psychology Review, 14,* 359-381.

Vorderholzer, U. Schlegl, S. & Külz, A. (2011). Epidemiologie und Versorgungssituation von Zwangsstörungen. *Der Nervenarzt, 82,* 273-280.

Wahl, K., Kordon, A., Külz, K., Vorderholzer, U., Hohagen, F. & Zurowsky, B. (2010). Obsessive-compulsive Disorder (OCD) is still an unrecognized disorder: A study on the recognition of OCD in psychiatric outpatients. *European Psychiatry, 25,* 374-377.

Wegner, D. M., Schneider, D. J., Carter, S. R. & White, T. L. (1987). Paradoxical effects of thought suppressing. *Journal of Personality and Social Psychology, 53,* 5-13. http://doi.org/10.1037/0022-3514.53.1.5

Weissman, M. M., Bland, R. C., Canino, G. J., Greenwald, S., Hwu, H. G., Lee, C. K. et al. (1994). The cross national epidemiology of obsessive compulsive disorder: The cross national collaborative group. *Journal of Clinical Psychiatry, 55* (Suppl. 3), 3-10.

Wells, A. (2011). *Metacognitive therapy for anxiety and depression.* New York: Guilford Press.

Wewetzer, C., Jans, T., Müller, B., Neudörfl, A., Bücherl, U. & Remschmidt, H. (2001). Long-term outcome and prognosis of obsessive-compulsive disorder with onset in childhood or adolescence. *European Childhood and Adolescence Psychiatry, 10,* 37–46. http://doi.org/10.1007/s007870170045

Wittchen, H.-U. & Jacobi, F. (2012, Juni). *Was sind die häufigsten psychischen Störungen in Deutschland?* Vortrag auf dem DEGS-Symposium, Robert Koch-Institut Berlin. Zugriff am 11.05.2015. Verfügbar unter http://www.rki.de/DE/Content/Gesundheitsmonitoring/Studien/Degs/degs_w1/Symposium/degs_psychische_stoerungen.pdf;jsessionid=93745C004DE36783519BC1E2ED43CAC5.2_cid390?__blob=publicationFile

Zarbock, G. (1994). Emotional-imaginative Umstrukturierung traumatischer Episoden. *Verhaltenstherapie, 4,* 122-129. http://doi.org/10.1159/000258843

Zaudig, M. (2002). Epidemiologie, Komorbidität und Verlauf der Zwangsstörung. In M. Zaudig, W. Hauke & U. Hegerl (Hrsg.), *Die Zwangsstörung. Diagnostik und Therapie* (S. 25-28). Stuttgart: Schattauer.

Zaworka, W., Hand, I., Jauernig, G. & Lünenschloß, K. (1983). *Hamburger Zwangsinventar.* Weinheim: Beltz.

Anhang

Empfohlene Selbsthilfebücher

Baer, L. (2003). Der Kobold im Kopf. Die Zähmung der Zwangsgedanken. Bern: Huber.
Hier handelt es sich um eine Übersetzung aus dem Englischen: Der Autor ist einer der führenden Forscher und Therapeuten und er beschreibt die Möglichkeiten der Bewältigung von Zwangsstörungen, der Schwerpunkt liegt auf Zwangsgedanken.

Ecker, W. (2001). Verhaltenstherapie bei Zwängen. Lengerich: W. Pabst.
Der Autor hat sich in Forschung und Praxis über viele Jahre hinweg mit der Problematik beschäftigt; im Mittelpunkt stehen eine kognitions- und handlungstheoretische Betrachtungsweise.

Fricke, S. & Hand, I. (2005). Zwangsstörungen verstehen und bewältigen. Hilfe zur Selbsthilfe (3. Aufl.). Bonn: Psychiatrie-Verlag.
Die beiden Autoren schildern auf der Basis einer langjährigen Erfahrung und auf der Grundlage einer fundierten psychologischen Kenntnis Möglichkeiten der Erklärung und insbesondere der Behandlung von Zwangsstörungen.

Gielen, G., Bracht, S. & Reinecker, H. (2005). Ich bezwinge meinen Zwang. Lengerich: W. Pabst.
Der Erstautor schildert unter einem Pseudonym die Entstehung, den Verlauf und die erfolgreiche Behandlung einer komplexen Zwangsstörung. Beachtenswert sind hier die Details der „Innensicht": Speziell die Schritte der Entstehung der Problematik sind ausgesprochen klar und gut nachvollziehbar beschrieben.

Hoffmann, N. (1990) Wenn Zwänge das Leben einengen. Mannheim: PAL.
Hoffmann, N. (1994) Seele im Korsett. Freiburg: Herder.
Der Autor liefert mit seinen beiden Büchern wichtige, sehr knappe und verständliche Selbsthilfe-Literatur; er ist ein vor allem in der Praxis ausgewiesener Therapeut. Dies wird in den Texten durch viele Behandlungsbeispiele gut illustriert. Beide Bücher machen den Betroffenen und Angehörigen Hoffnung

Klepsch, R. & Wilcken, S. (1998). Zwangshandlungen und Zwangsgedanken: Wie Sie den inneren Teufelskreis durchbrechen. Stuttgart: Thieme.
Die beiden Autoren beschreiben in sehr klarer und auch für Laien verständlicher Form Möglichkeiten der Behandlung von Zwangsstörungen.

Reinecker, H. (2006). Ratgeber Zwangsstörungen. Göttingen: Hogrefe.
In diesem knappen Buch werden das Erscheinungsbild, Erklärungs- und Behandlungsmöglichkeiten von Zwangsstörungen in fundierter und allgemein verständlicher Form beschrieben.

Schmidt, U., Crombach, G. & Reinecker, H. (2006). Der Weg aus der Zwangserkrankung. Bericht einer Betroffenen für ihre Leidensgefährten. Göttingen: Vandenhoek & Ruprecht.
Hinter dem Pseudonym der Erstautorin verbirgt sich eine Patientin, die jahrelang an einer gravierenden Zwangsstörung litt und die mit ihrer sehr persönlichen und offenen Darstellung ihrer Geschichte betroffenen Patientinnen und Patienten Mut zur Therapie machen möchte.

Ulrike, S. & Reinecker, H. (2006). ABC für Zwangskranke. Göttingen: Vandenhoeck & Ruprecht.
Die beiden Autoren haben hier verschiedene Stichworte, die für Betroffene und Angehörige relevant sein könnten, in allgemein verständlicher Sprache beschrieben.

Ulrike, S., Crombach, G. & Reinecker, H. (2002). Hilfreiche Briefe für Zwangskranke. Göttingen: Vandenhoeck & Ruprecht.
Nach ihrem ersten Buch („Der Weg aus der Zwangserkrankung") hat Ulrike S. eine Sammlung von Briefen herausgegeben; hier geht es nicht so sehr um die Problematik, sondern um Hilfestellung für die Bewältigung des Zwangs in Form von Briefen an Betroffene. Die Verfasserin nimmt gewissermaßen eine Perspektive der Ressourcen- und Zielorientierung ein.

Kontaktadresse, um Selbsthilfegruppen und spezialisierte Kliniken/Therapeuten ausfindig zu machen:

Deutsche Gesellschaft Zwangserkrankungen e.V., Postfach 702324, 22023 Hamburg
www.zwaenge.de

Sonstige weiterführende Literatur (kommentiert)

Ambühl, H. (1998). Psychotherapie der Zwangsstörungen. Stuttgart: Thieme.
Ein Reader, in dem verschiedene Aspekte der Störung und Therapie aus verhaltenstherapeutischer wie psychoanalytischer Sicht von ausgewiesenen Autoren behandelt werden. Fundiert und praxisnah.

Baer, L. (1993). Alles unter Kontrolle: Zwangsgedanken und Zwangshandlungen überwinden. Bern: Huber.
Aus dem Englischen übersetzte, auch für Laien gut verständliche Darstellung der Problematik; mit vielen Beispielen versehen, stellenweise noch etwas auf die spezielle kulturelle Situation in den USA bezogen.

Clark, D. A. (2005). Intrusive thoughts in clinical disorders. New York: Guilford.
Das Buch enthält eine Übersicht von Störungsbildern, bei denen aufdringliche Gedanken eine bedeutsame Rolle spielen. Damit geht das Werk über Zwangsstörungen im engeren Sinne deutlich hinaus. Aus theoretischer, empirischer und klinischer Sicht werden die Probleme aufdringlicher Gedanken und ihre Funktion bei psychischen Störungen beleuchtet.

De Silva, P. & Rachman, S. (2004). Obsessive-compulsive disorders. The Facts. Oxford: Oxford University Press.
Eine knappe, allerdings englischsprachige Fassung der Problematik; die Autoren sind langjährig in der Forschung und Praxis ausgewiesene Experten.

Emmelkamp, P. M. G. (1982). Phobic and obsessive-compulsive disorders. Theory, research and practice. New York: Plenum.
Der Autor behandelt vor allem die Schnittstelle von phobischer und zwanghafter Problematik; der niederländische Autor ist ebenfalls vor allem in der Forschung – zumeist zusammen mit einem großen Team – ein ausgewiesener Experte.

Fricke, S., Rufer, M. & Hand, I. (Hrsg.). (2006). Verhaltenstherapie bei Zwangsstörungen. Fallbasierte Therapiekonzepte. München: Elsevier.
Die Herausgeber haben das Spektrum der Zwangsstörungen anhand von konkreten Falldarstellungen beschrieben. Das therapeutische Vorgehen wird sowohl für den ambulanten, als auch für den stationären Kontext erläutert. In den einzelnen Beiträgen werden auch die für Zwänge spezifischen Formen der Intervention aus dem breiten Spektrum der Verhaltenstherapie beschrieben (z. B. Berücksichtigung von Komorbidität, Einbezug von Angehörigen, kultureller Hintergrund usw.).

Goodman, W. U., Rudorfer, M. V. & Maser, J. D. (Eds.). (2000). Obsessive-Compulsive Disorder. Contemporary Issues in Treatment. Mahwah, NJ: Erlbaum.
In diesem sehr umfangreichen Werk werden zunächst die klinischen Untergruppen von Zwangsstörungen beschrieben, daran schließen sich Kapitel zur Pathophysiologie und Ätiologie. Breiten Raum nehmen die pharmakologische Behandlung (z.T. in Kombination mit Verhaltenstherapie) sowie andere somatische Behandlungsverfahren ein, während Diagnostik und Kognitiv-verhaltenstherapeutische Behandlung eher knapp gehalten sind. Abschließend werden einige Überlegungen zu möglichen Wirkmechanismen der Veränderung angestellt.

Hand, I., Goodman, W. K. & Evers, U. (1992). Zwangsstörungen: Neue Forschungsergebnisse. Obsessive-Compulsive Disorders: Research Results. Berlin: Springer.
Der Reader enthält deutsch- und englischsprachige Beiträge eines wissenschaftlichen Symposiums in Hamburg; behandelt werden vor allem Spezialfragen wie genetische und psychophysiologische Befunde oder auch Fragen der Medikation bei Zwangsstörungen.

Hollander, E. (Ed.). (1993). Obsessive-Compulsive-Related Disorders. Washington: American Psychiatric Press.
Das Buch ist eine Fundgrube für die Beschäftigung mit sogenannten „atypischen Zwangsstörungen, – insbesondere auch für pathologische Zustände, die Zwangsstörungen ähnlich sind (z.B. Tics, Giles-de-la-Torette-Syndrom; Essstörungen ...). Der Schwerpunkt des Buches liegt im Bereich der Diagnostik und Klassifikation sowie in Abgrenzungsfragen, aber auch in Hinweisen zur Therapie bei sogenannten atypischen Zwängen.

Kallinke, D., Lutz, R. & Ramsay, R.W. (Hrsg.) (1979). Die Behandlung von Zwängen. Eine verhaltenstherapeutische Kontroverse. München: Urban & Schwarzenberg.
Hier handelt es sich um den ersten deutschsprachigen Reader zum Thema Zwangsstörungen aus verhaltenstherapeutischer Sicht. Das Buch enthält auch wichtige Übersetzungen von englischsprachigen Publikationen, die längst als „Klassiker" der theoretischen Modelle gelten.

Marks, I.M. (1987). Fears, phobias and rituals. New York: Oxford University Press.
Dieses ebenso umfangreiche wie fundierte Buch über Ängste und Zwangsstörungen enthält im ersten Teil eine grundlegende Darstellung zur ethologischen Fundierung von Ängsten und Zwangsstörungen. Es handelt sich um eine ganz ausgezeichnete Mischung aus theoretischen Grundlagen und empirischen Forschungsarbeiten sowie deren Implikationen für die Behandlung von Zwangsstörungen. Für Forscher und Therapeuten erscheint dieses Buch gleichermaßen unverzichtbar. Der Autor ist seit vielen Jahren am Institute of Psychiatry an der University of London tätig und muss weltweit als einer der herausragenden Experten zur Thematik angesehen werden.

Rachman, S. J. & Hodgson, R. J. (1980). Obsessions and compulsions. Englewood Cliffs, NJ: Prentice-Hall.
Dieses bereits etwas ältere, umfangreiche Werk wird als eine Art „Bibel" zur Diagnostik, Epidemiologie, Nosologie, Theorienbildung und Therapie bei Zwangsstörungen betrachtet. Viele experimentelle Befunde werden als „Nahtstelle" zwischen theoretischen Überlegungen zur Ätiologie und zur Implikation für die Theorie eingebaut. Der Erstautor war mit J. Wolpe zunächst in Südafrika und in England an der Mitbegründung der Verhaltenstherapie beteiligt, der Zweitautor ist ebenfalls ein langjähriger Experte zur Thematik.

Reed, G. F. (1985). Obsessional Experiences and Compulsive Behavior: A Cogitive-Structural Approach. Orlando, FL: Academic Press.
Ein Werk, das sich speziell mit theoretischen Überlegungen zu Zwangsgedanken beschäftigt.

Reinecker, H. S. (1994). Zwänge. Diagnose, Theorien und Behandlung (2. Aufl.). Bern: Huber.
Versuch einer knappen, aber präzisen Darstellung der Problematik, Verknüpfung von theoretischen Grundlagen, empirischen Befunden und praktischen Anregungen zum Verständnis und zur Therapie von Zwangsstörungen. Das Buch ist z.T. auch für Laien und Betroffene lesbar.

Steketee, G. S. (1993). Treatment of Obsessive Compulsive Disorder. New York: Guilford.
Eine sehr kompetente Darstellung von Behandlungsansätzen zu Zwangsstörungen aus der Sicht der Arbeitsgruppe in Philadelphia (u.a. um E.B. Foa).

Süllwold, L., Herrlich, J. & Volk, S. (1994). Zwangskrankheiten. Psychobiologie, Verhaltenstherapie, Pharmakotherapie. Stuttgart: Kohlhammer.
Hier handelt es sich um eine knappe Darstellung der Thematik, deren Schwerpunkte im Untertitel angesprochen sind, auch dieses Buch ist zum Teil für Laien und Betroffene geeignet.

Swinson, R. P., Antony, M. M., Rachman, S. & Richter, M. A. (Eds.). (1998). Obsessive-Compulsive Disorder: Theory, Research, and Treatment. New York: Guilford.
Im ersten, sehr umfangreichen Teil werden Merkmale der Psychopathologie von Zwängen sowie theoretische Modelle aus unterschiedlichen Perspektiven (z.B. Psychologie, Biologie, Neuroanatomie usw.) abgehandelt. Den zweiten großen Teil machen Aspekte der Diagnostik und Möglichkeiten der Behandlung aus. Der dritte Teil widmet sich in drei Beiträgen den sogenannten Zwangs-Spektrums-Störungen.

Tallis, F. (1995). Obsessive Compulsive Disorder. Chichester: Wiley.
Dabei handelt es sich um eine sehr aktuelle Bearbeitung des Themas, neben einer allgemeinen Übersicht werden spezielle Hinweise zur kognitiven Therapie dargestellt. Grundlage dafür bilden verschiedene wissenschaftliche Arbeiten des Autors aus allgemein psychologischer und klinischer Sicht.

Wegner, D. M. (1992). Die Spirale im Kopf (Original 1989). Hamburg: Kabel-Verlag.
Ein sehr verständliches, höchst fundiertes Taschenbuch, das sich aus kognitions-psychologischer Sicht mit der Frage der Natur von Gedanken, ihres Ablaufs, ihrer Verfestigung etc. beschäftigt (z.B.: Unterdrückung von Gedanken). Somit gesehen handelt es sich um eine aus klinisch-psychologischer Sicht zentrale Grundlagenarbeit, auch wenn im klinischen Aspekt sicherlich nicht die Hauptintention des Autors lag.

Beispiele für normale aufdringliche Gedanken

- Der Impuls, jemanden zu verletzen oder zu schaden
- Der Impuls/Gedanke, etwas Schmutziges oder absolut Unpassendes zu sagen
- Der Gedanke, dass einer nahestehenden Person etwas zustoßen könnte
- Der Impuls, das Auto gegen einen Baum zu fahren
- Der Gedanke: Ich wünschte er/sie wäre tot
- Der Gedanke, man könnte plötzlich ausrasten und um sich schlagen
- Der Impuls, sexuelle Praktiken auszuüben, die ungewöhnlich sind (z.B. dem Partner/in Schmerz zufügen)
- Der Impuls, andere anzugreifen oder zu bestrafen (z. B. ein Kind aus dem Bus zu werfen)
- Die Vorstellung, dass eine Katastrophe passieren könnte

Y-BOCS Symptom-Checkliste (9/89)[1]

„Geben Sie alle Zwänge an, die genannt werden, aber heben Sie die Hauptsymptome mit einem zusätzlichen ‚H' hervor." (Der Interviewer muss klären, ob die angegebenen Verhaltensweisen tatsächlich Symptome einer Zwangsstörung und nicht Symptome einer anderen Störung, wie einfache Phobie oder Hypochondrie, darstellen. Die in der Checkliste mit einem „*" markierten Items können nicht eindeutig der Zwangsstörung bzw. einer anderen Störung zugeordnet werden.)

	gegenwärtig	früher
Aggressive Zwangsgedanken		
Befürchtungen, sich selbst zu verletzen	☐	☐
Befürchtungen, andere zu verletzen	☐	☐
Gewalttätige oder schreckenerregende Vorstellungen	☐	☐
Befürchtungen, obszöne Gedanken oder Beleidigungen laut von sich zu geben	☐	☐
Befürchtungen, etwas Peinliches zu tun*	☐	☐
Befürchtungen, aufgrund unkontrollierbarer Impulse zu handeln (z.B. auf eine nahestehende Person mit dem Messer einzustechen)	☐	☐
Befürchtungen, einen Diebstahl zu begehen	☐	☐
Befürchtungen, andere zu verletzen, weil man nicht aufmerksam genug ist (z.B. Befürchtung, jemand unbemerkt mit dem Auto angefahren zu haben und dann durch das Weiterfahren Fahrerflucht begangen zu haben)	☐	☐
Befürchtungen, dafür verantwortlich zu sein, dass etwas (anderes als oben bereits angegeben) Schreckliches passiert (z. B. Feuer, Einbruch)	☐	☐
Sonstiges	☐	☐
Zwangsgedanken, die sich auf Verschmutzung beziehen		
Sorgen über oder Ekel in Bezug auf körperliche Ausscheidungen (z.B. Urin, Fäzes, Speichel)	☐	☐
Sorgen über Schmutz oder Keime	☐	☐
Exzessive Sorgen über Verunreinigungen in der Umgebung (z.B. Asbest, Strahlen, giftige Abfallstoffe)	☐	☐
Exzessive Sorgen über Dinge im Haushalt (z.B. Reinigungsmittel, Lösungsmittel)	☐	☐
Exzessive Sorgen über bestimmte Tiere (z.B. Insekten)	☐	☐
Sich durch klebrige Substanzen oder andere Rückstände beunruhigt fühlen	☐	☐
Sorgen darüber, aufgrund von Verschmutzung oder Verkeimung krank zu werden	☐	☐
Sorgen darüber, andere dadurch krank zu machen, dass man Keime oder Verschmutzungen weitergibt (aggressive Komponente)	☐	☐
Keine Sorgen über Konsequenzen einer Verschmutzung oder Verkeimung außer derjenigen, welche Gefühle dadurch ausgelöst werden	☐	☐
Sonstiges	☐	☐
Zwangsgedanken mit sexuellem Inhalt		
Verbotene oder perverse sexuelle Gedanken, Bilder oder Impulse	☐	☐
Auf Kinder oder Inzest bezogene Inhalte	☐	☐
Auf Homosexualität bezogene Inhalte*	☐	☐
Sexuelles Verhalten anderen gegenüber (mit aggressiver Komponente)*	☐	☐
Sonstiges	☐	☐

[1] Von W. Goodman, S. Rasmussen, L. Price, L. Mazure, G. Heninger und D. Charney (1986, überarbeitete Fassung 1989). Autorisierte deutsche Übersetzung und Bearbeitung von H. Büttner-Westphal und I. Hand. Mit freundlicher Genehmigung des Verlages S. Karger aus der Zeitschrift „Verhaltenstherapie, 1991, 1" übernommen.

	gegenwärtig	früher
Zwangsgedanken, die sich auf das Sammeln und das Aufbewahren von Gegenständen beziehen		
(Abzugrenzen gegenüber Hobbies und Beschäftigung mit Objekten, die finanziell wertvoll sind oder einen besonderen Erinnerungswert haben)	☐	☐
Zwangsgedanken mit religiösen oder solchen Inhalten, die ein schlechtes Gewissen erzeugen		
Befürchtung, Gotteslästerung zu begehen	☐	☐
Übermäßige Beschäftigung mit Fragen der Moral und richtigen oder falschen Handlungen	☐	☐
Sonstiges	☐	☐
Zwangsgedanken, die sich auf Symmetrie oder Genauigkeit beziehen		
In Verbindung mit magischem Denken (z. B. Befürchtung, dass die Mutter einen Unfall haben wird, wenn Dinge nicht am richtigen Platz stehen)	☐	☐
Nicht in Verbindung mit magischem Denken		
Verschiedene Zwangsgedanken		
Drang, Dinge wissen oder erinnern zu müssen	☐	☐
Furcht, bestimmte Dinge zu sagen	☐	☐
Furcht, nicht das Richtige zu sagen	☐	☐
Furcht, Dinge zu verlieren	☐	☐
Sich aufdrängende (nicht gewaltbezogene) Bilder	☐	☐
Sich aufdrängende unsinnige Geräusche, Wörter oder Musik	☐	☐
Sich belastigt fühlen durch bestimmte Töne oder Geräusche*	☐	☐
Glücks-/Unglückszahlen	☐	☐
Farben mit bestimmter Bedeutung	☐	☐
Abergläubische Befürchtungen	☐	☐
Sonstiges	☐	☐
Zwangsgedanken in Bezug auf den eigenen Körper		
Besorgnis über Missempfindungen oder Krankheiten	☐	☐
Exzessive Sorgen hinsichtlich bestimmter Körperteile oder Besonderheiten des Aussehens (z.B. Dysmorphophobie)*	☐	☐
Sonstiges	☐	☐
Reinigungs-Wasch-Zwänge		
Exzessives oder ritualisiertes Händewaschen	☐	☐
Exzessives oder ritualisiertes Duschen, Baden, Zähneputzen oder Körperpflege	☐	☐
Beschäftigung mit der Reinigung von Haushalts- oder anderen Gegenständen	☐	☐
Andere Maßnahmen, um Kontakt mit Verschmutzungen zu vermeiden oder zu beseitigen	☐	☐
Sonstiges	☐	☐
Kontrollzwänge		
Kontrollieren von Schlössern, Herd, Elektrogeräten, usw.	☐	☐
Kontrollieren, ob man andere Menschen verletzt hat/ Vorsichtsmaßnahmen, dass dies nicht passieren wird	☐	☐
Kontrollieren, ob man sich selbst verletzt hat/ Vorsichtsmaßnahmen, dass dies nicht passieren wird	☐	☐
Kontrollieren, ob nichts Schreckliches passiert ist oder passieren wird	☐	☐
Kontrollieren, ob man keinen Fehler gemacht hat	☐	☐
Kontrollieren in Verbindung mit Befürchtungen hinsichtlich des eigenen Körpers	☐	☐
Sonstiges	☐	☐

	gegenwärtig	früher
Wiederholungszwänge		
Mehrmaliges Lesen oder Schreiben	☐	☐
Notwendigkeit, Routineaktivitäten zu wiederholen (z. B. durch die Tür hinein- und hinausgehen, sich auf den Stuhl hinsetzen und aufstehen)	☐	☐
Sonstiges	☐	☐
Zählzwänge	☐	☐
Ordnungszwänge	☐	☐
Sammel- und Aufbewahrungszwänge		
(Abgrenzen gegenüber Hobbies und Beschäftigung mit Objekten, die finanziell wertvoll sind oder einen besonderen persönlichen Erinnerungswert haben) z. B. sorgfältiges Durchlesen von Reklamesendungen, Aufeinanderstapeln alter Zeitungen, Durchwühlen von Abfall, Sammeln von nutzlosen Gegenständen	☐	☐
Verschiedene Zwangshandlungen		
Gedankliche Rituale (außer Kontrollieren, Zählen)	☐	☐
Exzessives Erstellen von Listen über Alltagsdinge	☐	☐
Drang zu reden, fragen oder bekennen	☐	☐
Drang, Dinge anzufassen, anzutippen oder zu reiben*	☐	☐
Rituale, die Blinzeln oder Anstarren beinhalten*	☐	☐
Maßnahmen (nicht kontrollieren) zur Verhinderung von: Selbstverletzungen ☐ Verletzungen anderer Personen ☐ schrecklichen Konsequenzen ☐	☐	☐
Ritualisiertes Eßverhalten*	☐	☐
Abergläubische Verhaltensweisen	☐	☐
Trichotillomanie*	☐	☐
Andere selbstschädigende oder selbstverletzende Verhaltensweisen*	☐	☐
Sonstiges		

Name: Datum:

Liste der Zielsymptome

Zwangsgedanken

1. ______________________
2. ______________________
3. ______________________

Zwangshandlungen

1. ______________________
2. ______________________
3. ______________________

Vermeidung

1. ______________________
2. ______________________
3. ______________________

Y-BOCS Interviewleitfaden
Yale-Brown Obsessive Compulsive Scale (9/89)[1]

Name des Patienten ____________ Gesamtscore (Summe Items 1-10) ☐

Lfd. Nummer ____________ Datum ____________

Interviewer ____________

1. Zeitaufwand für Denkzwänge	nicht vorhanden 0	wenig 1	mäßig 2	hoch 3	extrem 4
1b. Zeitintervall ohne Denkzwänge (nicht zum Gesamt- oder Teilscore hinzurechnen)	keine Symptome 0	lang 1	mäßig lang 2	kurz 3	extrem kurz 4
2. Beeinträchtigung durch Denkzwänge	0	1	2	3	4
3. Leidensdruck durch Denkzwänge	0	1	2	3	4
4. Widerstand	0	1	2	3	4
5. Kontrolle über Denkzwänge	völlige Kontrolle 0	hohe Kontrolle 1	mäßige Kontrolle 2	wenig Kontrolle 3	keine Kontrolle 4

Teilscore: Denkzwänge (Summe 1-5) ☐

6. Zeitaufwand für Handlungszwänge	nicht vorhanden 0	wenig 1	mäßig 2	hoch 3	extrem 4
6b. Zeitintervall ohne Handlungszwänge (nicht zum Gesamt- oder Teilscore hinzurechnen)	keine Symptome 0	lang 1	mäßig lang 2	kurz 3	extrem kurz 4
7. Beeinträchtigung durch Handlungszwänge	0	1	2	3	4
8. Leidensdruck durch Handlungszwänge	0	1	2	3	4
9. Widerstand	0	1	2	3	4
10. Kontrolle über Handlungszwänge	völlige Kontrolle 0	hohe Kontrolle 1	mäßige Kontrolle 2	wenig Kontrolle 3	keine Kontrolle 4

Teilscore: Handlungszwänge (Summe 1-5) ☐

11. Einsicht in die Zwangssymptomatik	ausgezeichnet 0 keine	1 wenig	2 mäßig	nicht vorhanden 3 hoch	4 extrem
12. Vermeidung	0	1	2	3	4
13. Entscheidungsschwierigkeiten	0	1	2	3	4
14. Übertriebenes Verantwortungsgefühl	0	1	2	3	4
15. Langsamkeit	0	1	2	3	4
16. Pathologisches Zweifeln	0	1	2	3	4

17. Schwere der Gesamtstörung	0	1	2	3	4	5	6
18. Ausmaß der Gesamtverbesserung	0	1	2	3	4	5	6

19. Reliabilität Hervorragend = 0 Gut = 1 Ausreichend = 2 Schlecht = 3

[1] Von W. Goodman, S. Rasmussen, L. Price, L. Mazure, G. Heninger und D. Charney (1986, überarbeitete Fassung 1989). Autorisierte deutsche Übersetzung und Bearbeitung von H. Büttner-Westphal und I. Hand. Mit freundlicher Genehmigung des Verlages S. Karger aus der Zeitschrift „Verhaltenstherapie, 1991, 1" übernommen.

Yale-Brown Obsessive Compulsive Scale

„Ich werde Ihnen jetzt verschiedene Fragen über Ihre Zwangsgedanken stellen." (Beziehen Sie sich dabei vor allem auf die Hauptsymptome des Patienten)

1. Zeitaufwand für die Beschäftigung mit Zwangsgedanken

„Wieviel Zeit nimmt die Beschäftigung mit Zwangsgedanken in Anspruch?" (Wenn die Zwangsgedanken als kurze, wiederkehrende, sich aufdrängende Gedanken auftreten, kann es schwierig sein, die Zeit in Stunden anzugeben. In diesem Falle erfragen Sie sowohl die Häufigkeit der Zwangsgedanken und die Anzahl der Stunden, die pro Tag davon betroffen sind. Fragen Sie dann: „Wie häufig treten die Zwangsgedanken auf?" Achten Sie darauf, dass Sie Grübeleien und Vorstellungen, die – im Gegensatz zu Zwangsgedanken – ichsynton und rational sind, aber übertrieben wirken, ausschließen.)

0 = keine Beschäftigung mit Zwangsgedanken
1 = leichtes (weniger als eine Stunde pro Tag) oder gelegentliches Aufdrängen von Gedanken
2 = mäßiges (ein bis drei Stunden täglich) oder häufiges Aufdrängen von Gedanken, wobei die meisten Stunden des Tages nicht betroffen sind
3 = starkes (mehr als drei und bis zu acht Stunden täglich) oder sehr häufiges Aufdrängen von Gedanken und während der meisten Stunden des Tages
4 = extremes (mehr als acht Stunden täglich) oder fast ständiges Aufdrängen von Gedanken.

1b. Intervalle, in denen keine Zwangsgedanken auftreten
(für den Gesamtscore nicht berücksichtigen)

„Welches ist im Durchschnitt die längste zusammenhängende Anzahl von Stunden pro Tag, in der Sie völlig frei von Zwangsgedanken sind?" (Falls nötig, fragen Sie: „Was ist der längste Zeitabschnitt, über den keine Zwangsgedanken auftreten?")

0 = keine Symptome
1 = langes symptomfreies Intervall, mehr als acht zusammenhängende Stunden pro Tag Symptomfreiheit
2 = mäßig langes symptomfreies Intervall, mehr als drei und bis zu acht zusammenhängende Stunden pro Tag Symptomfreiheit
3 = kurzes symptomfreies Intervall, ein bis drei zusammenhängende Stunden pro Tag Symptomfreiheit
4 = extrem kurzes symptomfreies Intervall, weniger als eine zusammenhängende Stunde pro Tag Symptomfreiheit.

2. Beeinträchtigung durch Zwangsgedanken

„Wie stark werden Sie durch Ihre Zwangsgedanken im Umgang mit anderen Menschen oder bei der Arbeit beeinträchtigt? Gibt es irgendetwas, das Sie deswegen nicht tun?"
(Wenn Patient z.Z. nicht berufstätig ist, ist festzustellen, inwieweit bei Berufstätigkeit Beeinträchtigung vorliegen würde)

0 = keine Beeinträchtigung
1 = leichte oder wenig Beeinträchtigung im Umgang mit anderen oder bei der Arbeit, Aufgaben können aber noch voll erfüllt werden
2 = mäßige, aber doch schon deutliche Beeinträchtigung im Umgang mit anderen bzw. am Arbeitsplatz, Aufgaben können jedoch noch ausreichend erfüllt werden
3 = starke Beeinträchtigung im Umgang mit anderen bzw. am Arbeitsplatz, Aufgaben können nicht mehr ausreichend erfüllt werden
4 = extreme Beeinträchtigung im Alltagsleben.

3. Leidensdruck in Verbindung mit Zwangsgedanken

„Wie stark werden Sie durch Ihre Zwangsgedanken geplagt?"
(In den meisten Fällen korreliert der Leidensdruck mit dem Ausmaß der begleitenden Ängste; einige Patienten berichten jedoch, dass ihre Zwänge „störend" seien, und verneinen zugleich das Vorliegen von „Angst". Es soll nur solche Angst berücksichtigt werden, die durch die Zwangsgedanken hervorgerufen wird, keine generalisierte oder Angst, die anderen Symptomen zugeordnet werden kann.)

0 = gar nicht
1 = leicht, nicht allzu störend
2 = mäßig, störend, aber noch zu bewältigen
3 = stark, sehr störend
4 = extremer, nahezu kontinuierlicher und lähmender Leidensdruck.

4. Widerstand gegen Zwangsgedanken

„Wie stark bemühen Sie sich, den Zwangsgedanken zu widerstehen? Wie oft versuchen Sie, diese Gedanken nicht zu beachten bzw. sich abzulenken, wenn sie sich Ihnen aufdrängen?" (Nur die Bemühung um Widerstand einschätzen, nicht das Gelingen oder Misslingen des Versuches, Kontrolle über die Zwangsgedanken zu bekommen. Wie sehr der Patient gegen seine Zwangsgedanken Widerstand leistet, kann, muss aber nicht mit seiner Fähigkeit, diese zu kontrollieren, zusammenhängen. Beachten

Sie, dass dieses Item nicht direkt die Ausprägung der sich aufdrängenden Gedanken misst; vielmehr beurteilt es das Ausmaß der noch vorhandenen gesunden Anteile des Patienten, d.h. die Anstrengung, die er unternimmt, um gegen die Zwangsgedanken anzugehen, ohne Vermeidungshandlungen oder Zwangshandlungen abzuwickeln. Je mehr der Patient versucht, Widerstand zu leisten, desto weniger ist folglich dieser Bereich seiner Funktionsfähigkeit beeinträchtigt. Es gibt „aktive" und „passive" Formen des Widerstandes. In einer Verhaltenstherapie können Patienten z.B. ermutigt werden, ihre Zwangsgedanken dadurch zu überwinden, dass sie nicht gegen sie ankämpfen – z.B. „lassen Sie Ihre Gedanken einfach zu" i.S. einer passiven Opposition – oder indem die Zwangsgedanken absichtlich gedacht werden. Um Item 4 richtig beurteilen zu können, berücksichtigen Sie die Anwendung solcher verhaltenstherapeutischer Techniken als Sonderformen von Widerstand. Wenn Zwangsgedanken nur minimal ausgeprägt sind, könnte der Patient keine Notwendigkeit sehen, ihnen zu widerstehen. In diesem Falle sollte eine „0" angekreuzt werden.)

0 = strengt sich an, immer zu widerstehen bzw. die Symptome sind so minimal, dass es nicht nötig ist, dagegen Widerstand zu leisten
1 = versucht, fast immer zu widerstehen
2 = macht einige Anstrengungen zu widerstehen
3 = lässt alle Zwangsgedanken zu, ohne den Versuch, diese zu kontrollieren, tut dies jedoch mit einigem Widerstreben
4 = lässt die Zwangsgedanken vollständig und bereitwillig zu.

5. Grad der Kontrolle über die Zwangsgedanken

„Wie viel Kontrolle haben Sie über Ihre Zwangsgedanken? Wie erfolgreich sind Sie dabei, Ihre Zwangsgedanken zu beenden bzw. sich davon abzulenken? Können Sie Ihre Zwangsgedanken einfach übergehen?"

(Im Gegensatz zu dem vorangegangenen Item zum Widerstand, ist die Fähigkeit des Patienten, seine Zwangsgedanken zu kontrollieren, enger mit dem Ausprägungsgrad der sich aufdrängenden Gedanken verbunden.)

0 = völlige Kontrolle
1 = starke Kontrolle, die normalerweise mit einigem Aufwand und Konzentration die Zwangsgedanken beendet oder davon ablenkt
2 = mäßige Kontrolle, die manchmal die Zwangsgedanken beendet bzw. ablenkt
3 = wenig Kontrolle, Patient ist selten erfolgreich im Beenden der Zwangsgedanken, kann die Aufmerksamkeit nur unter Schwierigkeiten ablenken
4 = keine Kontrolle, Zwangsgedanken werden als völlig unkontrollierbar erfahren, Patient ist selten fähig, die Gedanken auch nur kurzfristig zu ändern.

6a. Dauer der Ausführung von Zwangshandlungen

„Wie viel Zeit nimmt die Ausführung von Zwangshandlungen in Anspruch?"

(Wenn hauptsächlich Rituale vorliegen, die Aktivitäten des täglichen Lebens betreffen, fragen Sie: „Wie viel länger brauchen Sie wegen Ihrer Rituale im Vergleich zu den meisten Menschen, um Routinetätigkeiten auszuführen?" Wenn die Zwangshandlungen als kurze, wiederkehrende Verhaltensweisen auftreten, kann es unmöglich sein, die Zeit in Stunden anzugeben. In diesem Falle ist die Häufigkeit des Auftretens zu eruieren, um daraus die Zeitdauer abzuschätzen. Sowohl die Häufigkeit des Auftretens wie auch die Anzahl der täglichen Stunden, die dadurch beeinträchtigt werden, soll letztlich ermittelt werden. Dabei soll die Häufigkeit des Auftretens von Zwangshandlungen, nicht die Anzahl der Wiederholungen einzelner Handlungen erfragt werden; wenn ein Patient z.B. 20mal pro Tag in das Badezimmer geht, um sich fünfmal sehr schnell die Hände zu waschen, so führt er 20mal pro Tag Zwangshandlungen aus, nicht fünfmal oder 5mal 20 = 100mal. Fragen Sie: „Wie oft führen Sie Zwangshandlungen aus?" In den meisten Fällen sind Zwangshandlungen beobachtbare Verhaltensweisen, wie Händewaschen, aber es gibt auch Beispiele von nicht beobachtbaren Zwangshandlungen, etwa leises Kontrollieren.)

0 = kein Zeitaufwand
1 = leichte (weniger als eine Stunde pro Tag) oder gelegentliche Ausführung von Zwangshandlungen
2 = mäßige (ein bis drei Stunden täglich) oder häufige Ausführung von Zwangshandlungen
3 = starke (mehr als drei und bis zu acht Stunden täglich) oder sehr häufige Ausführung von Zwangshandlungen
4 = extreme (mehr als acht Stunden täglich) oder fast durchgängige Ausführung von Zwangshandlungen.

6b. Intervalle, in denen keine Zwangshandlungen auftreten

(für den Gesamtscore nicht berücksichtigen)

„Welches ist im Durchschnitt die längste zusammenhängende Anzahl von Stunden pro Tag, in denen Sie völlig frei von Zwangshandlungen sind?" Falls nötig, fragen Sie: „Was ist der längste Zeitabschnitt, über den keine Zwangshandlungen auftreten?"

0 = keine Symptome
1 = langes symptomfreies Intervall, mehr als acht zusammenhängende Stunden pro Tag Symptomfreiheit
2 = mäßig langes symptomfreies Intervall, mehr als drei und bis zu acht zusammenhängende Stunden pro Tag Symptomfreiheit
3 = kurzes symptomfreies Intervall, eine bis drei zusammenhängende Stunden pro Tag Symptomfreiheit

4 = extrem kurzes symptomfreies Intervall, weniger als eine zusammenhängende Stunde pro Tag Symptomfreiheit.

7. Beeinträchtigung durch Zwangshandlungen

„Wie stark werden Sie durch Ihre Zwangshandlungen im Umgang mit anderen Menschen oder bei der Arbeit beeinträchtigt? Gibt es irgendetwas, das Sie deswegen nicht tun?"
(Wenn Patient z.Z. nicht berufstätig ist, ist festzustellen, inwieweit bei Berufstätigkeit eine Beeinträchtigung vorliegen würde.)
0 = keine Beeinträchtigung
1 = leichte oder wenig Beeinträchtigung im Umgang mit anderen Menschen oder am Arbeitsplatz, dabei insgesamt keine Funktionsverminderung
2 = mäßige, aber doch auch deutliche Beeinträchtigung im Umgang mit anderen Menschen oder am Arbeitsplatz, jedoch noch zu bewältigen
3 = starke Beeinträchtigung im Umgang mit anderen Menschen bzw. am Arbeitsplatz
4 = extreme Behinderung in der täglichen Lebensführung.

8. Leidensdruck in Verbindung mit Zwangshandlungen

„Wie ginge es Ihnen, wenn Sie an der Ausführung Ihrer Zwangshandlungen gehindert würden?" Pause. „Wie ängstlich oder beunruhigt würden Sie dann werden?"
(Beurteilen Sie, wie stark der Leidensdruck sein würde, wenn die Ausführung einer Zwangshandlung plötzlich und ohne Rückversicherung unterbrochen wurde. In den meisten, wenn auch nicht allen, Fällen werden Angst/Unruhe/Missempfinden durch die Ausführung von Zwangshandlungen reduziert. Wenn dagegen, nach Einschätzung des Interviewers, Angst aber gerade dadurch reduziert wird, dass die Zwangshandlungen in der oben beschriebenen Form verhindert werden, dann fragen Sie: „Wie ängstlich/beunruhigt werden Sie, während Sie Zwangshandlungen ausführen und zu einem für Sie befriedigenden Abschluss bringen?")
0 = gar nicht ängstlich, beunruhigt
1 = wenig, nur leicht ängstlich/beunruhigt, wenn Zwangshandlungen verhindert werden oder nur leichte Angst/Unruhe/Missempfindungen während ihrer Ausführung
2 = mäßig, Patient berichtet, dass Angst/Unruhe/Missempfindungen ansteigen, aber zugleich noch zu bewältigen sein würden, wenn Zwangshandlungen verhindert würden bzw., dass sie während der Ausführung von Zwangshandlungen zwar ansteigen, aber noch zu bewältigen sein würden
3 = starke, vorherrschende und als sehr störend empfundene Zunahme der Angst/Unruhe/Missempfindungen, wenn die Zwangshandlungen unterbrochen werden würden, oder vorherrschende und als sehr störend empfundene Zunahme derselben während der Ausführung von Zwangshandlungen
4 = extreme, behindernde Angst/Unruhe/Missempfindungen, die entweder durch Interventionen, die versuchen das Zwangsverhalten zu verhindern, provoziert werden oder die auch während der Durchführung einer Zwangshandlung entstehen würden.

9. Widerstand gegen die Zwangshandlungen

„Wie stark bemühen Sie sich, den Zwangshandlungen zu widerstehen?"
(Nur den versuchten Widerstand einschätzen, nicht das Gelingen oder Misslingen des Versuches, Kontrolle über die Zwangshandlungen zu bekommen. Wie stark der Patient den Zwangshandlungen widersteht, kann, muss aber nicht mit seiner Fähigkeit, diese zu kontrollieren, zusammenhängen. Beachten Sie, dass dieses Item nicht direkt den Ausprägungsgrad der Zwangshandlungen misst, sondern den Gesundheitszustand des Patienten, d. h. die Anstrengung, die er unternimmt, um den Zwangshandlungen zu widerstehen. Je mehr der Patient versucht zu widerstehen, desto weniger ist er folglich in diesem Bereich seiner Funktionstüchtigkeit beeinträchtigt. Wenn die Zwangshandlungen in minimalem Umfange auftreten, kann es sein, dass der Patient kein Bedürfnis empfindet, diesen zu widerstehen. In diesem Falle sollte eine „0" angekreuzt werden.)
0 = bemüht sich, immer zu widerstehen, oder die Symptome sind so minimal, dass es nicht nötig ist, Widerstand zu leisten
1 = versucht, meistens zu widerstehen
2 = macht einige Anstrengungen, zu widerstehen
3 = führt fast alle Zwangshandlungen aus, ohne den Versuch, diese zu kontrollieren, tut dies aber mit einigem Widerstreben
4 = führt alle Zwangshandlungen vollständig und bereitwillig aus.

10. Ausmaß der Kontrolle über Zwangshandlungen

„Wie stark ist der Drang, die Zwangshandlungen auszuführen?" (Pause) „Wieviel Kontrolle haben Sie über die Zwangshandlungen?" (Im Gegensatz zum vorhergehenden Item zum Widerstand, ist die Fähigkeit des Patienten, seine Zwangshandlungen zu kontrollieren, enger mit dem Ausprägungsgrad der Zwangshandlungen verbunden.)
0 = völlige Kontrolle
1 = starke Kontrolle, der Patient empfindet den Drang, die Handlungen auszuführen, ist jedoch gewöhnlich in der Lage, willkürliche Kontrolle darüber auszuüben

2 = mäßige Kontrolle, starker Drang zur Ausführung der Handlung, Patient kann sie nur unter Schwierigkeiten kontrollieren
3 = wenig Kontrolle, sehr starker Drang zur Ausführung der Handlung, Handlung muss bis zum Ende ausgeführt werden, Patient kann sie nur unter Schwierigkeiten hinauszögern
4 = keine Kontrolle, Drang zur Ausführung der Handlung wird als völlig unfreiwillig und unkontrollierbar empfunden, Patient ist selten fähig, die Handlung auch nur kurzfristig zu verzögern.

„Die weiteren Fragen beziehen sich sowohl auf Ihre Zwangsgedanken wie Ihre Zwangshandlungen. Einige beziehen sich auch auf damit verbundene Probleme." Diese Items dienen vorerst der Hypothesenbildung und werden nicht in den Gesamtwert der Y-BOCS einbezogen, sie können aber hilfreich bei der Gesamtbeurteilung dieser Symptome sein.

11. Einsicht in die Zwangsgedanken und -handlungen

„Glauben Sie, dass Ihre Befürchtungen oder Verhaltensweisen berechtigt sind?" (Pause) „Was meinen Sie, würde passieren, wenn Sie die Zwangshandlungen nicht ausführen? Sind Sie überzeugt davon, dass tatsächlich etwas passieren würde?"
(Schätzen Sie die Einsicht des Patienten in die Sinnlosigkeit und Übertriebenheit seiner Zwangshandlungen ein, und zwar ausgehend von den Überzeugungen oder Annahmen, die der Patient während des Interviews äußert.)

0 = hervorragende Einsicht, völlig rational
1 = gute Einsicht; Patient gibt bereitwillig die Absurdität oder Übertriebenheit seiner (Zwangs-) Gedanken oder Verhaltensweisen zu; er scheint aber nicht völlig überzeugt davon zu sein, dass es neben der Angst nicht doch noch etwas gibt, über das man sich Sorgen machen müsste (d.h. er hat anhaltende Zweifel)
2 = mäßige Einsicht; Patient gibt widerwillig zu, dass seine Gedanken oder Verhaltensweisen unsinnig oder übertrieben scheinen, ist jedoch unschlüssig. Möglicherweise hat er einige unrealistische Ängste, jedoch keine dahinterstehenden festen Überzeugungen
3 = wenig Einsicht; Patient behauptet, dass seine Gedanken oder Verhaltensweisen nicht unsinnig oder übertrieben sind (d.h, er hat überwertige Ideen)
4 = keine Kontrolle, wahnhaft. Patient ist entschieden überzeugt, dass seine Befürchtungen und Verhaltensweisen berechtigt sind, er reagiert nicht auf Gegenbeweise.

12. Vermeidung

„Vermeiden Sie, irgendwelche Dinge zu tun, irgendwo hinzugehen oder aber mit jemandem zusammen zu sein, weil Zwangsgedanken auftreten könnten oder weil sie befürchten, Zwangshandlungen ausführen zu müssen?" Wenn „Ja"-Antwort, fragen Sie: „Wie sehr vermeiden Sie?"
(Schätzen Sie das Ausmaß ein, in dem der Patient vorsätzlich versucht, Dinge zu vermeiden. Manchmal werden Zwangshandlungen ausgeführt, um den Kontakt mit etwas zu „vermeiden", vor dem der Patient Angst hat. Z.B. werden Waschrituale mit Kleidungsstücken als Zwangshandlung bezeichnet, nicht als Vermeidungsverhalten. Wenn der Patient aber aufgehört hat, seine Kleidung überhaupt noch zu waschen, würde dies als Vermeidung gelten.)

0 = kein vorsätzliches Vermeidungsverhalten
1 = leicht; minimales Vermeidungsverhalten
2 = mäßig; etwas Vermeidungsverhalten; deutlich zu erkennen
3 = stark; häufiges Vermeidungsverhalten; Vermeidung steht im Vordergrund
4 = extrem; sehr ausgeprägtes Vermeidungsverhalten; der Patient bemüht sich in jeder Hinsicht zu vermeiden, dass Symptome ausgelöst werden.

13. Ausmaß von Entscheidungsschwierigkeiten

„Haben Sie Probleme, Entscheidungen über unbedeutende Dinge zu treffen, über die andere Leute nicht zweimal nachdenken würden? Z.B. darüber, welche Kleidung Sie morgens anziehen oder welche Müsli-Marke Sie kaufen wollen?" (Schließen Sie Entscheidungsschwierigkeiten aus, die im Zusammenhang mit Zwangsgrübeleien stehen. Ferner sollten Sie eine Ambivalenz ausschließen, die sich auf eine tatsächlich als schwierig einzustufende Entscheidungssituation bezieht.)

0 = keine Entscheidungsschwierigkeiten
1 = leicht; einige Probleme, Entscheidungen über geringfügige Dinge zu treffen
2 = mäßig; Patient berichtet offen über erhebliche Schwierigkeiten, Entscheidungen zu treffen in Bereichen, in denen andere Menschen nicht zweimal nachdenken müssten
3 = stark; fortlaufendes Abwägen von Pro und Contra bei Nebensächlichkeiten
4 = extrem; unfähig, irgendwelche Entscheidungen zu treffen, mit entsprechender Behinderung.

14. Übertriebenes Verantwortungsgefühl

„Fühlen Sie sich sehr verantwortlich für die Konsequenzen Ihrer Handlungen? Geben Sie sich selbst die Schuld für die Konsequenzen von Ereignissen, die nicht völlig unter Ihrer Kontrolle sind?" (Dies ist zu trennen von normalen Verantwortungsgefühlen, Gefühlen der Wertlosigkeit und pathologischen Schuldgefühlen. Eine von Schuldgefühlen gepeinigte Person erlebt sich selbst oder ihre Aktionen als schlecht oder des Teufels.)

0 = kein übertriebenes Verantwortungsgefühl

1 = leicht; wird nur auf Anfrage erwähnt
2 = mäßig; entsprechende Gedanken werden aber spontan geäußert, sind eindeutig vorhanden; der Patient erlebt ein beträchtliches Ausmaß an übertriebenem Verantwortungsgefühl für Ereignisse, die außerhalb seiner tatsächlichen Kontrolle liegen
3 = stark; entsprechende Gedanken sind vorherrschend und eindringlich; der Patient ist zutiefst besorgt, dass er für Ereignisse verantwortlich ist, die außerhalb seiner tatsächlichen Kontrolle liegen; er entwickelt Schuldgefühle in übertriebener und nahezu irrationaler Weise
4 = extrem; wahnhaft anmutendes Verantwortungsgefühl (wenn sich z.B. ein Erdbeben in 3000 Meilen Entfernung ereignet, fühlt die Patientin sich dafür verantwortlich, weil sie ihre Zwangshandlungen nicht ausgeführt hat.)

15. Anhaltende Langsamkeit/Trägheit

„Haben Sie Schwierigkeiten, Aufgaben anzufangen oder zu beenden? Dauern viele Ihrer Routinetätigkeiten länger, als sie eigentlich dauern sollten?"
(Beachten Sie, dass eine psychomotorische Hemmung im Rahmen einer Depression vorliegen könnte. Raten Sie den erhöhten Zeitaufwand, der auf die Abwicklung von Routinetätigkeiten verwandt wird, auch, wenn spezifische, zugehörige Zwangsgedanken nicht identifiziert werden können.)
0 = keine anhaltende Langsamkeit/Trägheit
1 = leicht; gelegentliche Verzögerung beim Beginnen oder Beenden von Routinetätigkeiten
2 = mäßig; häufiges Ausdehnen von Routineaktivitäten, wobei die Handlungen normalerweise noch abgeschlossen werden. Häufiges Zuspätkommen
3 = stark; anhaltende und auffällige Schwierigkeiten beim Beginnen oder Beenden von Routinetätigkeiten; regelmäßiges Zuspätkommen
4 = extrem; Patient ist nicht in der Lage, ohne fremde Hilfe Routinetätigkeiten zu beginnen oder zu beenden.

16. Pathologisches Zweifeln

„Haben Sie am Ende einer Handlung Zweifel, ob Sie sie richtig ausgeführt haben? Zweifeln Sie daran, ob Sie sie überhaupt getan haben? Haben Sie den Eindruck, dass Sie Ihren eigenen Wahrnehmungen nicht trauen, wenn Sie Routineaktivitäten durchführen – z.B. im Hinblick auf das, was Sie sehen, hören oder berühren?"
0 = keine Zweifel
1 = leicht; wird nur auf Anfrage erwähnt, leichte pathologische Zweifel. Die angegebenen Beispiele könnten noch im Normalbereich liegen
2 = mäßig; Gedanken werden spontan zugegeben, sie sind eindeutig vorhanden und werden zumindest in einigen der Handlungen des Patienten deutlich; Patient wird von deutlichen pathologischen Zweifeln geplagt; diese haben einige Rückwirkungen auf das Verhalten, sind aber noch zu bewältigen
3 = stark; Unsicherheit in Bezug auf Wahrnehmung oder Gedächtnis steht im Vordergrund; pathologisches Zweifeln beeinträchtigt häufig das Verhalten
4 = extrem; Unsicherheit in Bezug auf Wahrnehmung ist durchgängig vorhanden; pathologisches Zweifeln beeinträchtigt nachhaltig nahezu alle Aktivitäten; schwere Beeinträchtigung (Patient trifft z.B. die Feststellung „Mein Verstand traut dem nicht, was meine Augen sehen").

Items 17 und 18 beziehen sich auf den Gesamtgestörtheitsgrad des Patienten. Der Interviewer sollte daher die globale Funktionsfähigkeit und nicht nur die Schwere der Zwangssymptomatik berücksichtigen.

17. Gesamtschweregrad

(Einschätzung des Gesamtschweregrads der Störung des Patienten auf einer Skala von 0 „keine Störung" bis 6 „gehört zu den am schwersten gestörten Patienten". Berücksichtigen Sie dabei das vom Patienten berichtete Ausmaß an Leidensdruck, die beobachteten Symptome und die berichtete Funktionsbeeinträchtigung im Alltagsleben. Ihre Einschätzung wird einerseits benötigt, um einen Durchschnittswert zu bekommen und andererseits, um die Reliabilität oder Genauigkeit der erhaltenen Informationen zu überprüfen. Diese Einschätzung basiert auf den im Interview erhaltenen Informationen.)
0 = keine Störung
1 = Störung geringfügig, zweifelhaft, vorübergehend; keine Funktionsbeeinträchtigung
2 = leichte Symptome; geringe Funktionsbeeinträchtigung
3 = mäßige Symptome; Funktionsfähigkeit nur noch mit Anstrengung aufrechterhalten
4 = mäßige bis schwere Symptome; eingeschränkte Funktionstüchtigkeit
5 = schwere Symptome; Patient im Alltag überwiegend auf fremde Hilfe angewiesen
6 = extrem schwere Symptome; völlige Funktionsunfähigkeit.

18. Gesamtverbesserung

(Schätzen Sie bitte die Gesamtverbesserung seit der ersten Beurteilung ein, unabhängig davon, ob dies nach Ihrer Meinung auf eine, z.B. medikamentöse, Behandlung zurückzuführen ist oder nicht.)
0 = sehr viel schlechter
1 = viel schlechter
2 = geringfügig schlechter

3 = keine Veränderung
4 = geringfügig besser
5 = viel besser
6 = sehr viel besser

19. Reliabilität

(Schätzen Sie bitte die Gesamtreliabilität der erhaltenen Informationen ein. Faktoren, die die Reliabilität beeinträchtigen könnten, sind z.B. die Kooperation des Patienten und seine Kommunikationsfähigkeit. Die Art und der Schweregrad der vorhandenen Zwangssymptome können die Konzentration, Aufmerksamkeit oder Spontaneität des Patienten beeinträchtigen – so kann z.B. der Inhalt einiger Zwangsgedanken den Patienten veranlassen, seine Worte sehr vorsichtig zu wählen.)

0 = ausgezeichnet, kein Anlass, den Wahrheitsgehalt der Informationen anzuzweifeln
1 = gut, Faktor(en) vorhanden, der (die) möglicherweise die Reliabilität ungünstig beeinflusst(ssen)
2 = befriedigend, Faktor(en) vorhanden, der (die) definitiv die Reliabilität verringerte(n)
3 = unzureichend, sehr niedrige Reliabilität

Maudsley Zwangsinventar (MOC)[1] von Ray Hodgson und Stanley Rachman			
Bitte beantworten Sie jede Frage, indem Sie hinter jeder Aussage um „Richtig“ oder „Falsch“ einen Kreis machen. Es gibt keine richtigen oder falschen Antworten und keine Fangfragen. Arbeiten Sie zügig und denken Sie nicht zu lange über die genaue Bedeutung jeder Aussage nach.			
1.	Ich vermeide es, öffentliche Telefone wegen möglicher Beschmutzung zu benutzen.	R	F
2.	Häufig kommen mir scheußliche Gedanken in den Kopf, und ich finde es schwierig, sie wieder loszuwerden.	R	F
3.	Mir liegt mehr an Ehrlichkeit als den meisten Leuten.	R	F
4.	Ich verspäte mich häufig, da ich anscheinend mit nichts rechtzeitig fertigwerden kann.	R	F
5.	Ich mache mir nicht übermäßig Gedanken um Ansteckung, wenn ich ein Tier anfasse.	R	F
6.	Häufig muss ich Dinge (z. B. Gas- oder Wasserhahn, Türen, usw.) mehrmals kontrollieren.	R	F
7.	Ich habe ein sehr strenges Gewissen.	R	F
8.	Ich stelle fest, dass ich fast jeden Tag durch unangenehme Gedanken, die mir gegen meinen Willen in den Sinn kommen, beunruhigt werde.	R	F
9.	Es macht mir nicht übermäßig viel aus, wenn ich zufällig mit jemandem zusammenstoße.	R	F
10.	Gewöhnlich habe ich ernstliche Zweifel wegen einfacher alltäglicher Dinge, die ich tue.	R	F
11.	Keiner meiner beiden Eltern war während meiner Kindheit sehr streng mit mir.	R	F
12.	Ich neige dazu, mit meiner Arbeit in Verzug zu geraten, da ich Dinge immer und immer wiederhole.	R	F
13.	Ich verbrauche nur eine durchschnittliche Menge an Seife.	R	F
14.	Es gibt einige Zahlen, die äußerst unglücksbringend sind.	R	F
15.	Ich kontrolliere Briefe nicht mehrfach, bevor ich sie in den Briefkasten werfe.	R	F
16.	Ich brauche nicht lange, um mich morgens anzukleiden.	R	F
17.	Ich bin nicht übertrieben um Sauberkeit bemüht.	R	F
18.	Eines meiner Hauptprobleme ist, dass ich zu sehr auf Einzelheiten achte.	R	F
19.	Ich kann sauber gepflegte Toiletten ohne Zögern benutzen.	R	F
20.	Mein Hauptproblem ist wiederholtes Kontrollieren.	R	F
21.	Ich bin nicht übermäßig um Krankheitskeime und Krankheiten besorgt.	R	F

[1] Das MOC wurde von Frau Dr. Barbara Kulick übersetzt und ist mit freundlicher Genehmigung des Verlages Urban & Schwarzenberg dem Buch von D. Kallinke, R. Lutz und R. Ramsay, Die Behandlung von Zwängen, München 1979, entnommen. (Original siehe Literatur-Verzeichnis).

22.	Ich neige nicht dazu, Dinge mehr als einmal zu kontrollieren.	R	F
23.	Ich halte mich nicht an eine strikte Routine, wenn ich alltägliche Dinge erledige.	R	F
24.	Meine Hände fühlen sich nicht schmutzig an, nachdem ich Geld angefasst habe.	R	F
25.	Gewöhnlich zähle ich nicht, während ich eine Routinetätigkeit verrichte.	R	F
26.	Ich brauche ziemlich lange, um morgens mit dem Waschen fertig zu werden.	R	F
27.	Ich verbrauche keine größeren Mengen an Desinfektionsmitteln.	R	F
28.	Ich verbringe täglich eine Menge Zeit damit, Dinge immer wieder zu kontrollieren.	R	F
29.	Das Aufhängen und Zusammenfalten meiner Kleidung am Abend nimmt nicht viel Zeit in Anspruch.	R	F
30.	Sogar wenn ich etwas sehr sorgfältig tue, habe ich oft das Gefühl, dass es nicht ganz in Ordnung ist.	R	F

Leyton Obsessional Inventory (LOI)[1] von I. Cooper		
Bitte beantworten Sie jede Frage, indem Sie hinter jeder Frage um „Ja" oder „Nein" einen Kreis machen.		
1. Sind Sie oft innerlich gezwungen, gewisse Dinge zu tun, obwohl Ihr Verstand sagt, dass sie nicht nötig sind?	Ja	Nein
2. Gehen Ihnen unangenehme und erschreckende Gedanken und Worte immer und immer wieder durch den Sinn?	Ja	Nein
3. Haben Sie jemals die beständige Vorstellung gehabt, dass Ihre Kinder oder Ihr Mann einen Unfall gehabt hätten oder dass Ihnen sonst etwas zugestoßen sei?	Ja	Nein
4. Sind Sie jemals von gewissen Gedanken oder Ideen beunruhigt worden, dass Sie sich selbst oder anderen Personen Ihrer Familie Schaden zufügen könnten? Gedanken, die kommen oder gehen, ohne einen bestimmten Grund?	Ja	Nein
5. Müssen Sie oft Dinge einige Male kontrollieren?	Ja	Nein
6. Müssen Sie immer kontrollieren, ob Gas- oder Wasserhähne oder Lichtschalter aus sind, nachdem Sie sie schon ausgeschaltet haben?	Ja	Nein
7. Müssen Sie immer zurückgehen und Türen, Schränke oder Fenster kontrollieren, um sicher zu gehen, dass sie wirklich geschlossen sind?	Ja	Nein
8. Hassen Sie Schmutz und schmutzige Sachen?	Ja	Nein
9. Empfinden Sie immer, dass, wenn jemand etwas benutzt, berührt oder gestoßen hat, dieses in gewisser Weise für Sie verdorben ist?	Ja	Nein
10. Gefällt es Ihnen nicht, wenn Sie gegen Leute geschoben werden oder in irgendeiner Weise berührt werden?	Ja	Nein
11. Finden Sie, dass sogar der leichteste Kontakt mit körperlichen Ausscheidungen (wie Schweiß, Speichel, Urin usw.) unangenehm oder gefährlich ist, oder imstande, Ihre Kleider oder Sachen zu verunreinigen?	Ja	Nein
12. Macht es Ihnen Sorgen, wenn Sie einen Tag verbringen, ohne Ihren Darm zu entleeren?	Ja	Nein
13. Werden Sie immer von dem Gedanken an Nägel, Haare oder Nadeln beunruhigt, die herumliegen könnten?	Ja	Nein
14. Machen Sie sich Sorgen über Haushaltssachen, die zerbröckeln oder zersplittern könnten, wenn sie angestoßen oder zerbrochen werden?	Ja	Nein

[1] Das LOI wurde von Herrn P. Klaws übersetzt und ist mit freundlicher Genehmigung des Verlages Urban & Schwarzenberg dem Buch von D. Kallinke, R. Lutz und R. Ramsay, Die Behandlung von Zwängen, München 1979, entnommen (Original siehe Literatur-Verzeichnis).

15. Bringt Sie der Anblick von Messern, Hämmern, Beilen oder anderen möglicherweise gefährlichen Dingen bei sich zu Hause aus der Fassung oder macht Sie nervös?	Ja	Nein
16. Tendieren Sie dazu, ein bisschen besorgt um persönliche Sauberkeit und Ordentlichkeit zu sein?	Ja	Nein
17. Sind Sie übertrieben im Sauberhalten Ihrer Hände?	Ja	Nein
18. Waschen und bügeln Sie Sachen immer, wenn sie offensichtlich noch nicht schmutzig sind, um sie besonders sauber und frisch zu halten?	Ja	Nein
19. Sorgen Sie dafür, dass die Sachen, die Sie tragen, immer sauber und gepflegt sind, was immer Sie tun?	Ja	Nein
20. Legen Sie Ihre persönlichen Eigentümer gerne an geregelte Plätze oder in bestimmte Muster?	Ja	Nein
21. Tragen Sie sehr dafür Sorge, Ihre Kleider abends aufzuhängen oder zu falten?	Ja	Nein
22. Sind Sie sehr genau darin, das Haus immer sauber und ordentlich zu halten?	Ja	Nein
23. Können Sie es nicht leiden, wenn ein Raum für nur kurze Zeit unordentlich und nicht ganz sauber ist?	Ja	Nein
24. Werden Sie manchmal böse, wenn Kinder Ihre schön sauberen und ordentlichen Räume verderben?	Ja	Nein
25. Möchten Sie, dass Möbel und Zierrat immer exakt am selben Platz stehen?	Ja	Nein
26. Haben Ihre Stühle Kissen, die Sie gern immer am genau gleichen Platz halten?	Ja	Nein
27. Wenn Sie auf dem Fußboden oder auf Möbeln Stäubchen oder Flecken bemerken, müssen Sie diese dann sofort beseitigen, bevor es wieder fällig ist zu putzen?	Ja	Nein
28. Säubern oder stauben Sie die Räume ab, die gar nicht genug Zeit hatten, um schmutzig zu werden, nur um sicher zu gehen, dass sie wirklich sauber sind?	Ja	Nein
29. Müssen Sie Dinge immer einige Male abstauben, wischen oder waschen, um sicher zu gehen, dass sie wirklich sauber sind?	Ja	Nein
30. Müssen Sie sich an genaue Tischzeiten oder Routinen halten, um alltägliche Dinge zu tun?	Ja	Nein
31. Müssen Sie immer eine bestimmte Ordnung einhalten zum Ausziehen, Anziehen, Waschen oder Baden?	Ja	Nein
32. Werden Sie ziemlich nervös, wenn Sie ihre Hausarbeit nicht zu festgelegten Zeiten oder in einer bestimmten Ordnung machen können?	Ja	Nein
33. Müssen Sie immer Dinge eine gewisse Anzahl von Malen wieder tun, bevor sie ganz richtig sind?	Ja	Nein

34.	Müssen Sie manchmal Dinge einige Male zählen oder sich Zahlen durch den Kopf gehen lassen?	Ja	Nein
35.	Kommen Sie manchmal mit der Hausarbeit nicht nach, weil Sie etwas einige Male wiederholen müssen?	Ja	Nein
36.	Sind Sie ein Mensch, der manchmal bei ganz alltäglichen Dingen ein Schuldgefühl hat?	Ja	Nein
37.	Gehören Sie zu der Sorte von Menschen, die Kleinigkeiten sehr viel Aufmerksamkeit zollen müssen?	Ja	Nein
38.	Sind Sie manchmal überbewusst oder sehr genau mit sich?	Ja	Nein
39.	Verschwenden Sie manchmal Ihre Zeit damit, eine Sache gründlicher zu machen, als es wirklich notwendig ist, nur um zu sehen, dass sie wirklich beendet ist?	Ja	Nein
40.	Fühlen Sie oft, selbst wenn Sie etwas sorgfältig getan haben, dass es irgendwie nicht ganz richtig oder fertig ist?	Ja	Nein
41.	Fühlen Sie sich unsicher und schuldig, wenn es Ihnen nicht möglich war, etwas so exakt zu tun, wie Sie es sich gewünscht hatten?	Ja	Nein
42.	Gelingt es Ihnen meistens nicht, Dinge richtig zu erklären, obwohl Sie sich vorher genau überlegt haben, was Sie sagen wollen?	Ja	Nein
43.	Haben Sie Schwierigkeiten, sich zu entschließen?	Ja	Nein
44.	Müssen Sie immer wieder lange Zeit über Dinge nachdenken, bevor Sie in der Lage sind, zu beschließen, was zu tun ist?	Ja	Nein
45.	Stellen Sie sich selbst Fragen oder haben Sie Zweifel über viele Dinge, die Sie tun?	Ja	Nein
46.	Gibt es irgendwelche besonderen Dinge, die Sie versuchen fernzuhalten oder die Sie vermeiden zu tun, weil Sie wissen, dass sie Sie aus der Fassung bringen können?	Ja	Nein
47.	Empfinden Sie es als schwer, Dinge wegzuwerfen?	Ja	Nein
48.	Behalten Sie ziemlich viele alte Papiertaschen, Schachteln, alte Zeitungen oder leere Dosen für den Fall, dass sie eines Tages nützlich sein könnten?	Ja	Nein
49.	Wächst Ihr Vorrat an Seife, Waschmitteln oder Reinigungsmitteln manchmal an, weil Sie mehr kaufen als Sie im Moment benutzen können?	Ja	Nein
50.	Betrachten Sie Reinlichkeit als eine Tugend in sich selbst?	Ja	Nein
51.	Haben Sie mehr Spaß daran, Geld zu sparen als es auszugeben?	Ja	Nein
52.	Gehen Sie mit Geld sparsamer um als die meisten Leute, die Sie kennen?	Ja	Nein
53.	Führen Sie regelmäßig Buch über das Geld, das Sie täglich ausgeben?	Ja	Nein
54.	Schauen Sie gewöhnlich auf die düstere Seite von Dingen?	Ja	Nein

55. Gehen Ihnen oft Leute auf die Nerven und irritieren Sie?	Ja	Nein
56. Wenn Sie etwas kritisch gegenüberstehen, sagen Sie dann gewöhnlich, was Sie denken?	Ja	Nein
57. Werden Sie ärgerlich oder durcheinander, wenn Leute Dinge nicht sorgfältig oder korrekt tun?	Ja	Nein
58. Versuchen Sie Veränderungen in Ihrem Haus, Ihrer Arbeit oder in der Art, wie Sie Dinge tun, zu vermeiden?	Ja	Nein
59. Versuchen Sie zu vermeiden, Ihre Absicht zu ändern, wenn Sie einmal eine Entscheidung getroffen haben?	Ja	Nein
60. Sind Sie ein Mensch, der gerne an Prinzipien und Entscheidungen festhält, wie auch immer Widerstand oder die Schwierigkeiten sein mögen?	Ja	Nein
61. Sind Sie stolz darauf, über Dinge sorgfältig nachzudenken, bevor Sie Entscheidungen treffen?	Ja	Nein
62. Glauben Sie, dass regelmäßiger täglicher Stuhlgang wichtig für Ihre Gesundheit ist?	Ja	Nein
63. Werden Sie oft von dem Gedanken erschreckt, Sie könnten eine ernste Krankheit oder Krebs entwickeln?	Ja	Nein
64. Sind Sie in Ihrem täglichen Leben sehr systematisch und methodisch?	Ja	Nein
65. Haben Sie es gerne, wenn Dinge genau richtig werden bis ins kleinste Detail?	Ja	Nein
66. Glauben Sie, dass es wichtig ist, Regeln und Verordnungen genau zu befolgen?	Ja	Nein
67. Haben Sie es gern, geregelte Zeiten oder Ordnungen zu haben, um Ihren Haushalt zu erledigen?	Ja	Nein
68. Kommen Sie manchmal zu spät, weil Sie anscheinend mit allem nicht rechtzeitig fertig werden konnten?	Ja	Nein
69. Wenn Sie einen Zug bekommen oder eine wichtige Verabredung einhalten müssen, müssen Sie dann vorher bis in Detail planen, wie Sie es tun müssen?	Ja	Nein

Rating-Skala zur Erfassung von Zwangshandlungen und Zwangsgedanken[1]

A: Bitte beschreiben Sie kurz Ihre drei größten Ängste/Befürchtungen:

1. Meine größte Angst ist ...
   (z. B. ein von mir verursachter Brand)
2. Meine zweitgrößte Angst ist ...
   (z. B. Infektion durch eine ansteckende Krankheit)
3. Meine drittgrößte Angst ist ...
   (z. B. Unordnung verursacht zu haben)

Geben Sie bitte für jede Ihrer Ängste an, wie stark Sie diese Angst beunruhigt; benutzen Sie dabei folgende Skala von 0 bis 10.

0 — 1 — 2 — 3 — 4 — 5 — 6 — 7 — 8 — 9 — 10

0	10
beunruhigt mich überhaupt nicht.	beunruhigt mich äußerst stark.

B: Bitte geben Sie an, in welchem Ausmaß Sie die obigen Angst-Situationen zu vermeiden versuchen:

1. Vermeidung der am meisten gefürchteten Situation durch ...
   (z. B. Verlassen des Hauses in Begleitung des Partners)
2. Vermeidung der am zweitstärksten gefürchteten Situation durch ...
   (z. B. keinen Kontakt mit schmutzigen Personen oder Gegenständen)
3. Vermeidung der am drittstärksten gefürchteten Situation durch ...
   (z. B. Schmutz und Schreibtisch nicht berühren ...)

Geben Sie bitte für diese Situationen an, in welchem Ausmaß Sie zur Vermeidung neigen; benutzen Sie dabei folgende Skala von 0 bis 10.

0 — 1 — 2 — 3 — 4 — 5 — 6 — 7 — 8 — 9 — 10

0	10
Diese Situation vermeide ich nie.	Diese Situation vermeide ich immer.

[1] in Anlehnung an Reinecker, 1994

C: Geben Sie bitte an, welche ritualisierten Verhaltensweisen bzw. Gedanken Sie durchführen, wenn Sie mit einer der gefürchteten Situationen konfrontiert sind:

1. Rituale/Gedanken bei den größten Ängsten ...
   (z. B. häufiges Grübeln, Kontrolle von Licht, Gasherd usw.)
2. Rituale/Gedanken bei den zweitgrößten Ängsten ...
   (z. B. Waschen, Duschen, Desinfektion usw.)
3. Rituale/Gedanken bei den drittgrößten Ängsten ...
   (z. B. häufiges Ordnen, Nachprüfen, gedankliche Beschäftigung usw.)

Versuchen Sie nun bitte einen Vergleich der Häufigkeiten Ihrer Rituale und Gedanken mit dem Durchschnitt bei anderen Menschen; benutzen Sie dazu wieder eine Skala von 0 bis 10:

0 —— 1 —— 2 —— 3 —— 4 —— 5 —— 6 —— 7 —— 8 —— 9 —— 10

gleich häufig	ca. doppelt so häufig (lang dauernd)	ca. 4 x so häufig (lang dauernd)	ca. 6 x so häufig (lang dauernd)	ca. 8 x so häufig (lang dauernd)	mind. 10 x so häufig bzw. 10x so lang dauernd

---

Anmerkung

In den Rating Skalen wurden sowohl für Ängste als auch für Vermeidungsstrategien und Rituale jeweils Beispiele angegeben; die Beispiele bilden für den Patienten lediglich Anhaltspunkte für die Schilderung der eigenen Probleme.

Protokollbogen für die eigenständigen Expositionsübungen

Datum der Übung: ____________________

Übungssituation beschreiben: ____________________

____

____

____

____

____

Gesamtdauer der Übung: ____________________

Angstverlauf während der Übung in Prozent:

Zu Beginn:	Am Ende:
Nach 10 min: ________	Nach 40 min: ________
Nach 20 min: ________	Nach 50 min: ________
Nach 30 min: ________	Nach 60 min: ________

Besonderheiten/Schwierigkeiten: ____________________

____

____

____

____

____

____

Transkript der ersten Expositionssitzung mit Frau K.

Beginn: 16 Uhr Ende: 17.30 Uhr Ort: Therapieraum

16 Uhr: *Begrüßung*

Th.: Wie geht es Ihnen heute, wo wir mit den Übungen anfangen wollen?

Pat.: Hm, ja. Es geht so. Ich bin schon aufgeregt.

Th.: Natürlich, das ist ganz normal. Meistens ist es vorher sogar schlimmer, als wenn man es dann wirklich angeht. Wie aufgeregt sind Sie denn auf einer Skala von 0 bis 100?

Pat.: Schon so ungefähr 40%. Ja, weil man ja doch nicht so genau weiß, was da auf einen zukommt.

Th.: Deshalb ist es vielleicht gut, wenn ich Ihnen nochmal sage, dass nichts passieren wird, was Sie nicht möchten.
Gibt es noch etwas, was Sie mich fragen möchten, bevor wir anfangen?

Pat.: Hm, eigentlich nicht.

Th.: Gut. Sollen wir dann anfagen?

Pat.: Ja.

Th.: O.K. Wir hatten ja vereinbart, dass Sie üben wollen, Ihre Angst vor toten Fliegen zu bewältigen. Also habe ich auf meinem Fensterbrett nach toten Fliegen Ausschau gehalten und habe natürlich welche gefunden *(beide lachen)*. Soll ich sie holen?

Pat.: Ja.

16.05 Uhr

Th.: *(legt eine tote Fliege auf einem weißen Papier auf den Tisch vor der Patientin, Patientin blickt die Fliege an).*

Th.: Ja, wie geht es Ihnen jetzt, wo Sie die Fliege vor sich liegen haben?

Pat.: Das Anschauen geht eigentlich.

Th.: Aja, das Anfassen ist das Schlimme für Sie, nicht wahr? *(Th. nimmt dabei eine Fliege in die Hand und legt sie von einer in die andere Hand).*

Th.: Würden Sie sich trauen, sie mir abzunehmen?

Die Patientin nimmt nach kurzem Zögern die Fliege in ihre rechte Hand.

Th.: Super. Wieviel Angst haben Sie jetzt?

Pat.: 60%

Pause

Th.: Was geht Ihnen durch den Kopf, wenn Sie die Fliege so halten?

Pat.: Dass mir diese Fliege hier komischerweise gar nicht so viel ausmacht, während heute früh die, die ich auf dem Teppich gefunden habe, viel schlimmer für mich war. Da wollte ich dann am liebsten gleich wieder alles saugen.

Th.: Das haben Sie dann aber doch nicht gemacht?

Pat.: Nein, es ging mit Papier und gleich danach Hände waschen.

Pause

Th.: Jetzt haben Sie diese Fliege hier schon 2 Minuten in der Hand. Das ist beachtlich. Wie schnell waschen Sie sich normalerweise die Hände?

Pat.: Gleich danach.

16.08 Uhr

Th.: Und wie hoch ist Ihre Angst jetzt?

Pat.: Na, so 40%

Th.: Super. Das ist ja unheimlich schnell gesunken. Sind Sie überrascht?

Pat.: Ja schon. *(Legt Fliege wieder ab.)*

16.10 Uhr

Th.: Ich sehe, dass Sie Ihre Hand geschlossen halten, Ihre andere Hand und auch Ihre Hose nicht berühren wollen.

Pat.: *(Lacht.)*
Th.: Wie schlimm wäre es denn, wenn Sie jetzt mit Ihrer Fliegenhand Ihre Kleider anfassen würden?
Pat.: *(Überlegt.)* Naja, bei dieser mumifizierten Fliege wäre es wahrscheinlich gar nicht so schlimm. Das Schlimmste wäre, meine Haare anzufassen.
Th.: Verstehe, wie viel Angst würde Ihnen das machen?
Pat.: 100 %
Th.: Und die Kleider?
Pat.: Vielleicht 60 %.
16.12 Uhr
Pat.: *(Patientin nimmt Fliege wieder in die rechte Hand, behält sie dort kurz, legt sie dann in die linke und behält sie in der Hand.)*
Th.: Super, Sie behalten sie in der Hand. Wie schlimm ist die Angst jetzt?
Pat.: 50-60 %. Wenn sie auf dem Rücken liegt, ist es einfacher, weil ich dann denke, wenn sie den Hintern so hochgestreckt hat, kann sie keine Absonderungen hinterlassen. Oh, Mann, da merkt man erst, was man sich da so alles zurechtgelegt hat!
16.20 Uhr
(Patientin behält Fliege immer noch in der Hand.)
Th.: Toll, wie lange Sie es schon geschafft haben. Wie geht es Ihnen jetzt?
Pat.: Es geht. So ungefähr 40 %.
Th.: Das ist prima. Wollen Sie noch ein bisschen weitermachen?
Pat.: Ja.
Th.: Gut, nachdem Sie es jetzt schon so toll schaffen, die Fliege in der Hand zu behalten, was wäre das nächstschlimmere?
Pat.: Das nächstschlimmere wäre, wenn ich die Hand auf die Hose legen würde *(Legt die Fliege weg.)*
Th.: Sie meinen so? (Therapeutin macht es vor.)
Pat.: Ja.
(Die Therapeutin blickt Patientin freundlich auffordernd an.
Die Patientin zögert und legt dann die Hand, in der sie die Fliege gehalten hat, auf ihre Hose.)
Th.: Klasse!
Pause
Th.: Wie hoch ist die Angst?
Pat.: 60 %
Th.: Was geht Ihnen jetzt durch den Kopf?
Pat.: Ich überlege, ob ich die Hose zu Hause waschen werde.
Th.: Das ist Ihre frühere Strategie gewesen, die Angst zu bekämpfen. Wenn wir jetzt hier so weit kommen, dass Ihre Angst gesunken ist, bevor Sie nach Hause kommen, dann brauchen Sie das gar nicht mehr, oder?
Pat.: Nein, und ich weiß auch, dass ich es nicht tun werde.
Th.: Wirklich? Das finde ich toll.
Pat.: Bei den Haaren wäre das anders. Die würde ich waschen oder das Kopfkissen erst auf die andere Seite drehen.
Pause
Th.: Wie groß ist Ihre Aufregung jetzt?
Pat.: Etwa 40 %.
16.30 Uhr
Th.: Wollen wir noch ein bisschen weitermachen? Würden Sie sich auch trauen, Ihre Hose und Ihre Jacke so richtig überall anzufassen? *(Th. macht es vor.)*
Pat.: Ja, gut. *(Macht es nach.)*
Th.: Wie fühlen Sie sich jetzt?

Pat.: Es geht eigentlich. 40 %.
Th.: Sehr gut. Das geht ja unglaublich schnell. Sind Sie verblüfft?
Pat.: Ja, das hätte ich nicht gedacht.
Pause
Pat.: Ich glaube, ich fasse sie nochmal an. *(Nimmt Fliege wieder in beide Hände und sieht sie an.)*
Th.: Ja, ja, da sitzen wir nun und betrachten uns eine tote Fliege *(beide lachen)*.
Pat.: Diese hier ist eigentlich ganz schön. Die großen Fleischerfliegen sind viel ekliger.
Th.: Wollen Sie sie nicht in der Hand behalten, dann müssen Sie sich nicht jedesmal wieder neu daran gewöhnen?
Pat.: O.K.
Pause
16.40 Uhr
Th.: Was geht Ihnen durch den Kopf?
Pat.: Ich überlege, ob ich meine Haare anfassen soll.
Th.: Wirklich? Das wäre natürlich toll.
Lange Pause (Patientin schaut auf ihre Hände.)
Th.: Es gäbe noch eine andere Übungsmöglichkeit. Ich habe noch eine Fliege gefangen, die noch nicht ganz tot war, und als ich sie in die Plastiktüte stopfen wollte, wurde sie zerquetscht. Da kamen Eier und Blut heraus. *(Holt besagte Fliege.)*
Wie schlimm ist die für Sie?
Pat.: Anschauen geht, aber Anfassen, das wäre 100 %.
Th.: O.K. Dann verlange ich es nicht von ihnen.
16.45 Uhr
(Patientin zögert.)
Th.: Wie wäre es, wenn Sie Ihre Schuhe anfassen würden? Die kann man ja nicht waschen. Dann kommen Sie gar nicht erst in Versuchung.
Pat.: Oh nein, das geht nicht wegen dem Straßenschmutz.
Th.: Was ist Ihre Befürchtung dabei?
Pat.: Man weiß ja nie, wo man reingetreten ist oder wer dahin gespuckt hat. Und ich stelle mir dann vor, wie das evtl. über den Speichel auf die Schuhe übertragen wird, und wenn ich die dann anfasse und so.
Th.: Ach so. Das hat also mit Ihren Aidsängsten zu tun.
Pat.: Ja. Selbst beim Schnürsenkel zumachen, wasche ich mir hinterher die Hände.
Th.: Und wie ziehen Sie sich die Schuhe aus?
Pat.: Ich streife Sie ab.
Th.: Gut, dann ist das etwas, das zum Thema Aids gehört und das wir später bearbeiten werden.
Pause
17 Uhr
Th.: Dann bliebe uns heute wirklich nur noch die eine Steigerungsmöglichkeit, dass Sie sich in die Haare fassen, wenn Sie das möchten
Pause
Hilft es Ihnen, wenn ich es Ihnen vormache?
Pat.: Ja, schon. Wie geht es Ihnen denn: Ekelt es Sie gar nicht?
Th.: Naja, vor der Fliege mit den Eiern und dem Blut schon, aber nicht vor dieser.
Pat.: Haben Sie da nicht den Wunsch, sich zu waschen?
Th.: Nein. Das ist doch ganz natürlich. Und für Sie war das früher doch auch so, oder?
Pat.: Ja, stimmt. Früher hatte ich ja auch keine Angst.
Pause (Patientin sieht Fliege vor sich auf dem Blatt an.)
17.10 Uhr

Th.: Sie kämpfen mit sich, nicht wahr?
Pat.: Ja, ich überlege, ob ich es machen soll.
Th.: Kann ich Ihnen helfen?
Pat.: Nein, ich muss es einfach machen.
17.15 Uhr
Pat.: Jetzt geht's. *(Fasst sich mit den Händen in die Haare.)*
Th.: Super! Klasse! Das war total mutig von Ihnen.
Wie schlimm war's?
Pat.: 60 %
Th.: Mehr nicht? Das ist ja phantastisch!
Pause
Th.: Ich finde es wirklich klasse, was Sie heute alles geschafft haben. Hätten Sie sich das träumen lassen, bevor Sie gekommen sind?
Pat.: Nein, bestimmt nicht.
(Nimmt selbstständig wieder die Fliege auf.)
In Anbetracht von dieser anderen Fliege da mit dem Blut, ist das selbst mit den Haaren nicht mehr so schlimm gewesen. Wenn man etwas noch Schlimmeres vor Augen hat, denkt man, das geht ja im Vergleich dazu noch.
Pause, 17.20 Uhr
Th.: Wie geht es Ihnen jetzt?
Pat.: Ungefähr 40 %.
Th.: Und Sie werden sich heute Abend die Haare vor dem Zu-Bett-Gehen nicht waschen?
Pat.: Nein.
Th.: Sind Sie sicher?
Pat.: Ich denke schon.
Th.: Super. Sind Sie auch stolz auf sich?
Pat.: Ja, doch.
Th.: Wie aufgeregt sind Sie jetzt?
Pat.: 40 %
Th.: Als Sie kamen, waren Sie etwa auch so aufgeregt wie jetzt. Ist das in Ordnung? Kommen Sie damit zurecht?
Pat.: Ja.
Th.: Schön, dann besprechen wir am besten gleich, wie Sie Ihren tollen Erfolg hier zu Hause fortführen können und was Sie selbst üben können. Könnten Sie sich vorstellen, diese Fliege mit nach Hause zu nehmen und jeden Tag ein bisschen mit ihr zu üben?
Etc.
Ende: 17.30 Uhr